基层卫生机构儿童营养改善适宜技术指南

中国疾病预防控制中心营养与健康所

主　编	赵丽云	于冬梅		
顾　问	陈春明	丁　洁	曹　彬	丁钢强	赵文华
编　者	周　焱	杨晓慧	王玉英	关红岩	俞　丹
	郭齐雅	房玥晖	许晓丽	王　寻	于文涛
	房红芸	李　婕	贾凤梅	刘　素	张宇凤
	张　静	栾　超	陈玉柱	琚腊红	郭海军
	丁心悦	谢　梦	张冬然	迟学彭	

U0197238

北京大学医学出版社

JICENG WEISHENG JIGOU ERTONG YINGYANG GAISHAN SHIYI JISHU ZHINAN

图书在版编目（CIP）数据

基层卫生机构儿童营养改善适宜技术指南/赵丽云，
于冬梅主编. —北京：北京大学医学出版社，2017.11
ISBN 978-7-5659-1296-2

Ⅰ. ①基… Ⅱ. ①赵… ②于… Ⅲ. ①医药卫生组织
机构—儿童—营养卫生—指南 Ⅳ. ①R153.2-62

中国版本图书馆 CIP 数据核字（2015）第 301902 号

基层卫生机构儿童营养改善适宜技术指南

主　　编：赵丽云　　于冬梅
出版发行：北京大学医学出版社
地　　址：(100191) 北京市海淀区学院路 38 号　北京大学医学部院内
电　　话：发行部 010-82802230；图书邮购 010-82802495
网　　址：http://www.pumpress.com.cn
E - mail：booksale@bjmu.edu.cn
印　　刷：北京佳信达欣艺术印刷有限公司
经　　销：新华书店
责任编辑：董采萱　　责任校对：金彤文　　责任印制：李　啸
开　　本：710mm×1000mm　1/16　　印张：17.5　　字数：321 千字
版　　次：2017 年 11 月第 1 版　2017 年 11 月第 1 次印刷
书　　号：ISBN 978-7-5659-1296-2
定　　价：55.00 元

前　言

　　儿童是国家的未来，是人类社会可持续发展的宝贵资源。改善儿童营养状况，提高儿童健康水平，是把我国从人口大国建设成为人力资源强国的基础。

　　在0～6岁儿童的成长岁月中，父母等家庭看护人、幼儿园或小学的老师、各种早教机构的工作人员常常要参与其中，但是妇幼保健机构、疾病预防控制中心、社区卫生服务中心、乡镇卫生院中从事与儿童保健相关工作的医务人员更是起到了至关重要的作用。

　　中国疾病预防控制中心营养与健康所依据我国基层医务工作者从事儿童营养改善、保健工作的现况，为满足基层医务工作者的知识技能需求，特组织长期从事儿童营养与改善、生长发育评价、早期发展、眼保健、口腔卫生、健康教育等方面的专家、科研工作者编写本书。值得一提的是，本书尽可能地纳入了当前儿童营养改善与保健相关的新知识、新技能。

　　本书面向全国各省（自治区、直辖市）、市、县、村、乡级基层卫生机构，更面向从事儿童保健相关工作的医务工作者。阅读本书，一方面能够传播新知识、新技能，供基层医务工作者学习和提高，并将这些知识付诸实践；另一方面还能让医务工作者指导家长，进一步改善儿童的营养与健康状况。

　　本书是编写人员、出版社工作人员共同努力的结果，从篇章设计和内容安排上几经修改，具有较好的创意，对基层卫生机构、基层医务工作者学习儿童营养改善适宜知识和技术具有十分重要的意义。由于时间仓促，疏漏或错误之处在所难免，诚挚希望广大读者提出宝贵意见或建议。

中国疾病预防控制中心营养与健康所

科技支撑项目组

目　录

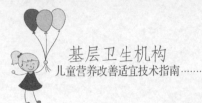

第一章　儿童营养学基础

一、营养学基础

（一）能量

新陈代谢是一切生命活动的基本特征。能量代谢是生命活动的基本特征之一，是指机体在物质代谢过程中的能量释放、转移和利用。能量的统一国际单位是焦耳（J）或卡（cal），这两种能量单位的换算为：

> 1 kcal＝4.184 kJ
> 1 kJ＝0.239 kcal

人体在生命活动过程中所需要的能量来源于食物，而食物中所含的营养素可分为六大类——碳水化合物、脂类、蛋白质、矿物质、维生素和水。其中，碳水化合物、脂类和蛋白质被统称为产能营养素，是指其经体内代谢可释放能量，这三类营养素普遍存在于各种食物中。碳水化合物在粮谷类和薯类食物中含量较多，是膳食能量最经济的来源；通常动物性食物比植物性食物中脂肪和蛋白质含量更高，但大豆和坚果类则含丰富的油脂和蛋白质；蔬菜和水果一般含能量较少。通常来说，成年人能量的消耗与供应是平衡的，但儿童的能量供应则要包括身体发育过程中消耗的能量。根据我国的饮食特点，碳水化合物、脂类和蛋白质在总能量供给中较适宜的比例分别为 55％～65％、20％～30％ 和 10％～15％。对于 0～6 岁的儿童，由于生长发育的需要，蛋白质及脂肪的需要量相应增加。

从食物中获取的产能营养素，每克在体内氧化所产生的能量值称为"食物的热价"或"食物的能量卡价"，也称为"能量系数"。碳水化合物、脂肪和蛋白质

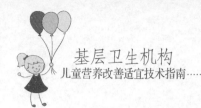
在体内氧化产生的能量分别为：

1g 碳水化合物：16.81 kJ（4.0 kcal）
1g 脂肪：37.56 kJ（9.0 kcal）
1g 蛋白质：16.74 kJ（4.0 kcal）

产能营养素在体内产生的能量用于支持人体的各种代谢过程，其中基础代谢是指维持人体生命的所有器官所需要的最低能量，是不受精神紧张、肌肉活动、食物和环境温度等因素影响时的能量代谢，通常在早上睡醒时测量。在人的一生中，婴幼儿阶段是代谢最活跃的阶段，以后到青春期又出现一个较高代谢的阶段。在同一年龄、同一体表面积的情况下，女性基础代谢率通常低于男性。静息代谢是一种与基础代谢很接近的代谢状态，不用早上睡醒测量，是在进食3～4小时后测量。此时机体仍在进行着若干正常的消化活动，这种状态比较接近于人们正常生活中处于休息的状态。

（二）碳水化合物

碳水化合物是机体的重要能量来源。一般来说，机体所需能量的50％以上是由食物中的碳水化合物提供的，而我国的膳食结构也使能量供应中碳水化合物所占的比重最大。食物中的碳水化合物经消化会转化为葡萄糖，葡萄糖被吸收后，有一部分以糖原的形式贮存在肝和肌肉中。肌糖原是骨骼肌中随时可动用的贮备能源，用来满足骨骼肌在工作情况下的需要。肝糖原也是一种贮备能源，贮存量不大，主要用于维持血糖水平的相对稳定。脑组织消耗的能量相对较多，在通常情况下，脑组织消耗的能量均来自碳水化合物在有氧条件下的氧化，所以脑组织对缺氧非常敏感。另外，脑组织贮存的糖原又极少，代谢消耗的碳水化合物主要来自血糖，所以脑功能对血糖水平有很大的依赖性。

碳水化合物可分为糖、寡糖和多糖三类。其中糖包括单糖、双糖和糖醇三种；寡糖又称低聚糖，如棉子糖、水苏糖、异麦芽低聚糖、低聚果糖、低聚甘露糖、大豆低聚糖等，其甜度通常只有蔗糖的30％～60％；多糖在性质上与单糖和低聚糖不同，一般不溶于水，无甜味，不形成结晶，无还原性，在酶或酸的作用下水解，最后成为单糖，可分为淀粉和非淀粉多糖（图1-1）。

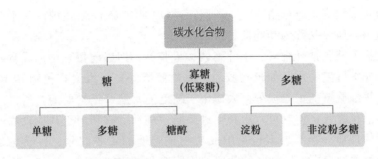

图 1-1 碳水化合物的分类

1. 糖

单糖是最简单的糖，通常条件下不能再被直接水解为分子更小的糖，常见的单糖有葡萄糖、半乳糖、果糖等。果糖是天然碳水化合物中甜度最高的糖，通常与蔗糖共存在于果汁和蜂蜜中，苹果和番茄中含量也较多。

自然界最常见的双糖是蔗糖和乳糖，此外还有麦芽糖、海藻糖、异麦芽糖、纤维二糖、壳二糖等。蔗糖俗称白糖、砂糖或红糖，几乎普遍存在于植物的叶、花、根、茎、种子及果实中，在甘蔗、甜菜及槭树汁中含量尤其丰富。麦芽糖大量存在于发芽的谷粒中，特别是麦芽中含量丰富。

糖醇是单糖的重要衍生物，常见的有山梨醇、甘露醇、木糖醇、麦芽糖醇等。山梨醇存在于许多植物的果实中，甘露醇在海藻、蘑菇中含量丰富，木糖醇存在于多种水果、蔬菜中。由于木糖醇甜度与蔗糖相等，且其代谢不受胰岛素调节，所以常在糖尿病患者的专用食品及许多药品中作为甜味剂。

2. 寡糖

低聚果糖主要存在于日常食用的水果、蔬菜中，如洋葱、大蒜、香蕉等，其甜度为蔗糖的 30%～60%，难以被人体消化吸收，被认为是一种可溶性膳食纤维，易被大肠双歧杆菌利用，是双歧杆菌的增殖因子。例如大豆低聚糖，是存在于大豆中的可溶性糖的总称，主要成分是水苏糖、棉子糖和蔗糖，可作为功能性食品的基料，部分代替蔗糖应用于清凉饮料、酸奶、乳酸菌饮料、冰淇淋、面包、糕点、糖果和巧克力等食品中。

3. 多糖

淀粉是人类的主要食物，存在于谷类、根茎类等植物中，分为直链淀粉和支链淀粉。天然食品中，直链淀粉含量较少，一般仅占淀粉成分的 19%～35%，

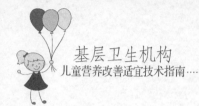
支链淀粉含量较高，一般占 65%～81%。糖原是多聚 D-葡萄糖，几乎全部存在于动物组织，所以又称为动物淀粉。

非淀粉多糖包括纤维素、半纤维素、果胶等，即以前概念中的膳食纤维；也包括一些非细胞壁物质，如植物胶质、海藻胶类等。纤维素在植物界无处不在，是各种植物细胞壁的主要成分。人体由于缺乏能水解纤维素的酶，所以纤维素不能被人体消化吸收，但它可刺激和促进胃肠道蠕动，有利用于其他食物的消化吸收及粪便的排泄。半纤维素也是组成植物细胞壁的主要成分，一般与纤维素共存。果胶类普遍存在于陆地植物的原始细胞壁和细胞间质层，例如在柑橘类水果的皮中约含 30%，甜菜中约含 25%，苹果中约含 15%。果胶物质均溶于水，能与糖、酸在适当的条件下形成凝冻，一般用作果酱、果冻及果胶糖果等的凝冻剂，也可用作为果汁、饮料、冰淇淋等食品的稳定剂。其他动物和植物中也含有多种类型的多糖，有些多糖具有调节生理功能的活性，如香菇多糖、茶多糖、银耳多糖、壳聚糖等。

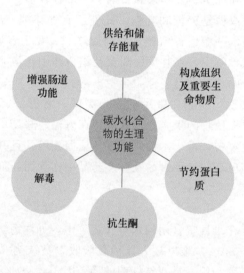

图 1-2　碳水化合物的生理功能

4. 碳水化合物的生理功能(图 1-2)

（1）供给和储存能量：膳食碳水化合物是人类获取能量最经济和最主要的来源，维持人体健康所需要的能量中，55%～65%由碳水化合物提供。碳水化合物在体内释放能量和供能均较快，是神经系统和心肌的主要能源，也是肌肉活动时的主要燃料，对维持神经系统和心脏的正常供能、增强耐力、提高效率都有重要意义。

（2）构成组织及重要生命物质：碳水化合物是构成机体组织的重要物质，并参与细胞的组成和多种活动。细胞中的碳水化合物主要以糖脂、糖蛋白和蛋白多糖的形式存在。

（3）节约蛋白质：机体需要的能量主要由碳水化合物提供，当膳食中碳水化合物供应不足时，机体为了满足自身对葡萄糖的需要，则通过糖原异生作用动用蛋白质以产生葡萄糖，供给能量；而当摄入足够量的碳水化合物时，则不需要动用蛋白质来供能，就能预防体内或膳食蛋白质的消耗。

（4）抗生酮作用：当膳食中碳水化合物供应不足时，体内或食物脂肪就会被动员并加速分解为脂肪酸来供应能量。在这一代谢过程中，脂肪酸不能彻底氧化而产生过多的酮体，酮体不能及时被氧化而在体内蓄积，以致产生酮血症和酮尿症。膳食中充足的碳水化合物可以防止上述现象的发生。

（5）解毒作用：碳水化合物经代谢生成的葡萄糖醛酸，是体内一种重要的结合解毒剂，在肝中能与许多有害物质如细菌毒素、酒精、砷等结合，以消除或减轻这些物质的毒性或生物活性，从而起到解毒作用。

（6）增强肠道功能：非淀粉多糖类如纤维素、果胶、抗性淀粉、功能性低聚糖等抗消化的碳水化合物，虽不能在小肠消化吸收，但刺激肠道蠕动，增加了结肠内的发酵。发酵产生的短链脂肪酸和肠道菌群增殖，有助于正常消化和增加排便量。

5. 碳水化合物的食物来源

膳食中淀粉的来源主要是粮谷类和薯类食物。粮谷类一般含碳水化合物 $60\%\sim80\%$，薯类中含量为 $15\%\sim29\%$，豆类中为 $40\%\sim60\%$。单糖和双糖的来源主要是蔗糖、糖果、甜食、糕点、甜味水果、含糖饮料和蜂蜜等。

（三）蛋白质

蛋白质是人体必需营养素，生命的产生、存在和消亡都与其有关。蛋白质是由氨基酸构成的，机体的蛋白质代谢过程也主要是利用氨基酸进行合成和分解代谢。人体在一般情况下主要利用碳水化合物和脂肪氧化供能。但在某些特殊情况下，机体所需能源物质供能不足，如长期不能进食或消耗量过大时，体内的糖原和贮存脂肪已大量消耗，才会依靠组织蛋白质分解产生氨基酸来获得能量，以维持必要的生理功能。当机体处于饥饿状态时，碳水化合物的储备迅速减少，脂肪和蛋白质则作为长期能量消耗时的能源。

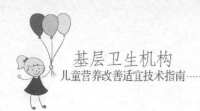

1. 蛋白质的分类(图 1-3)

不完全蛋白质

必需氨基酸种类不全；既不能维持生命，也不能促进生长发育

半完全蛋白质

必需氨基酸种类齐全，有的氨基酸数量不足，比例不适当；可以维持生命，但不能促进生长发育

完全蛋白质

必需氨基酸种类齐全，数量充足，比例适当；不但能维持成人的健康，也能促进儿童生长发育

图 1-3　蛋白质的分类

蛋白质的营养价值取决于所含氨基酸的种类和数量，分为完全蛋白质、半完全蛋白质和不完全蛋白质三类。完全蛋白质是指所含必需氨基酸种类齐全、数量充足、比例适当，不但能维持成人的健康，也能促进儿童生长发育的蛋白质，如乳类中的酪蛋白、乳白蛋白，蛋类中的卵白蛋白、卵磷蛋白，肉类中的白蛋白、肌蛋白，大豆中的大豆蛋白等。半完全蛋白质是指所含必需氨基酸种类齐全，但有的氨基酸数量不足，比例不适当，可以维持生命，但不能促进生长发育的蛋白质，如小麦中的麦胶蛋白等。不完全蛋白质是指所含必需氨基酸种类不全，既不能维持生命，也不能促进生长发育的蛋白质，如玉米中的玉米胶蛋白、动物结缔组织和肉皮中的胶质蛋白等。

2. 蛋白质的生理功能

(1) 构成和修复组织：身体的生长发育即可视为蛋白质的不断积累过程，所以蛋白质对生长发育期的儿童尤为重要。该功能是蛋白质最重要的生理功能。

(2) 调节生理功能：蛋白质是构成体内多种重要生理活性物质的成分，如酶蛋白具有促进食物消化、吸收和利用的功能，免疫蛋白能够维持机体的免疫功能，血红蛋白具有携带、运送氧的功能等。

(3) 供给能量：蛋白质在体内可以间接经三羧酸循环氧化分解并释放能量，但这种功能可以由碳水化合物、脂肪所代替，所以该功能是蛋白质的次要功能。

3. 蛋白质的互补作用

混合食用两种或两种以上食物蛋白质，其中所含有的必需氨基酸取长补短、相互补充，达到较好的比例，从而提高蛋白质的利用率，称为蛋白质的互补作用。例如，玉米、小米、大豆单独食用的蛋白质利用率比将其按一定比例混合食用时低；将玉米、面粉、干豆混合食用，蛋白质的利用率也会比单独食用这些食物时高。这是因为玉米、面粉、小米、大米蛋白质中赖氨酸含量较低，蛋氨酸含量相对较高，而大豆中的蛋白质恰恰相反，混合食用时赖氨酸和蛋氨酸两者可相互补充；若在植物性食物的基础上再添加少量动物性食物，蛋白质的利用率还会提高，而且动、植物性食物混合食用比单纯植物性食物混合还要好。为充分发挥食物蛋白质的互补作用，在调配膳食时，应遵循三个原则：①食物的生物学属种越远越好，如荤素搭配；②搭配的种类越多越好；③食用时间越近越好，同时食用最好。

4. 蛋白质的食物来源（表1-1）

蛋白质按食物来源可分为植物性蛋白质和动物性蛋白质两大类。植物性食物中，谷类的蛋白质含量为10%左右，蛋白质含量不算高，但由于是人们的主食，所以仍然是膳食蛋白质的主要来源。豆类含有丰富的蛋白质，特别是大豆的蛋白质含量高达36%～40%，氨基酸组成也比较合理，在体内的利用率较高，是植物性蛋白质非常好的来源。肉类包括禽、畜和鱼的肌肉。新鲜肌肉的蛋白质含量为15%～22%，肌肉蛋白质营养价值优于植物性蛋白质，是人体蛋白质的重要来源。蛋类的蛋白质含量占11%～14%，是优质蛋白质的重要来源。为改善膳食蛋白质质量，在幼儿和儿童的膳食中应保证有一定数量的优质蛋白质。一般要求动物性蛋白质和大豆蛋白质应占膳食蛋白质总量的30%～50%。奶类（牛奶）一般蛋白质含量为3.0%～3.5%，是幼儿动物性蛋白质的最佳来源，但对婴儿来说，因牛奶中蛋白质构成与母乳不同，其营养价值不如母乳。

（四）脂类

脂类与蛋白质、碳水化合物是人体产能的三大营养素，在为人体供给能量方面起着重要作用，也是构成人体细胞的重要成分。机体内的脂类分为组织脂质和贮存脂质两部分。组织脂质主要包括胆固醇、磷脂等，是组织、细胞的组成成分，在人体饥饿时也不减少，但不能成为能源。贮存脂质主要是脂肪，也称三酰甘油（甘油三酯）或中性脂肪。在全部贮存脂质中，脂肪约占98%，其中一部

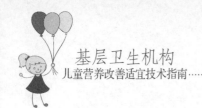
表 1-1　常见食物中的蛋白质含量（g/100 g）

食　　物	蛋白质	食　　物	蛋白质
小麦粉（标准粉）	11.2	紫菜（干）	26.7
籼米（标一）	7.7	黄豆（大豆）	35.0
玉米（黄，干）	7.7	绿豆	21.6
玉米面（黄）	8.7	猪肉（肥瘦）	13.2
小米	9.0	牛肉（肥瘦）	19.9
马铃薯（土豆，洋芋）	2.0	鸡（平均）	19.3
甘薯（山芋，红薯）	0.2	鸡蛋（平均）	13.3
蘑菇（干）	21.1	草鱼（白、草包鱼）	16.6
黑木耳（干）	12.1	牛奶（平均）	3.0

分是来自食物的外源性脂肪；另一部分是由体内碳水化合物和氨基酸转化成的内源性脂肪。脂肪含能量最高，是体内各种能源物质的主要贮存形式。在正常情况下，人体所消耗的能源物质中有 40%～50% 来自体内的脂肪，其中包括从食物中摄取的碳水化合物所转化成的脂肪；在短期饥饿情况下，则主要由体内的脂肪供给能量。脂肪酸可直接供给很多组织利用，也可在肝转化成丙酮酸再供给其他组织利用。不但骨骼肌、心肌等可利用脂肪酸和酮体，在饥饿时，脑组织也可利用酮体。所以，脂肪也是重要的能源物质，但它不能在机体缺氧条件下供给能量。

1. 脂类的分类（图 1-4）

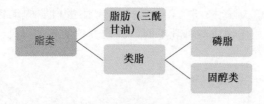

图 1-4　脂类的分类

脂类包括脂肪和类脂。脂肪又称为三酰甘油（甘油三酯），食物中的脂类95% 为三酰甘油，人体贮存的脂类中三酰甘油高达 99%，组成天然脂肪的脂肪酸则包括不饱和脂肪酸和饱和脂肪酸。类脂又包括磷脂和固醇类。固醇类为一些类固醇激素的前体，胆固醇是人体中主要的固醇类化合物。人体内的胆固醇有些已酯化，即形成胆固醇酯。动物性食物所含的胆固醇，有些也是以胆固醇酯的形式存在的，所以，膳食中的总胆固醇是胆固醇和胆固醇酯的混合物。人体组织内最常见的胆固醇酯为胆固醇的油酸酯和胆固醇的亚油酸酯。低密度脂蛋白（LDL）中约有80%的总胆固醇以胆固醇酯的形式存在，高密度脂蛋白（HDL）中则含90%。在动脉粥样硬化病灶中，堆积在动脉壁的脂类以胆固醇酯最多。与游离的胆固醇不同，胆固醇酯在细胞膜和血浆脂蛋白之间，或在各种血浆脂蛋白之间，都不容易进行交换。植物中不含胆固醇，所含有的其他固醇类物质统称为植物固醇，其固醇的环状结构和胆固醇完全一样，仅侧链有所不同。

2. 脂类的生理功能

（1）供给能量：一般合理膳食的总能量有20%～30%由脂肪提供，但0～6岁的儿童脂肪供能比较高，尤其是0～2岁的婴幼儿，脂肪提供的能量甚至占到总能量的35%及以上。哺乳类动物一般含有两种脂肪组织，一种是含贮存脂肪较多的白色脂肪组织，另一种是含线粒体、细胞色素较多的褐色脂肪组织，褐色脂肪组织更容易分解供能。初生婴儿上躯干和颈部含褐色脂肪组织较多，故呈褐色。这是由于婴儿体表面积与体脂比值较高，体温散失较快，褐色脂肪组织即可及时分解生热以补偿体温的散失。在体脂逐渐增加后，白色脂肪组织也随之增多。1 g脂肪在体内氧化可产能37.56 kJ，相当于9 kcal的能量。

（2）构成身体成分：人体内的脂肪绝大部分以三酰甘油的形式储存于脂肪组织内。分布于腹腔、皮下和肌纤维间的脂肪因为含不饱和脂肪酸较多，受营养状况和机体活动的影响增减，从而进行各种代谢；机体深处储脂的熔点较高，有利于保护内脏器官，防止体温丧失。人体脂类的分布受年龄和性别影响较显著，女性的皮下脂类高于男性，而男性皮肤的总胆固醇含量则高于女性。类脂包括磷脂和固醇类物质，是所有生物膜的重要组成成分，约占总脂的5%。这类脂类比较稳定，不太受营养和机体活动状况影响。

（3）供给必需脂肪酸：必需氨基酸与细胞的结构和功能密切相关，如亚油酸是合成前列腺素的前体。必需脂肪酸与胆固醇代谢也有密切关系。此外，脂肪还可提供脂溶性维生素并促进脂溶性维生素的吸收，保护脏器和维持体温，节约蛋白质，参与构成某些内分泌激素，增加膳食的美味和增加饱腹感。

3. 必需脂肪酸

有些脂肪酸是人体不能自身合成的，如亚油酸和α-亚麻酸，而植物能合成。亚油酸是维持人体健康所必需的，而且只要能供给足够量的亚油酸，人体就能合

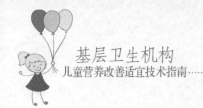

成所需要的其他 n-6 类脂肪酸，但亚油酸必须通过食物供给人体，因此称为"必需脂肪酸"；α-亚麻酸也属必需脂肪酸，其可衍生为二十碳五烯酸（EPA）和二十二碳六烯酸（DHA）。花生四烯酸（AA）是由亚油酸衍生而来的，但在合成数量不足时，也必须由食物供给，故 AA 又被称为半必需脂肪酸。

DHA 是视网膜光受体中最丰富的多不饱和脂肪酸，由食物中的 α-亚麻酸衍生而来。DHA 是维持视紫红质正常功能所必需的，亦可提高儿童的学习功能，增强记忆力。前列腺素是 AA 在脑中的主要代谢产物，在脑内涉及有关睡眠、热调节和疼痛反应等功能。DHA 和 AA 是大脑中最丰富的两种长链多不饱和脂肪酸，从出生前至出生后 2 岁在婴儿前脑中持续增加，从妊娠第 26 周开始在胎儿大脑中积累，到妊娠末期 3 个月中持续增加，但早产儿由于缩短了积累时间，所以胎龄小于 28 周的早产儿脑组织中的 DHA 和 AA 的总量和累积量都远远低于足月儿。同时，由于早产儿自身合成 DHA 和 AA 的能力较低，且其体内必须脂肪酸多用于氧化功能以提高其生长发育速度，所以早产儿应及时补充 DHA 和 AA。

4. 多不饱和脂肪酸

亚油酸和 α-亚麻酸是多不饱和脂肪酸的前体，也是人体的必需脂肪酸。多不饱和脂肪酸的一个重要生理作用即作为很多生化过程的调节剂，协调细胞间生理的相互作用。不饱和脂肪酸对人体健康虽然有很多益处，但其易产生脂质过氧化反应，因而产生自由基和活性氧等物质，对细胞和组织可造成一定的损伤；此外，n-3 多不饱和脂肪酸还有抑制免疫功能的作用。因此，在考虑脂肪需要量时，必须同时考虑饱和脂肪酸、多不饱和脂肪酸和单不饱和脂肪三者间的合适比例。

5. 单不饱和脂肪酸

食用油脂中所含的单不饱和脂肪酸主要为油酸，茶油和橄榄油油酸含量达 80％以上，棕榈油中单不饱和脂肪酸含量也较高，达 40％以上。单不饱和脂肪酸降低血胆固醇、三酰甘油和 LDL 的作用与多不饱和脂肪酸相近，但大量摄入多不饱和脂肪酸在降低 LDL 的同时，HDL 也降低了，而大量摄入单不饱和脂肪酸则无此种情况。同时，单不饱和脂肪酸不具有多不饱和脂肪酸潜在的不良作用，所以在膳食中降低饱和脂肪酸的前提下，以单不饱和脂肪酸取代部分饱和脂肪酸有重要意义（表 1-2）。

6. 磷脂及胆固醇

磷脂不仅是生物膜的重要组成成分，而且对脂肪的吸收和运转以及储存脂肪酸，特别是不饱和脂肪酸起着重要作用。人体除自身能合成磷脂外，每天从食物中也可以得到一定量的磷脂。含磷脂丰富的食物有蛋黄、瘦肉以及脑、肝、肾等动物内脏，尤其以蛋黄含卵磷脂最多。除动物性食物外，植物性食物以大豆中含量最为丰富，其他植物种子如葵花子、亚麻子、芝麻子等也含有一定量。大豆磷脂在保护细胞膜、延缓衰老、降血脂、防治脂肪肝等方面具有良好效果。

表 1-2　常见食用油中的主要脂肪酸组成（食物中脂肪总量的百分数）

食用油	饱和脂肪酸	不饱和脂肪酸			其他脂肪酸
		油酸	亚油酸	亚麻酸	
橄榄油	10	83	7	—	—
茶油	10	79	10	1	1
菜子油	13	20	16	9	42*
葵花子油	14	19	63	5	
玉米油	15	27	56	0.6	1
芝麻油	15	38	46	0.3	1
豆油	16	22	52	7	3
花生油	19	41	38	0.4	1
棕榈油	42	44	12	—	—
猪油	43	44	9	—	—
黄油	56	32	4	1.3	4

* 主要为芥酸。

　　胆固醇是机体内主要的固醇物质。它既是细胞膜的重要组分，又是类固醇激素、维生素 D 及胆汁酸的前体。人体每千克体重含胆固醇 2 g。人们从每天的膳食中可摄入 300～500 mg 的外源性胆固醇，主要来自肉类、内脏、脑、蛋黄和奶油等（表 1-3）。

7. 脂肪酸的食物来源

　　天然食物中含有各种脂肪酸，多以三酰甘油的形式存在。一般来说，动物性脂肪如牛油、奶油和猪油比植物性脂肪含饱和脂肪酸多，但椰子油主要由饱和脂肪酸组成，是个例外。总的来说，动物性脂肪一般含 40%～60% 的饱和脂肪酸，

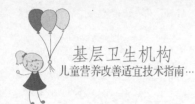

30%～50%的单不饱和脂肪酸，多不饱和脂肪酸含量极少。相反，植物性脂肪含10%～20%的饱和脂肪酸和80%～90%的不饱和脂肪酸，且多数含多不饱和脂肪酸较多，也有少数含单不饱和脂肪酸较多，如茶油和橄榄油中油酸含量达79%～83%，红花油中亚油酸含量达75%，葵花子油、豆油、玉米油中的亚油酸含量也达50%以上，但一般食用油中亚麻酸的含量很少。寒冷地区的水生植物可以合成n-3系多不饱和脂肪酸，以这些食物为生的鱼类组织中含有大量的n-3系多不饱和脂肪酸。鱼、虾、蟹、贝类是DHA和EPA的良好食物来源。我国较常见的食物中，黄鱼、鲅鱼、罗非鱼、鲐鱼、基围虾、墨鱼等中DHA含量较高，银鱼、沙钻鱼、基围虾、青蟹、蛏子等中EPA含量较高。

表1-3　常见食物中的胆固醇含量（mg/100 g）

食　　物	胆固醇	食　　物	胆固醇
火腿肠	57	鸡	106
腊肠	88	炸鸡（肯德基）	198
酱牛肉	76	鹌鹑蛋	515
酱驴肉	116	鸡蛋	585
牛肉（瘦）	58	鸡蛋黄	2 850
牛肉（肥）	113	鸭蛋（咸）	1 576
羊肉串（电烤）	109	基围虾	181
猪肝	288	鲳鱼	77
猪脑	2 571	带鱼	76
牛乳	9	奶油	209

　　除食用油脂约含100%的脂肪外，含脂肪丰富的食品还包括动物性食物和坚果类。动物性食物以畜肉类含脂肪最丰富，且多为饱和脂肪酸。猪肉含脂肪量为30%～90%，仅腿肉和瘦猪肉脂肪含量在10%左右；牛、羊肉含脂肪量比猪肉低很多，如牛肉（瘦）脂肪含量仅为2%～5%，羊肉（瘦）多数为2%～4%。一般动物内脏除大肠外含脂肪量皆较低，蛋白质的含量较高。禽肉一般含脂肪量较低，多数在10%以下，但北京烤鸭和肉鸡例外。鱼类脂肪含量基本在10%以下，多数在5%左右，且其脂肪含不饱和脂肪酸多。蛋类以蛋黄含脂肪量高，约为30%，但全蛋仅为10%左右，其组成以单不饱和脂肪酸为多。除动物性食物外，植物性食物中以坚果类（如花生、核桃、瓜子、榛子、葵花子等）含脂肪量

较高，最高可达 50% 以上，不过其脂肪组成多以亚油酸为主，所以是多不饱和脂肪酸的重要来源（表 1-4）。

表 1-4　常见食物中的脂肪含量（g/100 g）

食　物	脂　肪	食　物	脂　肪
小麦粉（标准粉）	1.5	猪肉（肥瘦）	37.0
籼米（标一）	0.7	腊肠	48.3
玉米（黄，干）	3.8	牛肉（肥瘦）	4.2
小米	3.1	鸡肉（均值）	9.4
黄豆（大豆）	16.0	北京烤鸭	38.4
豆浆	0.7	牛乳	3.2
腐竹	21.7	鸡蛋	8.8
蘑菇（干）	4.6	草鱼（白鲩，草包鱼）	5.2
椰子	12.1	黄鱼（大黄花鱼）	2.5
西瓜	0.1	河虾	2.4
花生（炒）	44.4	曲奇饼	31.6
葵花子（炒）	52.8	马铃薯片（油炸，薯片）	48.4
榛子（炒）	50.3	冰激凌	5.3

8. 反式脂肪酸

反式脂肪酸（trans fatty acids，TFA）有天然存在和人工制造两种。人工制造的反式脂肪酸不是天然产物，是对植物油进行氢化改性过程中产生的一种不饱和脂肪酸（改性后的油称为氢化油），如人造黄油、起酥油、氢化植物油等，在氢化过程中某些天然存在的顺式双键转变为反式构型。日常生活中，含有反式脂肪酸的食品很多，如糕点、饼干、面包、印度抛饼、沙拉酱、炸薯条、炸薯片、爆米花、巧克力、冰激凌等。西式快餐店的食物也常常使用氢化油脂，如果一日三餐都食用西式快餐的话，一人一日的反式脂肪酸摄入量可达到 15 g。因此，儿童应减少西式快餐的摄入频率和摄入量。

卫生部 2007 年 12 月颁布的《食品营养标签管理规范》规定，食品中反式脂肪酸含量 ≤ 0.3 g/100 g 时可不标注。因此，有些食品配料表里虽然有植脂末、氢化油，但是营养标签中标注的反式脂肪酸含量却为 0，所以营养标签中标注反

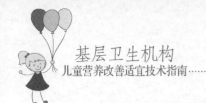

式脂肪酸含量为 0 的食物不一定就完全不含有反式脂肪酸。家长在为儿童挑选食物时，除需关注营养标签中的反式脂肪酸含量外，也需关注食品配料表中的配料种类，来确定食物中是否含有反式脂肪酸。

（五）矿物质

1. 常量元素

人体内含有的 60 多种元素中，维持机体正常生理功能所必需的元素称为必需元素，有 20 多种。体内含量较多的有氢、碳、氧、氮、磷、硫、氯、钠、镁、钾、钙等，约占体重的 99.95%。这些生命必需元素中，除碳、氢、氧、氮主要以有机物质形式存在外，其余各元素均为无机的矿物质。矿物质中，人体中含量大于体重 0.01% 的各种元素称为常量元素，有钙、磷、镁、钠、钾、氯、硫 7 种（图 1-5）。

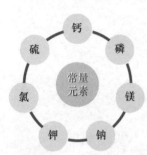

图 1-5 常量元素

（1）钙：钙是构成人体的重要组分，人体内 99.3% 的钙集中于骨、齿组织，只有 0.1% 存在于细胞外液，全身软组织含钙量总共占 0.6%～0.9%。骨骼和牙齿中的钙以矿物质形式存在，而软组织和体液中的钙则以游离或结合形式存在。机体内的钙一方面构成骨骼和牙齿，另一方面则参与各种生理功能和代谢过程。

钙是构成骨骼的重要组分，对保证骨骼的正常生长发育和维持骨健康起着至关重要的作用。骨钙的更新速率因年龄而变化。妊娠早期，胎儿仅有少量钙沉积，以后钙浓度很快升高至胎儿体重的 0.5%。妊娠后期，胎儿从母体约取得 20 g 的钙，足月新生儿钙相当于其体重的 1%。1 岁以前婴儿骨钙每年可更新一次，以后更新速率逐渐降低，每年可更新 50%，即每 2 年骨钙可更新一次。儿童阶段每年更新 10%。由于儿童时期生长发育旺盛，对钙需要量大，如长期摄钙不足，并常伴随蛋白质和维生素 D 缺乏，可引起生长迟缓，新骨结构异常，骨钙化不良，骨骼变形，发生佝偻病。牙齿中的矿物质则无此更新转换过程。

分布在体液和其他组织中的钙，虽然还不到体内总钙量的 1%，但在机体内多方面的生理活动和生物化学过程中起着重要的调节作用。离子钙的生理功能涉及参与调节神经和肌肉兴奋性、影响毛细血管通透性、参与生物膜的调节、参与调节多种激素和神经递质的释放、介导激素的调节作用、直接参与多种酶调节代谢过程及一系列细胞内生命活动等，也是血液凝固过程所必需的凝血因子。

有多种因素影响钙的吸收。首先，钙的吸收与机体的需要程度密切相关，其吸收率随年龄增加而减少，所以在生命周期的各个阶段，钙的吸收情况不同。婴儿时期因需要量大，吸收率可高达60%，儿童期约为40%。膳食中钙的摄入量高，吸收量相应也高，但吸收量与摄入量并不成正比，当摄入量增加时，吸收率相对降低，但吸收量不会因此降低。第二，膳食中维生素D的含量对钙的吸收有明显影响。第三，酸性环境有利于钙的吸收，如乳糖以及在糖被肠道菌群分解发酵产酸时，肠道pH降低，则会促进钙吸收。第四，适量的蛋白质和一些氨基酸有利于钙吸收，如赖氨酸、精氨酸、色氨酸等，但当蛋白质超过推荐摄入量时，则不一定仍有促进钙吸收的作用。第五，高脂或低磷膳食虽然可使钙吸收有所增加，但脂肪酸与钙结合形成脂肪酸钙，碱性磷酸盐与钙结合形成不溶解的钙盐，则会影响钙吸收。第六，谷类中的植酸和某些蔬菜如菠菜、苋菜、竹笋中的草酸，会与钙结合形成植酸钙和草酸钙而影响吸收，膳食纤维也会干扰钙吸收。此外，服用某些药物也会对钙的吸收率产生影响。但是高钙摄入可能会影响人体铁、锌、镁、磷等必需矿物质的利用。

奶和奶制品应是钙的重要来源，因为奶中含钙量丰富，吸收率也高。另外，豆类、坚果类，可连骨吃的小鱼、小虾及一些绿色蔬菜类也是钙的较好来源。此外，硬水中含有相当量的钙，也不失为一种钙的来源（表1-5）。

表1-5 常见食物中的钙含量（mg/100 g）

食　物	钙	食　物	钙
虾皮	991	标准粉	31
河虾	325	马铃薯	8
草鱼（白鲩，草包鱼）	38	大白菜	45
黄鱼（大黄花鱼）	53	苹果	4
黄豆	191	柑	35
绿豆	81	紫菜	264
豆腐干	308	冬菇	55
猪肉（瘦）	6	黑木耳	247

（2）磷：人体内85.7%的磷集中于骨和牙，其余散在分布于全身各组织及体液中。磷主要有构成骨骼和牙齿、参与能量代谢和调节酸碱平衡的生理作用，是组成生命的重要物质。磷在食物中分布很广，无论动物性食物还是植物性食物，都含有丰富的磷，动物的乳汁中也含有磷。磷与蛋白质并存，瘦肉、蛋、奶

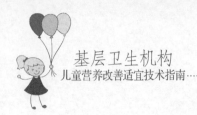
以及动物的肝、肾中磷含量都很高，海带、紫菜、芝麻酱、花生、干豆类、坚果、粗粮含磷也较丰富。但粮谷中的磷为植酸磷，如不经过加工处理，其吸收利用率低。

（3）镁：人体内的镁有 60%～65% 分布于骨、牙齿，27% 分布于软组织，主要具有激活多种酶的活性，维护骨骼生长和神经肌肉的兴奋性，维护胃肠道和激素功能的生理作用。虽然食物中普遍含镁，但不同食物镁的含量差别很大。绿叶蔬菜、糙粮和坚果通常富含镁，而肉类、淀粉类及牛奶中的镁含量属中等。除了食物之外，从饮水中也可以获得少量镁，但饮水中镁的含量差异也很大，如硬水中含有较高的镁盐，软水中含量则相对较低。

（4）钾：人体内钾主要存于细胞内，主要参与碳水化合物和蛋白质的代谢，维持细胞内正常渗透压，维持神经肌肉的应激性和正常功能，维持心肌的正常功能，以及维持细胞内外正常的酸碱平衡。大部分食物都含有钾，但蔬菜和水果是钾最好的来源。每 100 g 谷类中含钾 100～200 mg，豆类中 600～800 mg，蔬菜和水果中 200～500 mg，肉类中 150～300 mg，鱼类中 200～300 mg。每 100 g 食物钾含量高于 800 mg 以上的食物有紫菜、黄豆、冬菇、赤豆等（表1-6）。

表 1-6 常见食物中的钾含量（mg/100 g）

食　物	钾	食　物	钾
紫菜	1796	河虾	329
黄豆	1503	鲳鱼	328
冬菇	1155	小米	284
绿豆	787	带鱼	280
黑木耳	757	玉米（白）	262
枣（干）	524	杏	226
羊肉（瘦）	403	芹菜（茎）	206
马铃薯	342	橙	159

（5）钠：钠是人体中一种重要的无机元素，人体内钠含量约占体重的0.15%，主要有调节体内水分与渗透压、维持酸碱平衡、钠泵和增强神经肌肉兴奋性的生理作用。食盐是人体获得钠的主要来源。钠也普遍存在于各种食物中，一般动物性食物钠含量高于植物性食物。此外，加工、制备食物过程中加入的钠或含钠的复合物（如谷氨酸、小苏打即碳酸氢钠等），以及酱油、盐渍或腌制肉或烟熏食品、酱咸菜类、发酵豆制品、咸味休闲食品等也是人体钠的重要来源。

（6）氯：氯是人体必需常量元素之一，广泛分布于全身，是维持体液和电解质平衡所必需的，也是胃液的一种必需成分，还有维持细胞外液容量与渗透压，参与血液 CO_2 运输，激活唾液淀粉酶分解淀粉，刺激肝功能，稳定神经细胞膜电位等生理作用。自然界中常以氯化物形式存在，最普通的形式是食盐。膳食氯几乎完全来源于氯化钠，仅少量来自氯化钾。因此，食盐及其加工食品酱油，盐渍、腌制食品，酱咸菜以及咸味食品等都富含氯化物。一般天然食物中氯的含量差异较大；天然水中也几乎都含有氯，估计日常从饮水中摄入的氯为 40 mg/d 左右，与从食盐来源的氯量（约 6 g）相比并不重要。

2. 微量元素

人体必需的微量元素有铁、碘、锌、硒、铜、钼、铬、钴 8 种；人体可能必需的微量元素有锰、硅、镍、硼、钒 5 种；具有潜在毒性，但在低剂量时对人体可能具有必需功能的微量元素包括氟、铅、镉、汞、砷、铝、锂、锡等。

（1）铁：人体内铁有两种存在形式。一种为"功能性铁"，是铁的主要存在形式，参与氧的转运和利用；另一种为"贮存铁"，是以铁蛋白和含铁血黄素形式存在于血液、肝、脾与骨髓中。在人体器官组织中铁的含量以肝、脾为最高，其次为肾、心、骨骼肌与脑。铁在体内的含量随年龄、性别、营养状况和健康状况而有很大的个体差异。

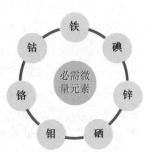

图 1-6　必需微量元素

铁广泛存在于各种食物中，但分布极不均衡，吸收率相差也极大，一般动物性食物的铁含量和吸收率均较高。因此，膳食中铁的良好来源主要为动物肝、动物全血、畜禽肉类、鱼类。蔬菜中含铁量不高，油菜、苋菜、菠菜、韭菜等所含的铁利用率不高。尽管动物组织蛋白质的铁吸收率较高，但动物的非组织蛋白质，如牛奶、乳酪、蛋或蛋清等，铁吸收率却不高。纯蛋白质，如乳清蛋白、面筋蛋白、大豆分离蛋白等对铁的吸收还有抑制作用。维生素 C 可显著增加非血红素铁的吸收，尤其在铁缺乏时，维生素 C 对铁吸收率的提高作用更为明显。各种碳水化合物对铁的吸收与存留有影响，作用最大的是乳糖，其次为蔗糖、葡萄糖，以淀粉代替乳糖或葡萄糖，则明显降低铁的吸收率。维生素 B_2 有利于铁的吸收、转运与储存，儿童贫血也可能与维生素 B_2 缺乏有关。

（2）碘：碘在体内主要参与甲状腺激素的合成，其生理作用也是通过甲状腺激素的作用表现出来的，主要包括参与能量代谢、促进代谢和生长发育、促进神经系统发育和调节垂体激素。发育期儿童的身高、体重以及肌肉、骨骼的增长和

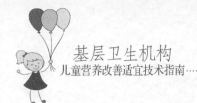

性发育都必须有甲状腺激素的参与，此时期碘缺乏可致儿童生长发育受阻，严重的可能导致侏儒症。在胚胎期及出生后早期缺碘或甲状腺激素不足，均会影响神经的发育及功能。妊娠前及整个妊娠期缺碘或甲状腺激素缺乏均可导致脑蛋白质合成障碍，使脑蛋白质含量减少，细胞体积缩小，脑重量减轻，直接影响智力发育。因此，在严重地方性甲状腺肿的地区，也可发生以神经肌肉功能障碍为主要表现的克汀病。胚胎期及婴儿期缺碘的儿童在改善缺碘状况后，只能防止缺碘对大脑的进一步损害及防止碘缺乏病的发生，而不能明显改善智力发育。缺碘对大脑神经的损害是不可逆的，胎儿期母体合理营养，特别是充分摄取微量营养素，对胎儿和母体都是非常重要的。因此，长期、稳定地为碘缺乏地区供给碘强化的食盐是非常必要的。

人类所需的碘主要来自食物，其次为饮水与食盐。食物碘含量的高低取决于各地区的生物地质化学状况。海洋生物含碘量很高，如海带、紫菜、鲜海鱼、蚶干、蛤干、干贝、淡菜、海参、海蜇、龙虾等，其中干海带含碘可达 240 mg/kg；而远离海洋的内陆山区或不易被海风吹到的地区，土壤和空气中含碘量较少，这些地区的食物含碘量不高。陆地食品的含碘量动物性食品高于植物性食品，蛋、奶含碘量相对稍高，其次为肉类，淡水鱼的含碘量低于肉类，植物含碘量是最低的，特别是水果和蔬菜。为了防止碘缺乏，目前采用的措施有食盐加碘、碘油等，这些措施对于防止碘缺乏已被证明是可行、有效的。

（3）锌：锌对生长发育、免疫功能、物质代谢和生殖功能等均有重要作用。不论是动物性食物还是植物性食物，都含有锌，但食物中的锌含量差别很大，吸收利用率也不相同。一般来说，贝壳类海产品、红色肉类、动物内脏类都是锌的极好来源；干果类、谷类胚芽和麦麸也富含锌，一般植物性食物锌含量较低。干酪、虾、燕麦、花生酱、花生、玉米等含锌量也较高。动物脂肪、植物油、水果、蔬菜、奶糖、白面包和普通饮料等锌含量较低。精细的粮食加工过程可导致大量的锌丢失，如小麦加工成精面粉，大约 80% 的锌被去掉，豆类制成罐头比新鲜大豆锌含量损失 60% 左右。

（4）硒：硒主要具有构成含硒蛋白与含硒酶、抗氧化、调节甲状腺激素、维持正常免疫功能、抗肿瘤、抗艾滋病和维持正常生育功能的作用。食物中硒含量变化很大，例如内脏和海产品为 0.4～1.5 mg/kg，瘦肉为 0.1～0.4 mg/kg，奶制品大部分 <0.1 mg/kg，水果、蔬菜少于 0.1 mg/kg。影响植物性食物中硒含量的主要因素是其栽种土壤中的硒含量和可被吸收利用的量。因此，即使是同一品种的谷物或蔬菜，由于产地不同而硒含量不同。例如低硒地区大米硒含量可少于 0.02 mg/kg，而高硒地区大米硒含量可高达 20 mg/kg，有万倍差距。

（5）铜：铜是人体必需的微量元素，广泛分布于生物组织中，大部分以有机复合物的形式存在，很多是金属蛋白，以酶的形式发挥作用，这些酶对生命过程都是至关重要的。铜广泛存在于各种食物中，牡蛎、贝类等海产品以及坚果类食品是铜的良好来源，其次是动物的肝、肾和谷类胚芽部分，豆类等次之，植物性食物铜含量受其培育土壤中铜含量及加工方法的影响，奶类和蔬菜含量最低。

（6）铬：人体内各部分都存在铬，并主要以三价铬的形式存在，除了肺以外，人体各组织和器官中的铬浓度均随着年龄而下降。新生儿铬含量高于儿童，儿童3岁前铬含量高于成人，3岁起逐渐降至成人水平。铬的生理功能主要有加强胰岛素作用、预防动脉粥样硬化及促进蛋白质代谢和生长发育。铬以小剂量广泛分布在食物中，膳食铬的主要来源是谷类、肉类及鱼贝类，全谷类食物中含有的铬高于水果和蔬菜，但在食物的加工过程中，铬可能被添加或去除，所以精制糖和面粉中的铬低于未加工过的农产品。然而，酸性食物在和不锈钢接触时能溶取铬，所以加工过的肉类铬的含量较高。

（7）钼：钼作为3种钼金属酶的辅基而发挥其生理功能。由于动物和人对钼的需要量很小，且钼广泛存在于各种食物中，所以迄今尚未发现在正常膳食条件下发生钼缺乏症者。动物肝、肾中钼含量最丰富，谷类、奶制品和干豆类是钼的良好来源。蔬菜、水果和鱼类中钼含量较低。

（8）锰：锰在体内一部分作为金属酶的组成成分，一部分作为酶的激活剂起作用。谷类、坚果、叶菜类富含锰。茶叶内锰含量最为丰富。精制的谷类、肉、鱼、奶类中锰含量比较少。动物性食物虽然锰含量不高，但吸收和存留较高，仍不失锰的良好来源。

（9）氟：氟已被证实是唯一能降低儿童和成年人龋齿患病率和减轻龋齿病情的营养素。一般情况下，动物性食品中氟含量高于植物性食品，海洋动物中氟含量高于淡水及陆地动物，鱼和茶叶氟含量很高。

（10）钴：钴是维生素 B_{12} 的组成部分。食物中钴含量较高者（20 μg/100 g）有甜菜、卷心菜、洋葱、萝卜、菠菜、西红柿、无花果、燕麦和谷类等，蘑菇的钴含量可达 61 μg/100 g。

（六）维生素

维生素是维持人体正常生命活动所必需的一类有机化合物。在体内其含量极微，但在机体的代谢、生长发育等过程中起重要作用。虽然它们的化学结构与性质各异，但有共同特点：①均以维生素本身，或可被机体利用的前体化合物（维生素原）的形式存在于天然食物中；②非机体结构成分，不提供能量，但担负着特殊的代谢功能；③一般不能在体内合成（维生素D例外）或合成量太少，必须

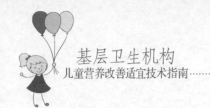
由食物提供；④少量即可满足人体所需，但绝不能缺少，否则，若缺乏至一定程度，可引起维生素缺乏病。

1. 维生素 A

维生素 A 属脂溶性维生素，在人体的代谢功能中有非常重要的作用，如维持皮肤黏膜层的完整性，构成视觉细胞内的感光物质，促进生长发育和维护生殖功能，维持和促进免疫功能。

维生素 A 在高温和碱性的环境中比较稳定，一般烹调和加工过程中不致被破坏。但是维生素 A 极易氧化，特别是在高温条件下，紫外线照射可以加快这种氧化破坏。因此，维生素 A 或含有维生素 A 的食物应避光在低温下保存，如能在保存的容器中充氮以隔绝氧气则保存效果更好。食物中如含有磷脂、维生素 E、维生素 C 和其他抗氧化剂，其中的视黄醇和胡萝卜素较为稳定。食物中共存的脂肪酸败时可致其严重破坏。维生素 A 在体内主要储存于肝中，占总量的 $90\%\sim95\%$，少量储存于脂肪组织。

植物中的胡萝卜素是人类维生素 A 的重要来源。胡萝卜素中最具维生素 A 生物活性的是 β-胡萝卜素，在人类肠道中的吸收利用率大约为维生素 A 的 1/6，其他胡萝卜素的吸收率更低。

维生素 A 在动物性食物，如动物内脏（特别是肝）、蛋类、乳类中含量丰富，但不发达地区人群往往主要依靠植物来源的胡萝卜素。胡萝卜素在深色蔬菜中含量较高，如西蓝花、胡萝卜、菠菜、苋菜、生菜、油菜、荷兰豆等，水果中以芒果、橘子、枇杷等含量比较丰富。

2. 维生素 D

维生素 D 属脂溶性维生素，其最主要的功能是使血浆钙和磷的水平提高到超饱和的程度，以适应骨骼矿物化的需要。维生素 D 可以促进肠道对钙和磷的吸收，动员骨钙，促进肾重吸收钙和磷。维生素 D 对热、碱较稳定，对光及酸不稳定，在肝和各种组织都有分布，特别是在脂肪组织中有较高的浓度，但代谢较慢。

维生素 D 有两个来源，一个是食物来源，另一个是通过阳光（紫外线）照射由人体皮肤产生。维生素 D 在天然食物中存在并不广泛，植物性食物以蘑菇、蕈类，动物性食物以鱼肝和鱼油含量最丰富，其次在鸡蛋、乳牛肉、黄油和咸水鱼如鲱鱼、鲑鱼和沙丁鱼中含量相对较高，牛乳和母乳的维生素 D 含量较低，蔬菜、谷物和水果中几乎不含维生素 D。由于食物中的维生素 D 来源不足，许多国家均在常用的食物中进行维生素 D 强化，如焙烤食品、奶和奶制品以及婴儿食品等，以预防维生素 D 缺乏病和骨软化症。人体的表皮和真皮经阳光或紫外线照射后可形成维生素 D 的前体，然后再转变为维生素 D，产生量的多少与季节、纬度、紫外线强度、年龄、暴露皮肤的面积和时间长短有关。按照我国婴儿衣着习惯，仅暴露面部和前手臂，每天户外活动 2 小时即可维持血中维生素 D 在正常范围内；儿童和年轻人每周进行 2～3 次的短时户外活动就能满足维生素 D 需要。

3. 维生素 E

维生素 E 属脂溶性维生素，橙黄色或淡黄色，易氧化，且这种氧化可因光照射、热、碱，以及一些微量元素如铁和铜的存在而加速。维生素 E 在酸性环境下比在碱性环境下稳定。在无氧条件下，维生素 E 对热与光以及碱性环境相对较稳定。维生素 E 的生理功能主要有抗氧化、抗动脉粥样硬化、维持正常的免疫功能等。

早产儿血浆维生素 E 水平低于足月婴儿，人工喂养的婴儿低于母乳喂养儿。补充维生素 E 可使其水平提高，但是不管补充维生素 E 的时间有多久和剂量有多大，血浆浓度的增加不会超过平均水平的 2～3 倍。如果膳食中维生素 E 缺乏，血浆浓度会迅速下降。人体维生素 E 缺乏仅发生在早产儿身上，或者幼儿脂肪吸收不良时，以及囊状纤维症等病人身上。

维生素 E 只能在植物中合成。植物的叶子和其他绿色部分均含有维生素 E。绿色植物中的维生素 E 含量高于黄色植物。麦胚、向日葵及其油制品以及玉米和大豆中也富含维生素 E 的变体。

4. 维生素 K

维生素 K 属脂溶性维生素，其主要生理功能是调节凝血蛋白质的合成。维生素 K 耐热且不溶于水，但易遭酸、碱、氧化剂和光（特别是紫外线）的破坏。由于天然食物中维生素 K 对热稳定，并且不是水溶性的，在正常的烹调过程中只损失很少部分。

人体内维生素 K 的储存量很少，更新很快，组织中许多的维生素 K 都来源于肠内细菌。新生儿是对维生素 K 有营养需求的一个特殊群体，有相当大数量的婴儿发生新生儿出血病。该病一般见于产后 1～7 天，可表现为皮肤、胃肠道、胸腔内出血，最严重的病例是有颅内出血。迟发性出血病可见于产后 1～3 个月，临床表现与上述相同，通常伴有吸收不良和肝疾病。对于母乳喂养的婴儿，维生素 K 缺乏是世界范围内婴儿发病和死亡的主要原因。

维生素 K 广泛分布于动物性和植物性食物中，但因为对维生素 K 的膳食需要量低，大多数食物基本可以满足需要。但母乳是个例外，其中维生素 K 含量

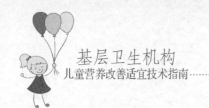

低，甚至不能满足 6 个月以内婴儿的需要。

5. 维生素 B₁

维生素 B₁ 属水溶性维生素，又称硫胺素，其主要生理功能是构成辅酶。维生素 B₁ 固态形式比较稳定，在 100 ℃时也很少破坏。水溶液呈酸性时稳定，在碱性环境中易被氧化失活，且不耐热，甚至在室温下储存亦可逐渐破坏。

体内维生素 B₁ 的生物半衰期为 9～18 天，如果膳食中缺乏维生素 B₁，在 1～2 周后人体组织中的维生素 B₁ 含量就会降低。因此，为保证维持组织中的正常含量，需要定期供给。

维生素 B₁ 广泛存在于天然食物中，但含量随食物种类而异，且受收获、贮存、烹调、加工等条件影响。最为丰富的来源是葵花子仁、花生、大豆粉、瘦猪肉，其次为粗粮、小麦粉、小米、玉米、大米等谷类食物，鱼类、蔬菜和水果中含量较少。亚硫酸盐在中性及碱性介质中能加速硫胺素的破坏，因此用亚硫酸盐做防腐剂加工的谷物、豆类中维生素 B₁ 被大量破坏。

6. 维生素 B₂

维生素 B₂ 属水溶性维生素，又称核黄素，主要以辅酶形式参与体内生物氧化与能量生成。维生素 B₂ 在强酸性溶液中稳定，但暴露在空气中易被氧化。

膳食模式对维生素 B₂ 的需要量有一定影响，低脂肪、高碳水化合物膳食使机体对维生素 B₂ 需要量减少，高蛋白、低碳水化合物膳食或高蛋白、高脂肪、低碳水化合物膳食可使机体对维生素 B₂ 的需要量增加。

维生素 B₂ 广泛存在于奶类、蛋类、各种肉类、动物内脏、谷类、绿叶蔬菜和水果等食物中。粮谷类的维生素 B₂ 主要分布在谷皮和胚芽中，碾磨加工可丢失一部分维生素 B₂，如精白米维生素 B₂ 的存留率只有 11％，小麦标准粉维生素 B₂ 的存留率只有 35％，因此谷类加工不宜过于精细。

7. 维生素 B₆

维生素 B₆ 属水溶性维生素，主要以辅酶形式参与体内氨基酸代谢。其在酸性环境中对热稳定，但在碱性环境中对热不稳定，易被破坏，在中性环境中易被光破坏。

维生素 B₆ 的食物来源很广泛，动、植物性食物中均含有，通常肉类、全谷类（特别是小麦）、蔬菜和坚果类中含量最高。一般来说，动物性食物中维生素 B₆ 的主要存在形式较易被人体吸收，所以这部分维生素 B₆ 的生物利用率高于植物性食物来源的维生素 B_6。

8. 烟酸

烟酸属水溶性维生素，又名维生素 PP、尼克酸，主要以辅酶的形式参与生物氧化还原反应。烟酸性质比较稳定，酸、碱、氧、光或加热条件下都不易破坏；在高压下，一般加工烹调损失很小，但会随水流失。

烟酸广泛存在于食物中，在肝、肾、瘦畜肉、鱼以及坚果类中含量丰富；乳、蛋中的含量虽然不高，但其中含量较多的色氨酸可转化为烟酸。谷类中的烟酸主要存在于它们的种子皮中，所以加工会很大程度影响其烟酸含量。特别要注意，尽管玉米烟酸含量并不低，但以玉米为主食的人群容易发生癞皮病，这是因为玉米中的烟酸为结合型，不能被人体吸收利用；但是如果用碱处理玉米，将结合型的烟酸水解成为游离型的烟酸，就可以被机体利用了。

9. 叶酸

叶酸属水溶性维生素，对细胞分裂和组织生长具有极其重要的作用。其对热、光线、酸性溶液均不稳定，但在碱性和中性溶液中对热稳定，因此，食物中的叶酸烹调加工后损失率可达 $50\%\sim90\%$。

叶酸广泛存在于各种动、植物性食品中，富含叶酸的食物包括猪肝、猪肾、鸡蛋、豌豆、菠菜等。食物叶酸的生物利用度仅为 50%，而叶酸补充剂与膳食混合时生物利用度为 85%，是单纯来源于食物的叶酸利用度的 1.7 倍，因此，叶酸补充剂也不失为一种叶酸的来源。

10. 维生素 B_{12}

维生素 B_{12} 属水溶性维生素，又称钴胺素，在体内以辅酶形式参与生化反应。其在弱酸性条件下最稳定，在强酸或碱性溶液中则分解，遇热可有一定程度的破坏，但快速高温消毒损失较小，遇强光或紫外线易被破坏。

膳食中的维生素 B_{12} 主要来源于动物性食品，如肉类、动物内脏、鱼、禽、贝壳类及蛋类，但乳及乳制品中含量较少，植物性食品基本不含维生素 B_{12}。

11. 生物素

生物素属水溶性维生素，在体内主要起辅酶作用。其广泛存在于天然食物中，干酪、肝、大豆粉中含量最为丰富，其次为蛋类，在精制谷类和多数水果中含量较少。此外，肠道细菌可合成生物素，生物素缺乏不多见，主要见于长期生

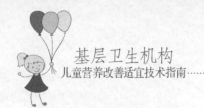

吃鸡蛋的儿童。

12. 胆碱

胆碱属水溶性维生素，作用主要有促进脑发育和提高记忆能力，保证信息传递，调控细胞凋亡，构成生物膜的重要组成成分，促进脂肪代谢等。胆碱耐热，且在加工和烹调过程中损失很少。胆碱广泛存在于各种食物中，特别是肝、花生、蔬菜（如莴苣、花菜等）中含量较高，而且人体自身也能合成，所以不易发生胆碱缺乏病。

13. 维生素 C

维生素 C 属水溶性维生素，又称抗坏血酸，在体内的主要功能有促进胶原合成，促进神经递质合成，促进类固醇羟化和促进有机药物或毒物羟化解毒。维生素 C 在酸性环境中稳定，遇空气中氧、热、光、碱性物质，特别是有氧化酶及痕量铜、铁等金属离子存在时，可促进其氧化破坏。氧化酶一般在蔬菜中含量较多，特别是黄瓜和白菜类，但在柑橘类含量较少。蔬菜在储存过程中，维生素 C 都有不同程度损失。但在某些植物中，特别是枣、刺梨等水果中含有生物类黄酮，能保护食物中维生素 C 的稳定性。

人体内不能合成维生素 C，因此人体所需要的维生素 C 要靠食物提供。维生素 C 的主要食物来源是新鲜蔬菜与水果。蔬菜中，辣椒、茼蒿、苦瓜、豆角、菠菜、土豆、韭菜等含量丰富；水果中，酸枣、鲜枣、草莓、柑橘、柠檬等含量最多；在动物的内脏中也含有少量的维生素 C。

（七）膳食纤维

膳食纤维是碳水化合物中的一类非淀粉多糖，主要成分是来自植物细胞壁的成分，包括纤维素、半纤维素、果胶和非多糖成分的木质素等。"可溶性和不可溶性纤维"是用化学提取法制备膳食纤维时所采用的名词，即用不同 pH 的溶液将非淀粉多糖分为两大类：一类为在某特定 pH 溶液中可溶解的部分，称为可溶性纤维，那些不溶的部分便称为不可溶性纤维。"可溶性纤维"对小肠内的葡萄糖和脂质吸收有影响，而不可溶性纤维则在大肠中发酵而影响大肠的功能。

1. 膳食纤维的结构及特性

纤维素是植物细胞壁的主要成分，不被肠道中的酶水解，水溶性较小，也不被酸水解，因具有吸水且不溶于水的特性，故可增加食物体积。

半纤维素的分子量比纤维素小得多。它是由木糖、阿拉伯糖、半乳糖、葡萄糖醛酸和半乳糖醛酸组成，是可溶性纤维。葡聚糖的水溶性具有黏稠性，已证明它可以降低血清中胆固醇的水平。

果胶是存在于水果中的一种多糖，是膳食纤维的重要成分，含有半乳糖醛酸而具有离子交换的特性，可增强胶质的黏稠性。

树胶和黏胶存在于海藻、植物渗出液和种子中，这种胶浆具有凝胶性、稳定性和乳化等性能，因此常被用于食品加工，使食品增稠，增加黏性。

抗性淀粉是在人的小肠内不能被吸收的淀粉及其分解产物。

2. 膳食纤维与相关疾病

有诸多因素可以导致便秘，膳食中的纤维与便秘有关已为人们所熟知，有人体实验证明，吃水果和蔬菜或吃小麦有缓解便秘的作用；这些食物中的纤维摄入可以增加粪便的重量。

膳食纤维因可增加胃内的填充物、延缓胃内容物的排空、使葡萄糖的吸收趋于平缓、减少胰岛素的分泌、增加饱腹感、降低消化率、增加由粪便排出能量等，故可用于防治肥胖。

许多研究证实，膳食纤维补充剂或富含膳食纤维的食物可降低血糖。这些纤维多为可溶性纤维，在胃内形成很黏稠的物质，这些黏性物影响了葡萄糖的吸收和利用，致使餐后血糖不会突然上升。

多吃含有全部纤维的淀粉类碳水化合物有益于预防高脂血症及缺血性心脏病。现已明确某些膳食纤维能降低血清胆固醇，但对三酰甘油及高密度脂蛋白不起作用，但是在流行病学研究方面尚有待证实。

膳食纤维能降低血清胆固醇是可能由于一些纤维减少了膳食中胆固醇的吸收；果胶和燕麦麸能使胆酸库中的脱氧胆酸增加，而脱氧胆酸能使从食物来的胆固醇的吸收减少。

膳食纤维与肠癌相关流行病学研究证实，蔬菜和水果的摄入量与肠癌的发病风险呈负相关，应当说与水果、蔬菜中富含膳食纤维有关。膳食纤维预防肠癌的可能机制：①增加了粪便量，缩短了粪便在大肠内存留的时间，稀释了致癌物；②黏着了胆酸或其他致癌物；③细菌使膳食纤维分解产生短链脂肪酸，降低了粪便的 pH，抑制了致癌物的产生；④改变了大肠中的菌相；⑤增加了肠腔内的抗氧化剂。

3. 膳食纤维的食物来源

食物中的膳食纤维来自植物性食物如水果、蔬菜、豆类、坚果和各种谷类。

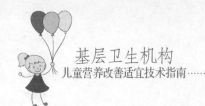

由于蔬菜和水果中的水分含量较高，所以所含纤维的量就较少。因此，膳食纤维的主要来源是谷物；全谷粒和麦麸等富含膳食纤维，而精加工的谷类食品则含量较少。

食物中含量最多的是不可溶膳食纤维，包括纤维素、木质素和一些半纤维素。谷物的麸皮、全谷粒和干豆类、干的蔬菜和坚果也是不可溶膳食纤维的良好来源，可溶膳食纤维富含于燕麦、大麦、水果和一些豆类中。

（八）水

水在体内不仅构成身体成分，而且还具有调节生理功能的作用。人若断食而只饮水，可生存数周；但若断水，则只能生存数日，一般断水 5～10 天即可危及生命。水的生理功能主要有构成细胞和体液的重要组成部分，参与人体内物质代谢，调节体温和润滑保护器官。

水是人体中含量最多的成分，总体水可因年龄、性别和体型的胖瘦而存在明显个体差异。新生儿总体水最多，约占体重的 80%；婴幼儿次之，约占体重的 70%；随着年龄的增长，总体水逐渐减少，10～16 岁以后，减至成人水平。

体内水的排出除经肾外，还可经肺、皮肤和粪便。由于婴幼儿体表面积相对较大，所以要注意其经皮肤的、不以出汗为形式的非显性失水。经肺和粪便排出水的比例相对较小，但在高温、高原环境以及胃肠道炎症引起呕吐、腹泻时，可发生大量失水。

二、婴儿的生长发育特点、营养需求和喂养方法

（一）婴儿的发育特点

新生儿出生体重平均为 3.3 kg（2.5～4.0 kg）。前 6 个月的婴儿，体重平均每月增长 0.6 kg，在 4～6 个月时体重增至出生时的 2 倍，后 6 个月平均每月增长 0.5 kg，1 岁时到达或超过出生时的 3 倍（>9 kg）。婴儿体重可按下面公式估计：

前半岁体重（kg）＝出生体重＋月龄×0.6

后半岁体重（kg）＝出生体重＋3.6＋（月龄－6）×0.5

身长是反映骨骼系统生长的指标，足月新生儿平均身长为 50 cm，1 岁时增

长约50％，达75 cm。头围反映的是脑及颅骨的发育状态，出生时头围平均约34 cm（男略大于女），比胸围略大1～2 cm，婴儿期平均每月增长1 cm。胸围是胸廓及胸肌发育程度的指标，出生时比头围小，但增长速度快，6个月至1岁时，胸围和头围基本相等，称为胸围交叉。

新生儿的消化器官发育未成熟，功能未健全，口腔狭小，颊部有丰富的脂肪，有利于婴儿吸吮。新生儿的涎腺欠成熟，唾液分泌较少，唾液中淀粉酶含量低，不利于消化淀粉。到3～4个月时，涎腺逐渐发育完善，唾液中的淀粉酶也逐渐增加，到4个月时才达到成人水平，从6个月起唾液的作用增强。

新生儿的胃容量约为50 ml，出生后第10天时可增加到约100 ml，6个月约为200 ml，1岁时达300～500 ml。婴儿胃贲门的括约肌弱，而幽门部肌肉较紧张，所以在吸饱奶后受振动则易导致胃中的奶溢出或呕吐。婴儿胃排空母乳的时间为2～3小时，尽管新生儿消化道已能分泌消化酶，但胃蛋白酶和胰腺脂肪酶的活力较低，凝乳酶和脂肪酶含量少，肝分泌的胆盐较少，因此消化吸收脂肪的能力较差。

（二）婴儿的营养需要

婴儿的能量需要包括基础代谢、体力活动、食物的特殊动力作用、能量储存、排泄耗能，以及生长发育所需，正常母乳的营养构成及营养素含量最符合婴儿对营养的需要。

婴儿生长迅速，需要更多优质蛋白质。由于婴儿早期肝功能还不成熟，除成人的8种必需氨基酸外，还需要通过食物获得组氨酸、半胱氨酸、酪氨酸以及牛磺酸，6个月的婴儿对必需氨基酸的需要量比成人多5～10倍。母乳中必需氨基酸的比例最适合婴儿生长的需要，因此母乳或婴儿配方奶粉喂哺的婴儿，每日蛋白质需要量为2.0 g/kg体重，但是牛乳喂养的婴儿每日蛋白质需要量需增加到3.5 g/kg体重，大豆或谷类喂养的婴儿每日蛋白质需要量则为4.0 g/kg体重。

0～6月龄的婴儿按每日摄入母乳800 ml计，可获得脂肪27.7 g，占总能量的47％。每100 kcal婴儿食品脂肪含量应为3.8～6 g（供能比为30％～54％）。婴儿6个月后虽然添加一些辅助食品，但还是以奶类食品为主，脂肪提供的能量比仍然较高，推荐的脂肪摄入量占总能量比为35％～40％。n-6系亚油酸及其代谢产物α-亚麻酸和花生四烯酸（AA）、n-3多不饱和脂肪酸α-亚麻酸及其代谢产物二十碳五烯酸（EPA）和二十二碳六烯酸（DHA），这些脂肪酸对婴儿神经、智力及认知功能发育有促进作用。

婴儿期碳水化合物提供的能量应占总能量的30％～60％。母乳或婴儿配方

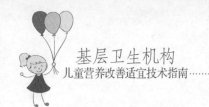

奶粉喂养的婴儿平均每日摄入量约为 12 g/kg 体重（供能比约为 37%）。4 个月以下的婴儿消化淀粉的能力尚未成熟，但乳糖酶的活性比成人高，6 个月以后的婴儿就能较好地消化淀粉食品了。如果婴儿食物中含碳水化合物过多，就容易引起腹泻，这是由于碳水化合物在肠内经细菌发酵，容易产酸、产气并刺激肠蠕动。

婴儿必需而又容易缺乏的矿物质和微量元素主要有钙、铁、锌。母乳中含钙量约为 350 mg/L，以一天 800 ml 母乳计，能提供 300 mg 左右的钙，婴儿钙的适宜摄入量在 6 月龄以前为 300 mg/d，6 月龄以后为 400 mg/d。由于母乳中钙吸收率高，出生后前 6 个月全母乳喂养的婴儿并无明显的缺钙。尽管牛乳中钙量是母乳的 2～3 倍，但钙磷比例不适合婴儿需要，吸收率低。

足月新生儿体内约有 300 mg 左右的铁储备，通常可防止出生后 4 个月内的铁缺乏。早产儿及低出生体重儿的铁储备相对不足，在婴儿期容易出现铁缺乏。1～3 个月时母乳的铁含量为 0.6～0.8 mg/L，4～6 个月时为 0.5～0.7 mg/L。牛乳中铁含量约为 0.45 mg/L，低于母乳，且吸收率低。婴儿在 4～5 个月后急需从膳食中补充铁，如强化铁的配方奶、米粉、肝泥及蛋黄等。

足月新生儿体内，锌有较好的储备。母乳中锌含量相对不足，成熟乳约为 1.18 mg/L。母乳喂养的婴儿在前几个月内因可以利用体内储存的锌而不会缺乏，但在 4～5 个月后也需要从膳食中补充。肝泥、蛋黄、婴儿配方食品是较好的锌的来源。

我国大部分地区天然食品及水中碘含量较低，所以内陆地区甚至部分沿海地区碘缺乏病较为常见。如果孕妇和乳母不食用碘强化食品，则新生儿及婴儿较容易出现碘缺乏病。

其他矿物质如钾、钠、镁、铜、氯、硫及其他微量元素也是婴儿生长发育所必需的，母乳、配方奶及牛乳喂养的健康婴儿均不易缺乏。

母乳中的维生素尤其是水溶性维生素含量受乳母膳食和营养状态的影响。膳食均衡的乳母，其乳汁中的维生素一般能满足婴儿的需要。用非婴儿配方奶喂养婴儿时，则应注意补充各种维生素。母乳中含有较丰富的维生素 A，用母乳喂养的婴儿一般不需额外补充维生素 A。牛乳中的维生素 A 仅为母乳含量的一半，因此，用牛乳喂养的婴儿需要额外补充维生素 A 150～200 μg/d。

母乳及牛乳中的维生素 D 含量均较低，从出生 2 周到 1 岁半之内都应添加维生素 D。给婴儿适量补充富含维生素 A 和维生素 D 的鱼肝油或维生素 D 制剂及适当晒太阳，可以预防维生素 D 缺乏所致的佝偻病。但是用浓缩鱼肝油补充维生素 A 和 D 时应适量，过量补充会导致维生素 A、维生素 D 中毒。

早产儿和低出生体重儿容易发生维生素 E 缺乏，且当膳食中不饱和脂肪酸增加时，维生素 E 的需要量也增加。初乳的维生素 E 含量为 14.8 mg/L，过渡乳和成熟乳维生素 E 含量分别为 8.9 mg/L 和 2.6 mg/L。牛乳中维生素 E 含量远低于母乳，约 0.6 mg/L。

新生儿肠道内正常菌群尚未建立，肠道细菌合成维生素 K 较少，母乳中维生素 K 含量约为 15 μg/L，牛乳及婴儿配方奶维生素 K 含量约为母乳的 4 倍，因此母乳喂养的新生儿较牛乳或配方食品喂养者更易出现出血性疾病。所以新生儿尤其是早产儿出生初期，要注射补充维生素 K。出生 1 个月以后，一般不容易出现维生素 K 缺乏。但长期使用抗生素时，则应注意补充维生素 K。

母乳喂养的婴儿可从乳汁获得足量的维生素 C，但牛乳中维生素 C 的含量仅为母乳的 1/4，又在煮沸过程中有所损失，因此纯牛乳喂养的婴儿应及时补充富含维生素 C 的果汁，如橙子汁、深绿色叶菜汁或维生素 C 制剂等。

（三）母乳喂养

母亲在分娩后 5 天内所分泌的乳汁呈淡黄色，质地黏稠，称为"初乳"。之后第 6～10 天的乳汁称为过渡乳，大约 2 周后为成熟乳。初乳蛋白质含量约为 10%，而成熟乳蛋白质含量仅 1%。初乳中的抗体含量丰富，尤以分泌性免疫球白 A（SIgA）为多，此外还含有乳铁蛋白，也含有较多的白细胞、溶菌酶及抗菌因子。初乳还为婴儿提供较多特殊的营养素，如锌、长链多不饱和脂肪酸等。初乳中的脂肪及乳糖都比成熟乳少，以适应新生儿脂肪和糖消化能力较差的特点。

与人类的进化同步，母乳也不断地进化，与现代人类生命发展相适应。人类的乳汁保留了人类生命发展早期所需要的全部营养成分，是其他任何哺乳类动物的乳汁无法比拟的。尽管母乳所含蛋白质比牛乳少，约 1.1 g/100 ml，但母乳中的蛋白质更易于消化吸收，母乳在婴儿的胃中被胃酸作用后，能形成柔软、絮状的凝块，被胃酸及肠道蛋白酶充分分解。此外，母乳中的胱氨酸和牛磺酸都远高于牛乳，这两种氨基酸是婴儿大脑及视网膜发育所必需的，但新生儿及早产儿自身无法合成。母乳的脂肪数量、种类和质量都优于牛乳，在能量上也高于牛乳，婴儿生长发育需要的必需脂肪酸必须由母乳提供。此外，母乳中含有丰富的脂酶，因此母乳中的脂肪比牛乳中的脂肪更易于消化与吸收。母乳中的乳糖含量高于牛乳，且比牛乳更容易吸收。

由于婴儿肾的排泄和浓缩能力较弱，食物中的矿物质过多或过少都不适于婴儿的肾及肠道对渗透压的耐受能力，会导致腹泻或对肾的过高负荷。母乳的渗透压比牛乳低，更符合婴儿的生理需要。母乳中的钙含量虽然比牛乳低，但钙磷比

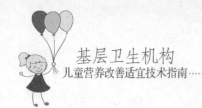
例恰当，为 2 : 1，有利于钙的吸收。铁的含量母乳与牛乳接近，但母乳中铁的吸收率达 50%，而牛乳仅为 10%。另外，母乳中的锌、铜含量远高于牛乳，有利于婴儿的生长发育。母乳中维生素的含量易受乳母营养状态的影响，尤其是水溶性维生素和维生素 A。营养良好乳母的乳汁中维生素能满足 1～6 个月婴儿的需要，不需要额外补充维生素，但在日照较少的地区，还应该给婴儿适量补充维生素 D。

母乳中含有丰富的免疫活性物质。母乳中的抗体主要存在于初乳中，产后 1～2 天的初乳含有较高水平抗体。另外，初乳中补体含量也较高，尽管补体不能直接杀灭细菌，但能辅助免疫球白 A 和溶菌酶降解细菌。母乳中的白细胞主要是中性粒细胞和巨噬细胞，存在于前 3～4 个月的母乳中。低聚糖和共轭糖原是母乳中一类能抵抗细菌的碳水化合物，母乳中的低聚糖还可与流感和肺炎病原体黏附，促进直肠中乳酸杆菌的生长与乙酸的生产，从而抑制致病性革兰氏阴性菌的生长。初乳中含量较高的纤维结合素能促进吞噬细胞的吞噬作用；双歧因子可助乳酸杆菌在肠道中生长并产生乙酸和乳酸，降低肠道 pH；维生素 B_{12} 和叶酸结合蛋白能抑制细菌利用这些维生素；蛋白酶抑制剂能抑制母乳中生物活性蛋白被消化；此外，母乳中的干扰素具有抗病毒等作用。

母乳中的激素和生长因子对维持、调节和促进婴儿各组织的生长分化及器官的生长发育和成熟有重要作用，如表皮生长因子、神经生长因子、胰岛素样生长因子Ⅰ和Ⅱ、转移生长因子、甲状腺素 T_3 和 T_4、胸腺刺激素、前列腺素、促甲状腺素释放激素、皮质激素和促肾上腺皮质激素、胰岛素、生长激素抑制素、垂体激素、催乳素、胃抑素、胃肠调肽、胃泌素、促红细胞生成素、降钙素等。

母乳喂养是人类最原始的喂养方法，也是最科学、最有效的喂养方法。世界卫生组织（WHO）和联合国儿童基金会提出，鼓励、支持、保护、帮助母乳喂养，母乳喂养不仅仅是母子之间的相互行为，而且是整个社会的行为，母乳喂养需要全社会的支持。我国为了推动和普及母乳喂养，大力推广爱婴医院和母婴同室，使每个母亲都有能力用母乳喂养她的孩子。

母乳是婴儿最佳的天然食物和饮料，其中含有 6 个月内婴儿所需的全部营养素，且各种营养成分也是最适宜婴儿消化与吸收的。尽管从 6 个月起，就要给婴儿及时、合理地添加辅助食物，但是到孩子出生后的第二年，母乳仍是某些营养物质的重要来源，并且能帮助孩子抵抗疾病；婴儿吸吮母乳还有助于其颌骨和牙齿的发育。因此，母乳喂养应持续到 1～2 周岁。

母乳喂养可以帮助降低感染性疾病和成年慢性病的发病率和死亡率。母乳喂养可减少或消除婴儿暴露于污染的食物及容器的机会，而且母乳中含有分泌型抗体及其他具有抗微生物、促进免疫系统成熟、保护新生儿消化系统作用的活性因子，从而抵抗感染性疾病，特别是呼吸道及消化道疾病。对于 6 个月以内的婴儿，纯母乳喂养可以明显降低婴儿的发病率及死亡率，也可以有效防止婴儿腹泻。另外，从远期效应来说，母乳喂养的儿童很少发生肥胖症，其糖尿病的发病率也比较低。母乳喂养持续时间较长的婴儿 2 型糖尿病发病的危险也相对较低，母乳喂养也对克罗恩病（Crohn 病）、溃疡性结肠炎、儿童肿瘤及儿童期肥胖、婴儿猝死综合征等疾病具有一定的预防作用。

母乳喂养经济方便又不易引起过敏，任何时间母亲都能为婴儿提供温度适宜的乳汁。母乳喂养的婴儿极少发生过敏，也不存在过度喂养的问题。母亲在哺乳过程中，通过每日对婴儿皮肤的接触、爱抚、目光交流、微笑和语言，可增进母婴的感情交流，有助于乳母和婴儿的情绪安定，有益于婴儿的智力发育。

（四）婴儿配方食品、人工喂养与混合喂养

1. 常用的婴儿代乳品

（1）配方奶粉：绝大多数婴儿配方奶是在牛奶的基础上，降低蛋白质的总量，调整蛋白质的构成以满足婴儿的需要、利于消化吸收，并减轻婴儿肾负荷，如将乳清蛋白的比例增加至 60%，同时将酪蛋白的比例减少至 40%，并模拟母乳增加婴儿需要的牛磺酸和肉碱。在脂肪方面，脱去部分或全部富含饱和脂肪酸的奶油，代之以富含多不饱和脂肪酸的植物油，并调配其脂肪酸的构成和比例，使其在成分上更接近母乳，以满足婴儿的需要，如调整 n-3 与 n-6 系列脂肪酸的比例，并添加有助于大脑发育的长链多不饱和脂肪酸，如 DHA 等。在矿物质和维生素方面，减少矿物质总量，调整钙磷比例至（1.3～1.5）：1，增加铁、锌等矿物质及维生素 A 和维生素 D 的含量。婴儿配方奶粉一般按容积 1：4 调配，即 1 平匙奶粉加 4 平匙水，或按重量 1：8 配制。

婴儿配方奶粉主要分为婴儿配方和医学配方两类。起始婴儿配方主要适用于 0～6 个月的婴儿，后继配方或较大婴儿配方适用于 6 个月以后的婴儿，作为他们混合食物中的组成部分。医学配方主要适用于有特殊生理需求的婴儿，例如为早产儿、先天性代谢缺陷（如苯丙酮尿症）儿设计的配方，以及为牛乳过敏儿设计的豆基配方粉等。

（2）牛乳

1）鲜牛乳：鲜牛乳是比较常用的母乳代乳品。由于牛乳营养成分与母乳有较大差异，需要适当配制后才适宜给婴儿喂养。新生儿期采用 2 份牛奶加 1 份水稀释［牛奶：水＝2：1（体积比）］，以后过渡到 3 份奶加 1 份水、4 份奶 1 份水，

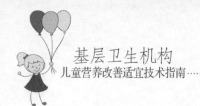

第二个月可以吃全奶。由于牛乳中的乳糖仅为母乳的 60%，牛乳稀释后还需加 5%～8% 的葡萄糖或蔗糖。配好的牛乳在喂给婴儿之前应煮沸 3～4 分钟以杀灭细菌，这一过程也可使牛乳中的蛋白质变性，有助于婴儿消化。但煮沸的时间过长会破坏牛乳中的维生素，使短链脂肪酸挥发。

0～1 岁的婴儿平均每天每千克体重需 95 kcal 能量，100 ml 牛乳能量约为 55 kcal。因此，当采用 2 份牛奶加 1 份水稀释的加 5% 糖的牛乳喂养时，平均每千克体重每天应喂 170 ml 配好的牛乳；若牛乳与水的比例为 3∶1，并添加了 5% 的糖，则平均每千克体重每天应喂 155 ml；若牛乳与水的比例为 4∶1，并添加了 5% 的糖，则平均每千克体重每天应喂 150 ml。每天应分 6～8 次喂养。

2）全脂奶粉：全脂奶粉是用鲜乳制成的干粉，含蛋白质 20%～28%，脂肪 20%～28%。用水按体积比 1（奶粉）∶4（水）或重量比 1（奶粉）∶8（水）溶解后成分同鲜牛奶。再按上述鲜牛奶的配置方法进一步稀释、加糖、煮沸、冷却，也按上述需要量喂养婴儿。

3）豆制代乳粉：豆制代乳粉是以大豆为主体蛋白质的代乳制品，其特点是不含乳糖，适用于对牛乳过敏或乳糖酶活性低下的婴儿。如"5410 乳粉"，是用加热处理的大豆粉，添加蛋黄粉以增补植物蛋白质的不足，同时添加米粉、蔗糖、骨粉、矿物质和维生素等。另外，也可在大豆蛋白质提取物的基础上，加入甲硫氨酸和 L-肉碱以及矿物质和维生素等组成配方粉。

2. 人工喂养

人工喂养是指由于各种原因不能母乳喂养时，采用婴儿配方奶粉、牛乳、羊乳等动物乳或其他代乳品喂养婴儿的方法。严格来讲，不同种的动物乳只适合相应种类动物的幼子，并不适宜人类婴儿的生长发育，也不适宜直接喂养婴儿。因此，特别是对 0～4 个月的婴儿，只有实在无法用母乳喂养时才采用人工喂养。

如有以下情况，可以建议婴儿采取人工喂养：

（1）婴儿患有某些代谢性疾病，如半乳糖血症、苯丙酮尿症、严重母乳性高胆红素血症。

（2）乳母患有某些传染性或精神性疾病，或密切接触放射性物质。例如，乳母感染结核分枝杆菌、人类免疫缺陷病毒（HIV）和人类 T 淋巴细胞病毒、水痘-带状疱疹病毒、单纯疱疹病毒、巨细胞病毒、乙型肝炎和丙型肝炎病毒期间，以及滥用药物、大量饮用酒精饮料和吸烟，使用某些药物，接受癌症治疗。

（3）经过专业人员指导和各种努力后，乳汁分泌仍不足或无乳汁分泌。

在不能用纯母乳喂养婴儿时，建议首选适合于 0～6 月龄婴儿的配方奶喂养，不宜直接用牛羊乳等动物乳、成人奶粉、蛋白粉、豆奶粉等喂养。

人工喂养所用乳量可根据婴儿的能量需要量来计算。新生儿第一周的能量需要量为 60 kcal/（kg·d），第二周以后新生儿及婴儿的能量需要量约为 95 kcal/（kg·d），再根据代乳品每 100 ml（直接喂养的浓度）提供的能量来确定孩子一天所需的奶量。开始每天分 6～8 次喂养，较大婴儿可逐渐减少喂养次数。由于代乳品营养丰富，容易滋生细菌，开封后尽快食用，并注意低温冷藏。喂养前将乳液温度调至接近体温，并排除奶嘴里的空气，以免婴儿烫伤和吸入空气。婴儿食品配好后应立即喂养，如配好后在 30℃ 以上室温放置超过 2 小时，应废弃。奶瓶、奶嘴及其他调配食具每次使用后应彻底洗净消毒。

3. 混合喂养

因各种原因母乳不足或不能按时喂养，在坚持用母乳喂养的同时，用婴儿代乳品喂养以补充母乳的不足，称为混合喂养。对于 6 个月以下的婴儿，这比完全不吃母乳的人工喂养要好。因此，即使母乳不足，也应坚持按时给婴儿喂奶，让婴儿吸空乳汁，这样有利于刺激乳汁的分泌。如母亲因故不能按时喂奶，可用代乳品或收集的母乳代替喂养一次。乳母也应将多余的乳汁及时挤出或吸空，一方面可以维持乳汁的分泌，另一方面也可用来在不能按时喂奶时喂给婴儿，但乳汁需要用清洁的奶瓶收集，低温储存，常温隔水加热后方可给婴儿食用。混合喂养时，代乳品补充用量应以婴儿吃饱为止，具体用量应根据婴儿体重、母乳缺少的程度而定。

（五）婴儿辅助食品

1. 添加辅助食品的科学依据

6 个月以后的婴儿消化系统逐步成熟，对食物的质和量也有新的要求。WHO 及我国进行的乳母泌乳量调查表明，营养良好的乳母平均泌乳量为 700～800 ml/d，能满足 0～6 个月内婴儿的全面营养需要。但 6 个月后的婴儿每天需要能量 700～900 kcal，800 ml 母乳约提供 560 kcal 的能量，仅能满足此时婴儿需要量的 80%，补充食物是唯一的选择。此外，孕期为婴儿储备的铁在孩子 6 月龄时已用尽，而此时婴儿需铁量为 6～10 mg/d，800 ml 母乳所提供的铁不到 1 mg，以食物补充铁势在必行。

随着婴儿齿龈黏膜的坚硬及以后乳牙的萌出，用软的半固体食物喂养婴儿有利于乳牙萌出和训练婴儿的咀嚼功能。在喂养工具上，从用奶瓶逐步改变为用小茶匙、小杯、小碗，以利于婴幼儿的心理成熟。婴儿从 0～6 个月食用母乳或代

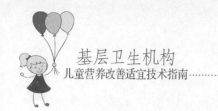

乳品，逐渐过渡到 2～3 岁时食用接近成人食品，从全流质食物逐步适应半流质食物，并过渡到幼儿时的流质、半流质和固体都有的混合饮食。过早添加淀粉类高碳水化合物的食物容易使婴儿肥胖，而辅助食品添加太迟，会影响婴儿咀嚼和吞咽功能及乳牙的萌出。

　　断乳是一个很长的过程，也称为断奶过渡期。这一过程一般在纯母乳喂哺的 6 个月以后开始，到婴儿 24 月龄时完成，使婴儿逐步认识并适应母乳以外的食物，进行咀嚼和吞咽训练等。7～24 月龄婴幼儿处于 1000 日机遇窗口期的第三阶段，适宜的营养和喂养不仅关系到近期的生长发育，也关系到长期的健康。断奶过渡期应正确添加辅食，使其在婴儿期就接触、尝试和感受各种成人的食物，这对于儿童正确饮食行为的培养是极其必要的。若母乳喂养儿正确地添加辅食，其儿童期和成年后挑食、偏食的问题较少。

2. 添加辅助食品的时间

　　通常情况下，6 个月时应逐步添加辅助食品，但因婴儿个体差异，开始添加辅食并没有一个严格时间规定。一般有下列情形时可以开始添加辅食：

- 婴儿体重已达到出生时的 2 倍。
- 婴儿在吃完约 250 ml 奶后不到 4 小时又饿了。
- 婴儿可以坐起来了。
- 婴儿在 24 小时内能吃完 1000 ml 或以上的奶。
- 婴儿月龄达 6 个月。

三、幼儿的生长发育特点和营养需求

（一）幼儿的生长发育特点

　　1 周岁到满 3 周岁之前为幼儿期。幼儿期也是生长发育的重要阶段，成长速度虽不及婴儿期快，但亦非常旺盛。幼儿大脑皮质的功能进一步完善，语言表达能力也逐渐增强，模仿性增强，智能发育快，要求增多，能独立行走、活动，见识范围迅速扩大，接触事物增多，但仍缺乏自我识别能力。

1. 幼儿的体格发育

　　幼儿的体重增长较婴儿时期逐渐减缓。1 岁后的幼儿体重增长速度减慢，全年增加 2.5~3.0 kg，平均每月增长约 0.25 kg，至 2 岁时体重约 12 kg，为出生时的 4 倍。2 岁以后体重增长变慢，每年增长 2.3 kg 左右，增长的速度趋于缓慢。

幼儿期身长增长的速度也较婴儿时期减慢，1~2 岁全年增加约 10 cm，2~3 岁平均增加约 5 cm，在整个幼儿期共增长 25 cm，因此，3 岁时身长约为 100 cm，为出生时身长的 2 倍。

1 岁时儿童的头围增至 46 cm，而第二年头围只增长 2 cm，第三年与第四年共增加 1.5 cm，5 岁时达 50 cm，头围的大小与脑的发育有关。出生时胸围比头围小 1~2 cm，1 岁时与头围基本相等，2 岁以后胸围超过头围，反映出胸廓和胸背肌肉的发育。上臂围在出生后第一年内由 11 cm 增至 16 cm，随后维持到 5 岁左右。上臂围可用以反映皮下脂肪厚度和营养状况，早期发现营养不良。

2. 幼儿的脑和神经系统发育

胎儿的脑和神经系统从孕中期开始发育，会一直持续到其出生后的第二年到第三年。人脑的神经细胞分裂增殖至 140 亿个，脑组织的重量也增至成人的 2/3 以上。出生时脑重量约 370 g，6 个月时脑重 600~700 g，2 岁时达 900~1000 g，为成人脑重的 75%，至 3 岁时脑重超过出生时的 3 倍。6 个月后，脑细胞增殖速度开始减慢，但细胞的体积开始增大。到出生后 12~15 个月时，脑细胞一次性分裂完成。进入幼儿期后，大脑发育速度已显著减慢，但并未结束。出生时连接大脑内部与躯体各部分的神经传导纤维还为数很少，婴儿期迅速增加，在幼儿期，神经细胞间的联系也逐渐复杂起来。而在神经纤维外层起绝缘作用的髓鞘，则在出生后 4 年才完全发育成熟。婴幼儿期，由于神经髓鞘形成不全，外界的刺激信号因无髓鞘的隔离，被传至大脑多处，难以在大脑特定的区域形成兴奋灶。

3. 幼儿的消化系统发育

幼儿通常在 1 岁左右萌出第一乳磨牙，1 岁半时出尖牙，2 岁时出第二乳磨牙，2 岁时共出 18~20 颗牙，全部 20 颗乳牙出齐应不迟于 2 岁半。到 2 岁半时乳牙仍未出齐即为异常，需及时就医查找原因，如克汀病、佝偻病、营养不良等疾病可能会导致出牙较晚。2 岁内乳牙数的计算：乳牙数＝月龄－6。由于幼儿的牙齿还处于生长过程，故咀嚼功能尚未发育完善，所以饮食上也需注意给予一些软烂、易消化的食物。但幼儿的消化功能已较完善，1 岁后胰蛋白酶、糜蛋白酶、羧肽酶和脂酶的活性接近成人水平，1 岁半时胃蛋白酶的分泌已达到成人水平，所以这一阶段幼儿的膳食需逐步向成人过渡。

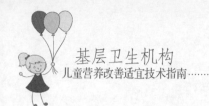
（二）幼儿的营养需要和合理膳食

由于幼儿仍处于生长发育的旺盛时期，对蛋白质、脂肪、碳水化合物及其他各营养素的需要量相对高于成人。饮食上，尽管幼儿的胃容量已从婴儿时的200 ml 增加至 300 ml，但牙齿的数目有限，胃肠道消化酶的分泌及胃肠道蠕动能力也远不如成人。膳食结构上，幼儿需从以母乳为主过渡到以谷类等食物为主，不可过早地让他们进食一般的家庭膳食，家长应根据幼儿牙齿的发育情况，适时增加细、软、碎、烂的食物，种类不断丰富，数量不断增加，逐渐向一般家庭膳食过渡。对于不到 2 岁的幼儿，每天仍应给予不少于 350 ml 的液体奶或与之相当的幼儿配方奶粉。

1. 能量

幼儿对能量的需要通常包括基础代谢、生长发育、体力活动以及食物的特殊动力作用的需要。婴幼儿时期基础代谢的能量需要量约占总能量需要量的 60％。由于幼儿的体表面积相对较大，所以基础代谢率高于成年人，但男、女孩之间的差别不大。生长发育所需能量为小儿所特有，每增加 1 g 体内新组织需要 18.4～23.8 kJ（4.4～5.7 kcal）的能量。好动多哭的幼儿与年龄相仿的安静孩子相比，需要的能量可高达后者的 3～4 倍。不同食物的生热效应不同，蛋白质约占其产生能量的 30％，脂肪和碳水化合物占其产生能量的 4％～6％，混合食物在幼儿期一般占总能量摄入的 5％～6％。

2. 宏量营养素

（1）蛋白质：幼儿对蛋白质的需要不仅在数量上相对比成人多，而且质量上的要求也比成人高。一般要求蛋白质所供能量应占膳食总能量的 12％～15％，其中有一半应是优质蛋白质。蛋白质虽分布很广，但以动物性食物、豆类和硬果类食物含量高，且质量较好。如肉类、鱼类、禽类含蛋白质 15％～20％，鲜奶约 3％，奶粉 20％～28％，蛋类 11％～14％，干豆类 20％～40％，谷类 6％～10％，硬果类 15％～30％。

（2）脂肪：对于 1～3 岁的幼儿，由脂肪提供的能量以 30％～35％为宜，幼儿膳食中含有适量的脂肪也有助于增加食欲。幼儿膳食脂肪中必需脂肪酸应占总能量的 1％，才能保证正常生长，预防发生脱屑性皮炎。必需脂肪酸中，亚油酸富含于所有植物油中，较少出现缺乏，而含 α-亚麻酸的油仅限于大豆油、低芥酸菜子油等少数油，应注意补充。补充时还应注意二者的适宜比例。

（3）碳水化合物：活动量大的幼儿，因身体消耗的能量多，对碳水化合物的需要量也多，所以提供的量也应较多。尽管幼儿已能产生消化各种碳水化合物的消化酶，但对于 2 岁以下的幼儿，较多的能量来自于淀粉和糖是不合适的，因为富含碳水化合物的食物所占体积较大，可能不适当地降低了食物的营养密度及总能量的摄入。2 岁以后，要逐渐增加来自淀粉类食物的能量，供能为总能量的 50%～55%；同时，相应地减少来自脂肪的能量。对于 2 岁以上幼儿，美国推荐每天膳食纤维最低摄入量为其年龄加 5 g。例如，一个 3 岁的幼儿每天应该摄入 8 g，4 岁的儿童应该摄入 9 g。由于过高的膳食纤维和植酸盐对营养素吸收利用的影响，应该尽量避免选择含有太多膳食纤维和植酸盐的食物，特别是 2 岁以下的幼儿。

3. 微量营养素

（1）矿物质：幼儿成长发育过程中，钙、铁、锌、碘的作用尤为明显。从 1 岁到 10 岁，据估计平均每日由于骨骼生长而需要储留的钙从 70 mg 上升到 150 mg，膳食中钙吸收率仅有 35%，奶及其制品是膳食钙的最好来源。幼儿期每天从各种途径损失的铁不超过 1 mg，加上生长需要，每天平均需要 1.0 mg 的铁。由于我国的膳食结构以植物性食物为主，所以我国的婴幼儿，特别是农村地区的婴幼儿，膳食铁主要以植物性铁为主，吸收率低，幼儿期缺铁性贫血较为常见，所以要适时在幼儿的膳食中添加肝、瘦肉等动物性食物。膳食中铁的良好的食物来源是动物肝和血，其中禽类的肝和血铁含量达 40 mg/100 g 以上，牛奶含铁很少，蛋黄中虽含铁较高，但因含有干扰因素，吸收率仅有 3%。锌对婴幼儿的生长发育影响很大，其最好的食物来源是蛤贝类，如牡蛎、扇贝等，每 100 g 锌含量可达 10 mg 以上，其次是动物的内脏（尤其是肝）、蘑菇、坚果类（如花生、核桃、松子等）和豆类，肉类和蛋也含有一定量的锌，其他食物锌含量低。

（2）维生素：维生素 A 和维生素 D 对这个阶段的幼儿非常重要，但由于这两种维生素均为脂溶性维生素，过量服用会导致中毒，所以要给孩子按需服用，不可盲目服用。维生素 D 的膳食来源较少，主要来源是户外活动时由紫外线照射皮肤，使 7-脱氢胆固醇转变成维生素 D，对于日照较少地区的幼儿，可适量补充含维生素 D 的鱼肝油。

4. 水

1～3 岁幼儿每日每千克体重约需水 125 ml，一天总需水量为 1250～2000 ml。幼儿需要的水除了来自食物中所含的水分（如奶类、汤等食物），约有一半的水需要通过直接饮水来满足，为 600～1000 ml。

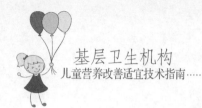

5. 幼儿的合理膳食

（1）幼儿食物选择的基本原则：这一阶段的幼儿新陈代谢水平高于成人，对能量和各种营养素的需要量也相对更多，粮谷类应逐渐成为小儿的主食。谷类食物是碳水化合物和一些 B 族维生素的主要来源，同时因食用量大，也是蛋白质及其他营养素的重要来源。在选择这类食品时应以大米、面制品为主，同时加入适量的杂粮和薯类。在食物的加工上，应注意粗细搭配，因为精加工的主食中 B 族维生素、蛋白质和无机盐损失较大，但加工过粗的主食中又存在大量的植酸盐及纤维素，会影响钙、铁、锌等营养素的吸收利用。

乳类食物是幼儿优质蛋白质、钙、维生素 B_2、维生素 A 等营养素的重要来源。奶类钙含量高、吸收好，可促进幼儿骨骼的健康生长。同时，奶类富含赖氨酸，是粮谷类蛋白质的极好补充。但奶类铁、维生素 C 含量很低，脂肪以饱和脂肪酸为主，需要注意适量供给。过量的奶类也会影响幼儿对谷类和其他食物的摄入，不利于饮食习惯的培养。

鱼、肉、禽、蛋及豆类食物不仅为幼儿提供丰富的优质蛋白质，同时也是维生素 A、维生素 D 及 B 族维生素和大多数微量元素的主要来源。豆类蛋白质含量高，质量也接近肉类，价格低，是动物性蛋白质较好的替代品，但微量元素（如铁、锌、铜、硒等）含量低于动物类食物，所以在经济条件允许时，幼儿还是应进食适量的动物性食品。

蔬菜、水果是维生素 C、β-胡萝卜素的唯一来源，也是维生素 B_2、无机盐（钙、钾、钠、镁等）和膳食纤维的重要来源。在这类食物中，一般深绿色叶菜及深红、黄色果蔬、柑橘类等含维生素 C 和 β-胡萝卜素较高。蔬菜、水果不仅可提供营养素，而且具有良好的感官性状，可促进小儿食欲，防治便秘。

白开水是幼儿最好的饮料。目前市场上有许多含糖饮料和碳酸饮料，幼儿如果过多饮用，不仅会影响食欲、造成龋齿，还会造成摄入过多能量，导致肥胖或营养不良等问题，不利于生长发育，应严格限制。油、糖、盐等调味品及零食对于提供必需脂肪酸、调节口感等具有一定的作用，但过多则对身体有害无益，也应少吃。

（2）幼儿膳食的基本要求

1）营养齐全、搭配合理：幼儿膳食应包括上述五类食物。在比例上蛋白质、脂肪、碳水化合物的重量比接近 1：1：4～1：1：5，所占能量比分别为 12%～15%、25%～35%、50%～60%。动物性蛋白质（或加豆类）应占总蛋白质的1/2。平均每人每天各类食物的参考量为粮谷类 100～150 g，鲜牛奶不低于 350 ml 或全脂奶粉 40～50 g，鱼、肉、禽、蛋类或豆制品（以干豆计）100～130 g，蔬菜、水果类 150～250 g，植物油 20 g，糖 0～20 g。此外，应注意在各类食物中，不同的食物轮流使用，使膳食多样化，从而发挥出各类食物营养成分的互补作用，达到均衡营养的目的。

2）合理加工与烹调：幼儿的食物应单独制作，质地应细、软、碎、烂，避免刺激性强和油腻的食物。食物烹调时还应具有较好的色、香、味、形，并经常更换烹调方法，以刺激小儿胃酸分泌，促进食欲。加工烹调也应尽量减少营养素的损失，如淘米次数及用水量不宜过多、应避免吃捞米饭，以减少 B 族维生素和无机盐的损失。蔬菜应整棵清洗、焯水（飞水）后切，以减少维生素 C 的丢失和破坏。

3）合理安排进餐：幼儿的胃容量相对较小且肝储备的糖原不多，加上幼儿活泼好动，容易饥饿，故幼儿每天进餐的次数要相应增加。在 1～2 岁每天可进餐 5～6 次，2～3 岁时可进餐 4～5 次，每餐间相隔 3～3.5 小时。一般可安排早、中、晚三餐，午点和晚点两点。

4）营造幽静、舒适的进餐环境：安静、舒适、秩序良好的进餐环境可使小儿专心进食。环境嘈杂，尤其是吃饭时看电视，会转移幼儿的注意力，并使其情绪兴奋或紧张，从而抑制食物中枢，影响食欲与消化。另外，就餐时或就餐前不应责备或打骂幼儿，发怒时消化液分泌减少，降低食欲。进餐时，应有固定的场所，并有适于幼儿身体特点的桌椅和餐具。

5）注意饮食卫生：幼儿抵抗力差，容易感染，因此对幼儿的饮食卫生应特别注意。餐前、便后要洗手；不吃不洁的食物，少吃生冷的食物；瓜果应洗净再吃，动物性食品应彻底煮熟、煮透。从小培养良好的卫生习惯。

四、学龄前儿童的生长发育特点和营养需求

3 周岁后至 6～7 岁入小学前称为学龄前期。与婴幼儿时期相比，这一阶段的儿童生长发育速度减慢，脑及神经系统发育持续并逐渐成熟。而与成人相比，这一阶段的儿童仍处于迅速生长发育之中，加上活泼好动，需要更多的营养。由于学龄前儿童具有好奇、注意力分散、喜欢模仿等特点，使他们具有极大的可塑性，是培养良好生活习惯、良好道德品质的重要时期。影响此期儿童良好营养的因素较多，如挑食、贪玩，不吃好正餐而乱吃零食，咀嚼不充分，食欲缺乏，喜欢饮料而不喜欢食物等。因此，供给其生长发育所需的足够营养，帮助其建立良好的饮食习惯，将为其一生建立健康膳食模式奠定坚实的基础。

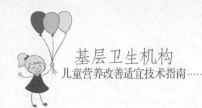

（一）学龄前儿童的生理特点

1. 体格发育特点

与婴儿期相比，学龄前儿童体格发育速度相对减慢，但仍保持稳步增长。此期体重增长约 5.5 kg（年增长约 2 kg），身高增长约 21 cm（年增长约 5 cm）。体重、身高增长的粗略估计公式为：2 岁至青春前期，体重（kg）＝年龄×2＋7（或 8），身高（cm）＝年龄×7＋70。

人体的生长发育在一定范围内受遗传、环境等因素的影响而出现相当大的个体差异，故儿童生长发育的水平会在一定范围内波动。在评价个体儿童生长时，需考虑影响其生长的多种因素，如遗传、性别等内在因素，以及包括营养、教育、训练在内的环境因素等。此外，儿童在生长发育过程中难免会遭遇到如感冒、发热、咳嗽或腹泻等疾病，这些疾病常使营养素消耗增加，也影响儿童的食欲和营养素摄入，因此可能会导致患儿的体重、身高明显低于同龄儿童，出现明显或不明显的生长发育迟缓。但当疾病等阻碍儿童生长发育的不良因素去除后，又会出现加速生长，即"赶上生长"，也称"生长追赶"。要实现"赶上生长"，需要在疾病恢复期的较长一段时间内，为儿童做好营养准备，给孩子提供富含蛋白质、钙、铁和维生素的食物。

2. 脑及神经系统发育特点

4～6 岁时，儿童的脑组织进一步发育，达成人脑重的 86%～90%。3 岁时神经细胞的分化已基本完成，但脑细胞体积的增大及神经纤维的髓鞘化仍继续进行。随神经纤维髓鞘化的完成，运动转为由大脑皮质中枢调节，神经冲动传导的速度加快，从而改变了婴儿期各种刺激引起的神经冲动传导缓慢，易于泛化、疲劳而进入睡眠的状况。

3. 消化功能发育特点

3 岁儿童 20 颗乳牙已出齐，6 岁时第一颗恒牙可能萌出，但咀嚼能力仅达到成人的 40%，消化能力也仍有限，尤其是对固体食物，需要较长时间适应。因此，不能过早进食家庭成人膳食，以免导致消化吸收紊乱，造成营养不良，尤其是 3 岁小儿。

4. 心理发育特点

5～6岁儿童具有短暂地控制注意力的能力，时间约15分钟。但注意力分散仍然是学龄前儿童的行为表现特征之一，这一特征在饮食行为上表现为不专心进餐，吃饭时边吃边玩，使进餐时间延长，食物摄入不足而致营养素缺乏。学龄前儿童个性有明显的发展，生活基本能自理，主动性强，好奇心强。在行为方面表现为具有独立性和主动性，变得不那么"听话"了，什么事都要"自己来"。在饮食行为上表现为自我做主，对父母要求其进食的食物产生反感甚至厌恶，久之可能会导致挑食、偏食等不良饮食行为和营养不良。3～6岁小儿模仿能力极强，家庭成员，尤其是父母的行为常是其模仿的主要对象，因此父母和其他家庭成员都应有良好的膳食习惯，为小儿树立榜样。

（二）学龄前儿童的营养需要

1. 能量

3～6岁儿童基础代谢耗能每日每千克体重约104 kJ（44 kcal）。基础代谢的能量消耗约为总能量消耗的60%。3～6岁较婴儿期生长减缓，能量需要相对减少，每日每千克体重需21～63 kJ（5～15 kcal）。好动小儿的能量需要量比安静小儿需要量可能高3～4倍，一般而言，为每日每千克体重84～126 kJ（20～30 kcal）。学龄前儿童食物热效应的能量消耗约为总能量的5%。考虑到基础代谢耗能、活动耗能可能降低，加上流行病学证实儿童肥胖发生率增加，儿童总的能量需要估计量可能较以往有所下降。

学龄前儿童能量的营养素来源与小年龄段的婴幼儿稍有不同，其膳食中脂肪提供的能量相对减少，由1岁时占总能量的35%～40%逐渐减少至7岁时占总能量的25%～30%。蛋白质提供的能量占14%～15%，碳水化合物提供的能量占50%～60%。

2. 宏量营养素

学龄前儿童生长发育每增加1 kg体重约需160 g的蛋白质积累，该蛋白质需求主要用于满足细胞、组织的增长，因此，学龄前儿童的膳食中优质蛋白质的比例要高一些。一般而言，儿童必需氨基酸需要量占总氨基酸需要量的36%。儿童每日蛋白质的膳食摄入中有50%应源于动物性蛋白质，例如1个鸡蛋约能提供6.5 g蛋白质，300 ml牛奶约能提供9 g蛋白质，100 g鱼或鸡或瘦肉可提供约17 g

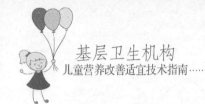
蛋白质。如果由于客观条件无法给孩子供应充足的动物性蛋白质，家长也应充分利用大豆所含的优质蛋白质来预防儿童蛋白质营养不良引起的低体重和生长发育迟缓。

儿童生长发育所需的能量、免疫功能的维持、脑的发育和神经髓鞘的形成都需要脂肪，尤其是必需脂肪酸。学龄前儿童每日每千克体重需总脂肪 4～6 g。由于学龄前儿童胃的容量相对较小，而需要的能量又相对较高，其膳食脂肪供能比需高于成人，占总能量的 30%～35%，其中亚油酸供能不应低于总能量的 3%，亚麻酸供能不低于总能量的 0.5%。因此，推荐使用含有 α-亚麻酸的大豆油、低芥酸菜子油或脂肪酸比例适宜的调和油为烹调油；在选择动物性食品时，也可多选用鱼类等富含 n-3 长链多不饱和脂肪酸的水产品。

经幼儿期的逐渐适应，学龄前儿童的膳食基本完成了从以奶和奶制品为主到以谷类为主的过渡。谷类所含有的丰富碳水化合物是其能量的主要来源。每日每千克体重约需碳水化合物 15 g，占总能量的 50%～60%，但不宜食用过多的糖和甜食，而应以含有复杂碳水化合物的谷类为主，如大米、面粉以及红豆、绿豆等各种豆类。

适量的膳食纤维是学龄前儿童肠道所必需的。美国对于 2 岁以上幼儿膳食纤维的每天最低推荐量是年龄加 5 g。例如，3 岁儿童每天至少摄入 8 g，4 岁儿童每天至少摄入 9 g，以此类推。粗麦面包、麦片粥、蔬菜、水果是膳食纤维的主要来源。但过量的膳食纤维在肠道易膨胀，引起胃肠胀气、不适或腹泻，影响食欲和营养素的吸收。

3. 微量营养素

(1) 矿物质：为满足学龄前儿童骨骼生长，每日平均骨骼钙储留量为 100～150 mg，钙需要量 3 岁为 350 mg/d，4～6 岁为 450 mg/d。食物钙的平均吸收率为 35%。奶及奶制品钙含量丰富，吸收率高，是儿童最理想的钙来源。豆类及其制品尤其是大豆、黑豆含钙也较丰富，此外，芝麻、小虾皮、海带等也含有一定的钙。要保证学龄前儿童钙的适宜摄入水平，每日奶的摄入量应不低于300 ml/d，但也不宜超过 600 ml/d。

WHO 估计，世界有 8 亿人口缺碘，我国约 4 亿，孕妇、儿童是对缺碘敏感的人群。含碘较高的食物主要是海产品，如海带、紫菜、海鱼、虾、贝类。为保证学龄前儿童生长发育的需要，除必须使用碘强化食盐烹调食物外，还建议每周膳食至少安排 1 次海产食品。

铁缺乏引起的缺铁性贫血是儿童期最常见的疾病。学龄前儿童铁缺乏有如下几方面的原因：一是儿童生长发育快，需要的铁较多，每千克体重约需要 1 mg

的铁；二是儿童与成人不同，内源性可利用的铁较少，其需要的铁更依赖食物铁的补充；三是学龄前儿童的膳食中奶类食物仍占较大的比重，其他富铁食物较少，这也是铁缺乏的原因。动物性食品中的血红蛋白铁吸收率一般在 10% 或以上。动物肝、动物血、瘦肉是铁的良好来源，膳食中丰富的维生素 C 可促进铁的吸收。

儿童期用于生长的锌每千克体重为 23～30 mg。除海鱼、牡蛎外，鱼、禽、蛋、肉等蛋白质食物锌含量丰富，利用率也较高。

（2）维生素：维生素 A 对学龄前儿童生长，尤其是对骨骼生长有重要的作用。维生素 A 缺乏是发展中国家普遍存在的营养问题，严重威胁着儿童的生存。在我国，目前仍有相当比例学龄前儿童维生素 A 亚临床缺乏或水平低于正常值，尤其是农村和边远地区。为了满足儿童对维生素 A 的需要，应每周给予 1 次含维生素 A 丰富的动物肝，每天摄入一定量蛋黄、牛奶，或在医生指导下补充鱼肝油，获得可直接利用的视黄醇，也可每日摄入一定量的深绿色或黄红色蔬菜补充维生素 A 原，即胡萝卜素。由于学龄前儿童的咀嚼能力有限，叶菜应切碎、煮软，这种烹调方法对维生素 C 的破坏较大，但胡萝卜素的损失相对较低。

维生素 B_1、维生素 B_2 和烟酸在保证儿童体内的能量代谢以促进其生长发育方面有重要的作用。这三种 B 族维生素常协同发挥作用，缺乏症可能混合出现。膳食中维生素 B_1 主要来源于非精制的粮谷类、坚果、鲜豆、瘦肉和动物内脏，发酵生产的酵母制品也含有丰富的维生素 B_1。维生素 B_2 主要来源于各种瘦肉、蛋类、奶类，蔬菜、水果也含少量。

典型的维生素 C 缺乏症在临床上已不常见，但亚临床缺乏对健康的潜在影响受到特别的关注，如免疫力降低以及患慢性病的危险增加等。维生素 C 主要来源于新鲜蔬菜和水果，尤其是鲜枣类、柑橘类水果和有色蔬菜，如柿子椒、油菜、韭菜、白菜、菜花等。

4. 水

学龄前儿童新陈代谢旺盛、活动量大，水的需要量也大，建议学龄前儿童每日饮水量为 1000～1500 ml，应以白开水为主。与 1～3 岁幼儿一样，也要避免市场上许多含糖饮料和碳酸饮料的过量摄入。

（三）学龄前儿童的平衡膳食

给学龄前儿童安排合理的膳食是满足其营养素摄入的保证，对散居儿童和托幼机构的集体儿童均有重要的意义。

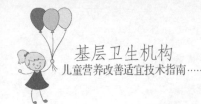

1. 平衡膳食的原则

(1) 多样食物合理搭配：每日膳食应由适宜数量的谷类、乳类、肉类（或蛋或鱼类）、蔬菜和水果类四大类食物组成，在各类食物的数量相对恒定的前提下，同类中的各种食物可轮流选用，做到膳食多样化，从而发挥出各种食物在营养上的互补作用，使其营养全面、平衡。

(2) 专门烹调，易于消化：学龄前儿童咀嚼和消化能力仍低于成人，不能进食一般家庭膳食和成人膳食。此外，家庭膳食中的过多调味品也不宜儿童食用。因此，食物要专门制作，蔬菜切碎，瘦肉加工成肉末，尽量减少食盐和调味品的使用，烹调成质地细软、容易消化的膳食。随着年龄的增长逐渐增加食物的种类和数量，烹调向成人膳食过渡。

(3) 制订合理膳食制度：学龄前儿童胃的容量小，肝中糖原储存量少，又活泼好动，容易饥饿。适当增加餐次以适应学龄前儿童的消化能力。因此，学龄前儿童以一日"三餐两点"制为宜。各餐营养素和能量分配适宜，早、中、晚正餐之间加适量点心。既保证营养需要，又不增加胃肠道过多的负担。

(4) 培养健康的饮食习惯：建立健康的膳食模式，包括养成不偏食、不挑食、少零食，细嚼慢咽，不暴饮暴食，口味清淡的健康饮食习惯，以保证足够的营养摄入和正常的生长发育，预防成年后肥胖和慢性病的发生。

2. 食物选择

学龄前儿童已完成从以奶类食物为主到以谷类食物为主的过渡，食物种类与成人食物种类逐渐接近。无论是集体还是散居儿童，均应按以下推荐选择食物。

(1) 谷类：精加工碾磨谷类的维生素、矿物质、纤维素大多丢失。粗制面粉、大米是每日最基本的食物，每日 200～250 g 可为孩子提供 55%～60% 的能量，约一半的维生素 B_1 和烟酸。如果每周有 2～3 餐以豆类（红豆、绿豆、白豆）、燕麦等替代部分大米和面粉，将有利于蛋白质、B 族维生素的补充。高脂食品如炸土豆片，高糖和高油的风味小吃及点心应加以限制。

(2) 动物性食物：适量的鱼、禽、蛋、肉等动物性食物主要提供优质蛋白质、维生素、矿物质。鱼类蛋白质软滑细嫩且易于消化，鱼类脂肪中还含有DHA。蛋类提供优质且易于消化的蛋白质、维生素 A、维生素 B_2 以及有利于儿童脑组织发育的卵磷脂。鱼、禽、肉每日供给总量为 100～125 g，各种可交替使用；蛋 1 枚，约 50 g。

奶类及其制品提供优质且易于消化的蛋白质、维生素 A、维生素 B_2 及丰富且优质的钙。建议奶的每日供给量为 300～600 ml，在适宜奶量范围内可以是全脂奶。

（3）大豆及其制品：大豆蛋白质富含赖氨酸，是优质蛋白质。大豆脂肪含有必需脂肪酸亚油酸和 α-亚麻酸，能在体内分别合成花生四烯酸和 DHA。因此，每日至少供给相当于 15～20 g 大豆的制品，以提供 6～10 g 的优质蛋白质。应充分利用大豆资源来解决儿童的蛋白质营养问题，尤其在较贫困的农村。

（4）蔬菜和水果类：蔬菜和水果是维生素、矿物质和膳食纤维的主要来源。每日供给量为 150～200 g，可供选择的蔬菜包括椰菜、菜花、小白菜、芹菜、胡萝卜、黄瓜、西红柿、鲜豌豆、绿色和黄红色辣椒，可供选择的水果不限。

（5）烹调用油和食糖：按我国的饮食习惯，膳食脂肪约 40％来源于烹调用油。应注意对烹调用油的选择。学龄前儿童烹调用油应是植物油，尤其应选用含有必需脂肪酸亚油酸和亚麻酸的油脂，如大豆油、低芥酸菜子油等。每日人均约 15 g。

关于食糖（精制糖、蔗糖）对健康的影响有较多的争议。有证据表明，减少学龄前儿童食糖的消耗量可以降低龋齿和肥胖的发生危险。

3. 膳食安排

（1）学龄前儿童 1 日食物建议：建议每日供给 200～300 ml 牛奶，1 个鸡蛋，100 g 无骨鱼或禽或瘦肉及适量的豆制品，150 g 蔬菜和适量水果，谷类已取代乳类成为主食，每日需 150～200 g。并建议每周进食 1 次富含铁和维生素 A 的猪肝以及富含铁的猪血，每周进食 1 次富含碘、锌的海产品。

（2）学龄前儿童膳食制度：学龄前儿童宜采用"三餐两点制"供给食物，3 岁儿童可用"三餐三点制"。8：00—8：30 为早餐，约占 1 日能量和营养素的 30％；11：30—12：00 为午餐，约供给 1 日能量和营养素的 40％（含 3：00 的午点）；6：00 为晚餐，约占 1 日能量和营养素的 30％（含晚上 8：00 的少量水果或牛奶）。

家庭作为整体，父母每天至少有 1 次与孩子一起进餐。让孩子自己吃，容许孩子进餐过程的脏乱，以保持孩子进餐的兴趣，提高食欲。进餐应该愉快，尽量减少争论。餐前可喝少量的果汁或汤以开胃。正餐的进餐时间不要超过 30 分钟。

（3）学龄前儿童膳食烹调：学龄前儿童的膳食需单独制作。烹调方式多采用蒸、煮、炖等，从软饭逐渐转变成普通米饭、面条及包点。肉类食物加工成肉糜后制作成肉糕或肉饼，或加工成细小的肉丁食用；蔬菜要切碎、煮软；每天的食物要更换品种及烹调方法，1 周内不应重复，并尽量注意色、香、味的搭配。将牛奶（或奶粉）加入馒头、面包或其他点心中，用酸奶拌水果色拉也是保证膳食

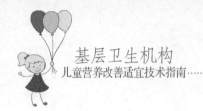

钙供给的好办法。

4. 幼儿园膳食管理

幼儿园是学龄前儿童尤其是城镇学龄前儿童生活的主要场所，即使是日托制幼儿园，儿童膳食的 $60\%\sim70\%$ 也是由幼儿园供给。因此，幼儿园对学龄前儿童营养以及体格发育负有最主要的责任。

（1）幼儿园膳食管理制度

1）成立儿童膳食管理委员会：管理委员会应由主管园长任主任，成员包括营养师或监管儿童营养的卫生保健人员，膳食管理员（司务长）、炊事班长，保教人员以及财务人员。儿童膳食管理委员会每月应进行一次会议，对幼儿膳食计划、食谱制订、食物购买渠道等进行管理、监督、评价，每季度定期向家长汇报儿童膳食状况。

2）食物营养与安全的培训：儿童膳食管理委员会授权营养师或卫生保健人员对炊管人员、保教人员定期进行食物营养和安全的培训，并对炊管人员、保教人员的食物营养和安全知识掌握及执行情况进行考核，将考核成绩纳入奖金分配计划。

3）制订膳食计划：在营养师或卫生保健人员指导下按照儿童年龄、生理特点、幼儿园性质，根据《中国居民膳食营养参考摄入量》确定其营养需要的目标，制订膳食计划。缺乏营养师的幼儿园可在上级妇幼保健机构的指导下完成此项工作。

4）按周编制食谱：《中国居民膳食营养参考摄入量》是编制食谱时儿童营养素摄入的目标值。食谱由营养师提出，司务长或食品采购员负责购买，炊事班长按营养要求和儿童的心理进行烹煮。一周食谱应做到不重复。每周的食谱应在上一周周末公布，以使家长了解，家长可根据幼儿园内的食谱进行食物安排，做到幼儿园膳食和家庭膳食互补，使幼儿获得最好的营养。

5）食品卫生监督管理：儿童膳食管理委员会授权营养师或卫生保健人员对幼儿膳食实施过程的卫生进行全程监督和指导，包括食物购买渠道、食物储存、食物烹调前的处理、烹调过程、幼儿进餐环境等，以保证食品安全。

6）幼儿膳食营养监测：膳食管理员（或司务长）应详细登记所购买食物的种类和数量，建立入库和出库登记制度，财务人员亦每日记录入园儿童进餐人数，儿童膳食管理委员会授权营养师或卫生保健人员按季度统计该季度的食物消耗及进餐人数，其目的是以记账法进行膳食调查，对该季度幼儿的膳食营养进行粗略评估。儿童膳食管理委员会授权营养师或卫生保健人员每学期进行一次称量法膳食调查，结合记账法对幼儿膳食营养状况进行评估，评估应以《中国居民膳食营养素参考摄入量》推荐值作为目标值，以不断改进幼儿的膳食和营养状况，并将结果向家长和上级主管部门通报。

（2）食谱制订原则

1）确定膳食制度：以"三餐两点制"为宜。食物及营养素分配原则如下：早上活动多，早餐、早点共占30%；午餐宜丰盛，午点低能量，以避免影响晚餐，午餐加午点占40%；晚餐较清淡，以避免影响睡眠，晚餐占30%。

2）制作食物归类表：营养师应将同类食物中主要营养素含量比较接近的不同种食物按季节归列成表，已便在采购食物、制作食谱时供管理员参考。食物以季节时令菜为主，尽可能选择营养价值高的食物。

3）合理搭配：食物品种宜丰富多样，一周内菜式、点心尽可能不重复。食物宜粗细搭配、粗粮细作，荤素搭配，色彩搭配，食物尽可能自然、清淡少盐。制作面食可适当加入奶粉，以增加蛋白质的供给和营养价值，提高膳食钙的水平，满足幼儿生长发育对钙的需要。每周安排一次海产食物，以补充碘；安排一次动物肝以补充维生素A和铁。

参考文献及书目

[1] 葛可佑. 中国营养学科全书［M］. 北京：人民卫生出版社，2004.

[2] 葛可佑. 中国营养师培训教材［M］. 北京：人民卫生出版，2005.

[3] 杨月欣，王光亚，潘兴昌. 中国食物成分表：第一册［M］. 北京：北京大学医学出版社，2009.

[4] 中国营养学会. 中国居民膳食指南［M］. 拉萨：西藏人民出版社，2007.

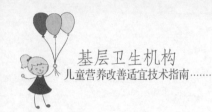

第二章 膳食营养素参考摄入量及儿童速查表

一、概 述

膳食营养素参考摄入量（DRIs）是随着科学知识的累积和社会的发展不断丰富和更新的，不同国家、不同时期和不同社会需求也丰富和推动了这一领域的研究和发现。中国营养学会于 2014 年出版了《中国居民膳食营养素参考摄入量》，系统论述了营养素参考摄入量。

DRIs 在内容和概念上都不同于 RDA。首先，制订 DRIs 不仅考虑到消除营养素缺乏病的需要，而且也考虑到了降低慢性退行性疾病风险的需要。其次，对某些摄入过多时可能有危害健康风险的营养素，DRIs 制订了最高可耐受摄入量。最后，对那些有充分资料表明其对健康有益但可能不符合传统的营养素概念的食物成分，也制订了推荐摄入量。

二、膳食营养素参考摄入量（DRIs）的基本概念

膳食营养素参考摄入量（dietary reference intakes，DRIs）是为了保证人体合理摄入营养素而设定的每日平均膳食营养素摄入量的一组参考值，主要包括七个指标：平均需要量、推荐摄入量、适宜摄入量、可耐受最高摄入量、宏量营养素可接受范围、预防非传染性慢性病的建议摄入量和特定建议值。

（一）平均需要量（estimated average requirement，EAR）

EAR 是指某一特定性别、年龄及生理状况群体中的所有个体对某种营养素

需要量的平均值，但由于某些营养素的研究尚缺乏足够的人体需要量资料，因此并非所有营养素都能制定出 EAR。

（二）推荐摄入量（recommended nutrient intake，RNI）

RNI 是指可以满足某一特定性别、年龄及生理状况群体中绝大多数个体（97%～98%）需要量的某种营养素摄入水平。长期摄入 RNI 水平可以满足机体对该营养素的需要，维持组织中适当的营养素储备和机体健康。RNI 的主要用途是作为个体每日摄入该营养素的目标值。RNI 是根据某一特定人群中体重在正常范围内的个体需要量而设定的。对个别身高、体重超过此参考范围较多的个体，可能需要按每千克体重的需要量调整其 RNI。

能量需要量（estimated energy requirement，EER）是指能长期保持良好的健康状态、维持良好的体型和机体构成以及理想活动水平的个体或群体，达到能量平衡时所需要的膳食能量摄入量。群体的能量推荐摄入量直接等同于该群体的能量 EAR，而不是像蛋白质等其他营养素那样等于 EAR 加 2 倍标准差。所以能量的推荐摄入量不用 RNI 表示，而直接使用 EER 来描述。EER 的制定需要考虑性别、年龄、体重、身高和体力活动的不同。儿童 EER 的定义是指一定年龄、体重、身高、性别（3 岁以上儿童）的个体，维持能量平衡和正常生长发育所需要的膳食能量摄入量。孕妇的 EER 包括胎儿组织增长所需要的能量。

（三）适宜摄入量（adequate intake，AI）

AI 是通过观察或实验获得的健康群体某种营养素的摄入量。当研究资料不足而不能计算出某种营养素的个体需要量 EAR，从而无法推算 RNI 时，可通过设定 AI 来提出这种营养素的摄入量目标。例如纯母乳喂养足月产的健康婴儿，从出生到 6 个月，他们的营养素全部来自母乳，故摄入的母乳中的营养素数量就是婴儿所需要各种营养素的 AI。

（四）可耐受最高摄入量（tolerable upper intake level，UL）

UL 是营养素或食物成分的每日摄入量的安全上限，是一个健康人群中几乎所有个体都不会产生毒副作用的最高摄入水平。对一般群体来说，摄入量达到 UL 水平对几乎所有个体均不致损害健康，但并不表示达到此摄入水平对健康是

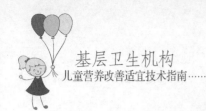

有益的。对大多数营养素而言，健康个体的摄入量超过 RNI 或 AI 水平并不会产生益处。因此，UL 并不是一个建议的摄入水平。目前有些营养素还没有足够的资料来制定 UL，并不意味着过多摄入这些营养素没有潜在的危险。

（五）宏量营养素可接受范围（acceptable macronutrient distribution ranges，AMDR）

AMDR 指脂肪、蛋白质和碳水化合物理想的摄入量范围，该范围可以满足人体对这些必需营养素的需要，并且有利于降低慢性病的发生危险，常用占能量摄入量的百分比来表示。AMDR 显著的特点之一是具有上限和下限。如果一个个体的摄入量高于或低于推荐的范围，可能导致罹患慢性病的风险增加，或导致必需营养素缺乏的可能性增加。

（六）预防非传染性慢性病的建议摄入量（proposed intake for preventing non-communicable chronic diseases，PI-NCD；简称建议摄入量，PI）

PI-NCD 是以非传染性慢性病（NCD）的一级预防为目标，提出的必需营养素的每日摄入量。膳食营养素摄入量过高或过低可能导致的慢性病一般涉及肥胖、糖尿病、高血压、血脂异常、脑卒中、心肌梗死以及某些癌症，当 NCD 易感人群某些营养素的摄入量接近或达到 PI 时，可以降低他们发生 NCD 的风险。

（七）特定建议值（specific proposed levels，SPL）

SPL 是指某些疾病易感人群膳食中这些成分的摄入量达到或接近这个建议水平时，有利于维护人体健康。近几十年的研究证明了营养素以外的某些膳食成分，其中多数属于植物化合物，具有改善人体生理功能、预防慢性疾病的生物学作用。

三、DRIs 在评价和指导 0～6 岁儿童膳食中的应用

DRIs 的主要用途是供营养专业人员对 0～6 岁儿童进行人群或个体的膳食评价和膳食计划，也可以将其应用于相关营养政策和标准的制定中，在儿童食品研

发等领域也需要应用 DRIs。

在膳食评价工作中，用 DRIs 作为一个尺度，来衡量 0～6 岁儿童实际摄入营养素的量是否适宜；在膳食计划工作中，用 DRIs 作为适宜的营养状况目标，建议人们如何帮助 0～6 岁的儿童合理摄取食物来达到这个目标。下文中，将对 DRIs 的不同指标分别适用的膳食评价和计划工作进行简要说明，具体的应用则需要参照《中国居民膳食营养素参考摄入量（2013 版）》介绍的程序和方法，并根据具体情况实施。

（一）平均需要量（EAR）

EAR 可用于评价或计划 0～6 岁儿童群体的膳食摄入量，或判断个体某营养素摄入量不足的可能性。针对群体，EAR 可用于评估群体中摄入不足的发生率；针对个体，可检查其摄入不足的可能性。EAR 不是计划个体膳食的目标和推荐量。当用 EAR 评价个体摄入量时，如某个体的摄入量远高于 EAR，则此个体的摄入量有可能是充足的；如某个体的摄入量远低于 EAR，则此个体的摄入量很可能为不足。

（二）推荐摄入量（RNI）

RNI 是个体适宜营养素摄入水平的参考值，在应用时可作为健康 0～6 岁儿童个体膳食摄入营养素的目标。但 RNI 在评价个体营养素摄入量方面的用处有限，如果某儿童的平均摄入量达到或超过了 RNI，可以认为该儿童没有摄入不足的危险；但是当某儿童的营养素摄入量低于其 RNI 时，并不一定表明该儿童未达到适宜营养状态，只是提示有摄入不足的危险。如果某儿童某营养素的摄入量经常低于 RNI，则提示需要进一步用生化试验或临床检查来评价该儿童的营养状况。

（三）适宜摄入量（AI）

AI 是 0～6 岁健康儿童人群能够维持良好营养状态的平均营养素摄入量。它是通过对群体而不是个体的观察或实验研究得到的数据。AI 与真正的平均需要量之间的关系不能肯定，只能为营养素摄入量的评价提供一种不精确的参考值。AI 的主要用途与 RNI 类似，是作为 0～6 岁儿童个体营养素摄入量的目标，例如当某健康儿童某营养素摄入量达到 AI 时，其出现该营养素缺乏的危险性就很小。

AI 和 RNI 的相似之处是两者都可以作为群体中个体营养素摄入量的目标，可以满足群体中几乎所有个体的需要。但值得注意的是，AI 的准确性远不如

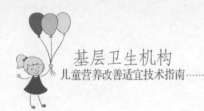

RNI，且可能高于 RNI，因此，使用 AI 作为推荐标准时要比使用 RNI 更加小心。

（四）宏量营养素可接受范围（AMDR）

AMDR 指脂肪、蛋白质和碳水化合物理想的摄入量范围，常以某种营养素摄入量占摄入总能量的比例来表示。摄入量达到 AMDR 的下限可以保证人体对营养素和能量的生理需要，而低于其上限则有利于降低慢性病的发生危险。

（五）建议摄入量（PI）

PI 主要用于对慢性非传染性疾病（NCD）的一级预防。某些营养素的摄入量应该超过机体本身的基本需要量，即 PI 高于 RNI 或 AI，例如维生素 C、钾等；而另一些营养素则需要限制其摄入量，使其低于目前居民的平均摄入水平，例如钠。由于儿童发生 NCD 的风险低于成人，所以针对 0～6 岁儿童，仅为 4 岁以上儿童钠和钾的摄入量提供了 PI 值。

由于儿童发生 NCD 的后果较成人更加严重，因此，将 DRIs 实际应用到儿童 NCD 预防时，应当依据参考值指定几年甚至几十年的计划，且不应局限于针对某一种营养素或膳食成分制订计划。因此，实现慢性病的预防应充分考虑与此慢性病相关联的其他危险因素，综合制订预防措施。

（六）可耐受最高摄入量（UL）

UL 的主要用途是检查个体摄入量过高的可能，避免发生中毒。在大多数情况下，UL 包括膳食、强化剂和添加剂等各种来源的营养素之和。当儿童某一食物的摄入量低于 UL 时，可以肯定不会发生毒副作用；但当摄入量超过 UL 时，发生毒副作用的危险性增加。尽管 UL 可以用来评估人群发生毒副作用的危险性，但当某健康儿童群体某营养素摄入量达到 UL 水平时，对这一儿童群体中最敏感的那个孩子也不一定会造成危险，所以应慎重使用 UL 评估儿童群体发生毒副作用的危险性。而在制订儿童个体和群体膳食计划时，应使相应的营养素摄入量低于 UL，以避免某一营养素摄入过量给儿童带来危害。

四、中国 0～6 岁儿童 DRIs 速查表

（一）按营养素分类的 0～6 岁儿童 DRIs 速查表（表 2-1 至表 2-7）

表 2-1　中国 0～6 岁儿童膳食能量需要量（EER）

年龄（岁）	能量（MJ/d）		能量（kcal/d）	
	男	女	男	女
0～	0.38 MJ/(kg·d)	0.38 MJ/(kg·d)	90 kcal/(kg·d)	90 kcal/(kg·d)
0.5～	0.33 MJ/(kg·d)	0.33 MJ/(kg·d)	80 kcal/(kg·d)	80 kcal/(kg·d)
1～	3.77	3.35	900	800
2～	4.60	4.18	1100	1000
3～	5.23	5.02	1250	1200
4～	5.44	5.23	1300	1250
5～	5.86	5.44	1400	1300

表 2-2　中国 0～6 岁儿童膳食蛋白质参考摄入量（DRIs）

年龄（岁）	EAR（g/d）		RNI	
	男	女	男	女
0～	—[a]	—[a]	9（AI）	9（AI）
0.5～	15	15	20	20
1～	20	20	25	25
2～	20	20	25	25
3～	25	25	30	30
4～	25	25	30	30
5～	25	25	30	30

[a] 未制定参考值者用"—"表示。

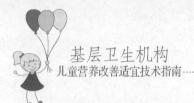

表 2-3 中国 0~6 岁儿童膳食碳水化合物、脂肪酸参考摄入量（DRIs）

年龄（岁）	总碳水化合物（g/d）	亚油酸（%E[b]）	α-亚麻酸（%E）	EPA＋DHA（g/d）
	EAR	AI	AI	AI
0~	65（AI）	7.3（0.15 g[c]）	0.87	0.10[d]
0.5~	80（AI）	6.0	0.66	0.10[d]
1~	120	4.0	0.60	0.10[d]
4~	120	4.0	0.60	—[a]

[a] 未制定参考值者用"—"表示。

[b] %E 为占能量的百分比。

[c] 为花生四烯酸。

[d] DHA。

注：我国 2 岁以上儿童及成人膳食中来源于食品工业加工产生的反式脂肪酸的 UL 为＜1%E。

表 2-4 中国 0~6 岁儿童膳食常量元素参考摄入量（DRIs）

		年龄（岁）			
		0~	0.5~	1~	4~
钙（mg/d）	EAR	—[a]	—	500	650
	RNI	200（AI）	250（AI）	600	800
	UL[b]	1000	1500	1500	2000
磷（mg/d）	EAR	—	—	250	290
	RNI	100（AI）	180（AI）	300	350
钾（mg/d）	AI	350	50	900	1200
	PI	—	—	—	2100
钠（mg/d）	AI	170	350	700	900
	PI	—	—	—	1200
镁（mg/d）	EAR	—	—	110	130
	RNI	20（AI）	65（AI）	140	160
氯（mg/d）	AI	260	550	1100	1400

[a] 未制定参考值者用"—"表示。

[b] 有些营养素未制定可耐受最高摄入量，主要是因为研究资料不充分，并不表示过量摄入没有健康风险。

表 2-5　中国 0～6 岁儿童膳食微量元素参考摄入量（DRIs）

		年龄（岁）			
		0～	0.5～	1～	4～
铁（mg/d）	EAR	—[a]	7	6	7
	RNI	0.3（AI）	10	9	10
	UL[b]	—	—	25	30
碘（μg/d）	EAR	—	—	65	65
	RNI	85（AI）	115（AI）	90	90
	UL	—	—	—	200
锌（mg/d）	EAR	—	2.8	3.2	4.6
	RNI	2.0（AI）	3.5	4	5.5
	UL	—	—	8	12
硒（μg/d）	EAR	—	—	20	25
	RNI	15（AI）	20（AI）	25	30
	UL	55	80	100	150
铜（mg/d）	EAR	—	—	0.25	0.3
	RNI	0.3（AI）	0.3（AI）	0.3	0.4
	UL	—	—	2	3
氟（mg/d）	AI	0.01	0.23	0.6	0.7
	UL	—	—	0.8	1.1
铬（mg/d）	AI	0.2	4	15	20
锰（mg/d）	AI	0.01	0.7	1.5	2
	UL	—	—	—	3.5
钼（mg/d）	EAR	—	—	35	40
	RNI	2（AI）	15（AI）	40	50
	UL	—	—	200	300

[a] 未制定参考值者用 "—" 表示。

[b] 有些营养素未制定可耐受最高摄入量，主要是因为研究资料不充分，并不表示过量摄入没有健康风险。

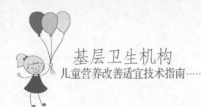

表 2-6　中国 0～6 岁儿童膳食脂溶性维生素参考摄入量（DRIs）

		年龄（岁）			
		0～	0.5～	1～	4～
维生素 A（μg RAE/d)e					
	EAR	—a	—	220	260
	RNI	300（AI）	350（AI）	310	360
	ULb	600	600	700	900
维生素 D（μg/d）	EAR	—	—	8	8
	RNI	10（AI）	10（AI）	10	10
	UL	20	20	20	30
维生素 E（mg α-TE/d)c	AI	3	4	6	7
	ULd	—	—	150	200
维生素 K（μg/d）	AI	2	10	30	40

a 未制定参考值者用"—"表示。

b 视黄醇活性当量（RAE，μg）＝膳食或补充剂来源全反式视黄醇（μg）＋1/2 补充剂纯品全反式 β-胡萝卜素（μg）＋1/12 膳食全反式 β-胡萝卜素（μg）＋1/24 其他膳食维生素 A 原类胡萝卜素（μg）。

c α-生育酚当量（α-TE，mg），膳食中总 α-TE 当量（mg）＝1×α-生育酚（mg）＋0.5×β-生育酚（mg）＋0.1×γ-生育酚（mg）＋0.02×δ-生育酚（mg）＋0.3×α-三烯生育酚（mg）。

d 有些营养素未制定最高摄入量，主要是因为研究资料不充分，并不表示过量摄入没有健康风险。

表 2-7　中国 0～6 岁儿童膳食水溶性维生素参考摄入量（DRIs）

		年龄（岁）			
		0～	0.5～	1～	4～
维生素 B₁（mg/d）	EAR	—a	—	0.5	0.6
	RNI	0.1（AI）	0.3（AI）	0.6	0.8
维生素 B₂（mg/d）	EAR	—	—	0.5	0.6
	RNI	0.4（AI）	0.5（AI）	0.6	0.7
维生素 B₆/（mg/d）	EAR	—	—	0.5	0.6
	RNI	0.2（AI）	0.4（AI）	0.6	0.7
	ULe	—	—	20	25

（续表）

		年龄（岁）			
		0～	0.5～	1～	4～
维生素 B$_{12}$（mg/d）	EAR	—	—	0.8	1
	RNI	0.3（AI）	0.6（AI）	1	1.2
泛酸（mg/d）	AI	1.7	1.9	2.1	2.5
叶酸（μg DEF/d）[b]	EAR	—	—	130	150
	RNI	65（AI）	100（AI）	160	190
	UL[c]	—	—	300	400
烟酸（mg NE/d）[d]	EAR 男	—	—	5	7
	女	—	—	5	6
	RNI 男	2（AI）	3（AI）	6	8
	女	2（AI）	3（AI）	6	8
	UL	—	—	10	15
烟酰胺（mg/d）	UL	—	—	100	130
胆碱（mg/d）	AI	120	150	200	250
	UL	—	—	1000	1000
生物（μg/d）	AI	5	9	17	20
维生素 C（mg/d）	EAR	—	—	35	40
	RNI	40（AI）	40（AI）	40	50
	PI	—	—	—	—
	UL	—	—	400	600

[a] 未制定参考值者用"—"表示。

[b] 叶酸当量（DEF，μg）＝天然食物来源叶酸（μg）＋1.7×合成叶酸（μg）。

[c] 指合成叶酸摄入量上限，不包括天然食物来源的叶酸量。

[d] 烟酸当量（NE，mg）＝烟酸（mg）＋1/60 色氨酸（mg）。

[e] 有些营养素未制定可耐受最高摄入量，主要是因为研究资料不充分，并不表示过量摄入没有健康风险。

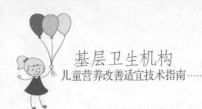

（二）按指标分类的 0～6 岁儿童 DRIs 速查表（表 2-8 至表 2-14）

表 2-8　中国 0～6 岁儿童膳食微量营养素平均需要量（EAR）

	年龄（岁）			
	0～	0.5～	1～	4～
钙（mg/d）	—[a]	—	500	650
磷（mg/d）	—	—	250	290
镁（mg/d）	—	—	110	130
铁（mg/d）	—	7	6	7
碘（μg/d）	—	—	65	65
锌（mg/d）	—	2.8	3.2	4.6
硒（μg/d）	—	—	20	25
铜（mg/d）	—	—	0.25	0.30
钼（μg/d）	—	—	35	40
维生素 A（μg RAE/d）[b]	—	—	220	260
维生素 D（μg/d）	—	—	8	8
维生素 B_1（mg/d）	—	—	0.5	0.6
维生素 B_2（mg/d）	—	—	0.5	0.6
维生素 B_6（mg/d）	—	—	0.5	0.6
维生素 B_{12}（μg/d）	—	—	0.8	1.0
叶酸（μg DFE/d）[c]	—	—	130	150
烟酸（mg NE/d）[d]　　　男	—	—	5	7
女	—	—	5	6
维生素 C（mg/d）	—	—	35	40

[a] 未制定参考值者用"—"表示。

[b] 视黄醇活性当量（RAE，μg）＝膳食或补充剂来源全反式视黄醇（μg）＋1/2 补充剂纯品全反式 β-胡萝卜素（μg）＋1/12 膳食全反式 β-胡萝卜素（μg）＋1/24 其他膳食维生素 A 原类胡萝卜素（μg）。

[c] 叶酸当量（DEF，μg）＝天然食物来源叶酸（μg）＋1.7×合成叶酸（μg）。

[d] 烟酸当量（NE，mg）＝烟酸（mg）＋1/60 色氨酸（mg）。

表 2-9 中国 0～6 岁儿童膳食矿物质推荐摄入量/适宜摄入量（RNI/AI）

		年龄（岁）			
		0～	0.5～	1～	4～
钙（mg/d）	RNI	200（AI）	250（AI）	600	800
磷（mg/d）	RNI	100（AI）	180（AI）	300	350
钾（mg/d）	AI	350	550	900	1200
钠（mg/d）	AI	170	350	700	900
镁（mg/d）	RNI	20（AI）	65（AI）	140	160
氯（mg/d）	AI	260	550	1100	1400
铁（mg/d）	RNI	0.3（AI）	10	9	10
碘（μg/d）	RNI	85（AI）	115（AI）	90	90
锌（mg/d）	RNI	2.0（AI）	3.5	4	5.5
硒（μg/d）	RNI	15（AI）	20（AI）	25	30
铜（mg/d）	RNI	15（AI）	20（AI）	25	30
氟（mg/d）	AI	0.01	0.23	0.6	0.7
铬（μg/d）	AI	0.2	4	15	20
锰（mg/d）	AI	0.01	0.7	1.5	2
钼（μg/d）	RNI	2（AI）	15（AI）	40	50

表 2-10 中国 0～6 岁儿童膳食维生素推荐摄入量/适宜摄入量

		年龄（岁）			
		0～	0.5～	1～	4～
维生素 A（μg RAE/d）[a]	RNI	300（AI）	350（AI）	310	360
维生素 D（μg/d）	RNI	10（AI）	10（AI）	10	10
维生素 E（mg α-TE/d）[b]	AI	3	4	6	7
维生素 K（μg/d）	AI	2	10	30	40
维生素 B_1（mg/d）	RNI	0.1（AI）	0.3（AI）	0.6	0.8
维生素 B_2（mg/d）	RNI	0.4（AI）	0.5（AI）	0.6	0.7
维生素 B_6（mg/d）	RNI	0.2（AI）	0.4（AI）	0.6	0.7
维生素 B_{12}（μg/d）	RNI	0.3（AI）	0.6（AI）	1	1.2
泛酸（mg/d）	AI	1.7	1.9	2.1	2.5
叶酸（μg DEF/d）[c]	RNI	65（AI）	100（AI）	160	190
烟酸（mg NE/d）[d]	RNI	2（AI）	3（AI）	6	8
胆碱（mg/d）	RNI	120	150	200	250
生物素（μg/d）	AI	5	9	17	20
维生素 C（mg/d）	RNI	40（AI）	40（AI）	40	50

[a] 视黄醇活性当量（RAE，μg）＝膳食或补充剂来源全反式视黄醇（μg）＋1/2 补充剂纯品全反式 β-胡萝卜素（μg）＋1/12 膳食全反式 β-胡萝卜素（μg）＋1/24 其他膳食维生素 A 原类胡萝卜素（μg）。

[b] α-生育酚当量（α-TE，mg），膳食中总 α-TE 当量（mg）＝1×α-生育酚（mg）＋0.5×β-生育酚（mg）＋0.1×γ-生育酚（mg）＋0.02×δ-生育酚（mg）＋0.3×α-三烯生育酚（mg）。

[c] 叶酸当量（DEF，μg）＝天然食物来源叶酸（μg）＋1.7×合成叶酸（μg）。

[d] 烟酸当量（NE，mg）＝烟酸（mg）＋1/60 色氨酸（mg）。

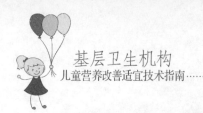

表 2-11　中国 0～6 岁儿童膳食微量营养素可耐受最高摄入量（UL）

	年龄（岁）			
	0～	0.5～	1～	4～
钙（mg/d）	1000	1500	1500	2000
磷（mg/d）	—[a]	—	—	—
铁（mg/d）	—	—	25	30
碘（μg/d）	—	—	—	200
锌（mg/d）	—	—	8	12
硒（μg/d）	55	80	100	150
铜（mg/d）	—	—	2	3
氟（mg/d）	—	—	0.8	1.1
锰（mg/d）	—	—	—	3.5
钼（μg/d）	—	—	200	300
维生素 A（μg RAE/d）[b]	600	600	700	900
维生素 D（μg/d）	20	20	20	30
维生素 E（mg α-TE/d）[c]	—	—	150	200
维生素 B₆（mg/d）	—	—	20	25
叶酸[e]（μg/d）	—	—	300	400
烟酸（mg NE/d）[d]	—	—	10	15
烟酰胺（mg/d）	—	—	100	130
胆碱（mg/d）	—	—	1000	1000
维生素 C（mg/d）	—	—	400	600

[a] 未制定 UL 值者用"—"表示。这些营养素未制定可耐受最高摄入量，主要是因为研究资料不充分，并不表示过量摄入没有健康风险。

[b] 视黄醇活性当量（RAE，μg）＝膳食或补充剂来源全反式视黄醇（μg）＋1/2 补充剂纯品全反式 β-胡萝卜素（μg）＋1/12 膳食全反式 β-胡萝卜素（μg）＋1/24 其他膳食维生素 A 原类胡萝卜素（μg）。

[c] α-生育酚当量（α-TE），膳食中总 α-TE 当量（mg）＝1×α-生育酚（mg）＋0.5×β-生育酚（mg）＋0.1×γ-生育酚（mg）＋0.02×δ-生育酚（mg）＋0.3×α-三烯生育酚（mg）。

[d] 烟酸当量（NE，mg）＝烟酸（mg）＋1/60 色氨酸（mg）。

[e] 指合成叶酸摄入量上限，不包括天然食物来源的叶酸量。

表 2-12 中国 0~6 岁儿童膳食宏量营养素可接受范围（AMDR）

	年龄（岁）			
	0~	0.5~	1~	4~
总碳水化合物（%Eᵃ）	—ᵇ	—	50~65	50~65
添加糖（%E）	—	—	—	<10
总脂肪（%E）	48（AI）	40（AI）	35（AI）	20~30
饱和脂肪酸 U-AMDR（%E）	—	—	—	<8
n-6 多不饱和脂肪酸（%E）	—	—	—	—
n-3 多不饱和脂肪酸（%E）	—	—	—	—
EPA+DHA（g/d）				

ᵃ %E 为占能量的百分比。

ᵇ 未制定参考值者用"—"表示。

表 2-13 中国 0~6 岁儿童膳食营养素建议摄入量（PI）

	年龄（岁）			
	0~	0.5~	1~	4~
钾（mg/d）	—ᵃ	—	—	2100
钠（mg/d）	—	—	—	1200
维生素 C（mg/d）	—	—	—	—

ᵃ 未制定参考值者用"—"表示。

表 2-14 中国 0~6 岁儿童膳食水适宜摄入量（AI）

		年龄（岁）			
		0~	0.5~	1~	4~
饮水量ᵃ（L/d）	男	—ᵈ	—	—	0.8
	女				
总摄入量ᵇ（L/d）	男	0.7ᶜ	0.9	1.3	1.6
	女				

ᵃ 温和气候条件下，轻体力活动水平。如果在高温或进行中等及以上强度身体活动时，应适当增加水摄入量。

ᵇ 总摄入量包括食物中的水以及饮用的水。

ᶜ 来自母乳。

ᵈ 未制定参考值者用"—"表示。

参考文献及书目

[1] 中国营养学会. 中国居民膳食营养素参考摄入量 [M]. 北京：科学出版社，2014.

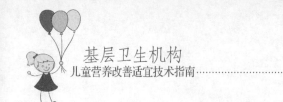

第三章　母乳喂养

　　婴儿是指从出生到 1 周岁的孩子。这段时期是生长发育最快的一年，一年内婴儿体重的增加量大约为出生时的 2 倍，因此需要在营养上满足其快速生长发育的需要。

一、母乳喂养的重要性

（一）母乳的优点

　　母乳是婴儿最理想的天然食物，对婴儿健康的生长发育有着不可替代的作用。健康、均衡的母乳可以为足月婴儿提供正常生长至 6 个月所需要的全部营养。母乳中所含的营养物质极为丰富，完全满足婴儿的生长需求。其中的脂肪、蛋白质和乳糖比例适宜，有助于婴儿消化吸收，并且不增加婴儿肾负担。母乳乳清蛋白中富含免疫活性物质，可保护婴儿免于感染。母乳的钙磷比例适宜，有利于钙的吸收。

　　母乳喂养也有利于母子双方的亲近和身心健康，使婴儿具有安全感。母乳喂养还可以促进母亲产后机体的恢复。提倡、保护和支持母乳喂养是全社会的责任。

　　出生后第二年，母乳仍然是儿童能量和高质量营养素的重要来源，可为儿童提供每天所需能量的 40％以及相当比例的微量元素和矿物质。因此应该大力鼓励母乳喂养至少到 6 个月，最好到 1 岁以上或 2 岁。

（二）初乳营养成分

　　初乳是母亲分娩后最初 7 天内产生的母乳，黏稠，颜色发黄或清亮，除比成熟乳含有更多的蛋白质以外，还有下列优点：

1. 初乳比成熟乳含有更多抗体和其他抗感染蛋白及白细胞，有助于预防新生儿细菌感染，并为婴儿提供出生后很多疾病的初级免疫。

2. 初乳有轻微的通便作用，帮助清理婴儿肠腔内的胎粪（第一次黑色大便），从而排出胆红素，预防黄疸。

3. 初乳含有生长因子，有助于婴儿肠腔发育，预防婴儿发生过敏或不耐受。

4. 初乳含有丰富的维生素 A，可以减少婴儿发生严重的感染。婴儿出生时，初乳已储存在母亲乳房中。在开始母乳喂养前不应该给新生儿喂任何饮料或食物，在吃到初乳前喂食人工食物容易导致婴儿过敏或感染。

因此，应该尽量让婴儿吃到初乳。

（三）母乳和动物乳汁的营养成分比较

1. 母乳、牛乳和羊乳在营养成分上有所不同，主要表现如下：

（1）所有乳类均含有提供能量的脂肪和乳糖及生长所需的蛋白质。

（2）婴儿的肾尚未发育成熟，而动物乳汁比母乳含有更多的蛋白质，因此会产生更多超出婴儿肾排泄能力的代谢物。

（3）母乳中含有的必需脂肪酸是婴儿脑、眼及血管正常生长发育所必需的营养物质。动物乳汁中不含有这些必需脂肪酸，但可以添加在配方奶中。

（4）动物乳汁和母乳在营养成分上存在差别，因此在制作配方奶时需要调整动物乳汁成分。配方奶由多种原料构成，包括动物乳汁、大豆和植物油。

不同乳品中蛋白质的质量和数量不同。由牛奶制成配方奶后，虽然蛋白质的数量可以发生改变，但是蛋白质的质量却不可能发生改变。尽管配方奶经过改良，冲调后酷似母乳，但是它的营养成分远远达不到母乳的标准，所以说，母乳是婴儿最好的食物。因此，应该鼓励母亲尽可能给婴儿进行母乳喂养，如果因某些特殊情况不能母乳喂养，则应该选择配方奶。

2. 不同乳类中蛋白质的质量

牛奶中所含的蛋白质大部分是酪蛋白，这些酪蛋白会在婴儿胃里形成难以消化的凝块。母乳中含有很多乳清蛋白，其中大部分是抗感染蛋白——可保护婴儿免于感染。

人工喂养的婴儿可能会对动物乳汁中的蛋白质不耐受，即摄入这些异类蛋白质后，会发生腹痛、腹泻、皮疹等症状。

（四）母乳喂养有益于预防感染和促进心理健康

母乳中含有帮助婴儿抗感染的白细胞和一些抗感染因子。母乳喂养有助于防

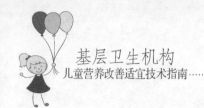

止婴儿发生腹泻、呼吸道感染、耳部感染，脑膜炎及尿路感染。

当母亲被感染时，她体内的白细胞会被激活，同时产生抗体以抵御感染。部分白细胞随着血液循环到达乳房并产生抗体，抗体从乳汁中分泌出来，可保护婴儿免受感染。因此，母亲被感染时，不应该让她和婴儿分开。

母乳喂养能帮助母子建立一种相互信任、依赖、亲密的关系，使母亲有满足感，使婴儿有安全感。分娩后尽早进行皮肤接触有助于建立这种亲子关系，增进母子感情。

母乳喂养的婴儿啼哭相对较少，且更有安全感。母乳喂养还有助于婴儿的智能发育。与人工喂养相比，低出生体重儿如果出生后数周内进行母乳喂养，将在儿童期智力测验中表现得更好。

二、母乳喂养的方法

（一）早开奶

1. 婴儿出生后要尽早开奶（生后半小时至 1 小时）

早开奶是母乳喂养成功的关键，通过婴儿吸吮对乳头的刺激，母亲产生一系列神经反射和内分泌活动，垂体释放催乳激素，促使乳房分泌乳汁。所以婴儿越早吸吮乳头（也就是早开奶），乳汁分泌就开始得越早，乳汁也更加充足。

产后开奶越早越好，对乳头越早进行刺激，越有利于开奶和母乳喂养。一般情况下，自然分娩的母亲可在产后半小时内让婴儿吮吸自己的乳房。剖宫产的母亲如果不能马上开奶，应在产后半小时内用吸奶器把乳汁吸出来。最晚不应超过 6 小时，以免发生回奶影响乳汁分泌。早开奶不仅可以刺激母亲的乳房尽早分泌乳汁、帮助婴儿尽快排出胎便，还可以加速母亲的子宫收缩、促进母子之间感情，对母亲和婴儿都大有裨益。开奶顺利与否直接影响到之后母乳喂养的效果，因此母亲一定要做好早开奶。另外，初乳营养丰富，非常珍贵，所以如果无法早开奶而耽误为婴儿提供初乳，那就太可惜了。

2. 开奶的方法

（1）婴儿吸吮：分娩后，应尽早让婴儿反复吸吮母亲的乳头，即使没有奶水，也要让婴儿多吸、勤吸，婴儿吸得越勤，吸吮的次数越多，母亲分泌的乳汁也就越多，这是开奶的关键。母亲产后体内的激素水平发生了变化，一旦婴儿吸吮母亲的乳头，就可刺激母亲乳头的神经末梢，从而产生泌乳反射。

母亲分娩后 2 小时内应尽早与婴儿进行皮肤接触。只要婴儿表现出吸吮意愿，母亲就应该满足婴儿。分娩后 1～2 小时内婴儿通常反应积极，表现活跃。大部分婴儿出生后半小时到 1 小时内都有吃奶意愿，但是没有固定的时间。如果第一次哺乳推迟 1 小时，就会直接影响之后母乳喂养是否能够成功。

（2）食疗开奶：在婴儿吸吮的同时，还可以通过饮食疗法来促进乳汁分泌。可以在生产 3 天后多吃些黄豆猪蹄汤、酒酿鸡蛋、鲫鱼豆腐汤等催奶的食物。食疗开奶也应保证营养均衡，以免影响乳汁的分泌和质量，可以多食用牛奶、米饭和新鲜果蔬。

（3）按摩、热敷乳房：用水热敷乳房，以促进乳房局部的血液循环，然后再配合按摩来刺激乳房分泌乳汁。可以由乳头中心向乳晕方向环形擦拭，两侧乳房轮流热敷 15 min，同时双手分别置于乳房的上方和下方，以环形方式按摩整个乳房。还可以一只手托住乳房，另一只手的示指和中指以螺旋形向乳头方向按摩。

（4）中药开奶：除了以上方法外，许多中药对产后通乳也有显著效果。

3. 开奶的注意事项

（1）婴儿出生后的第一口食物应该是母乳，开奶前不要给婴儿喂糖水和吸奶嘴。

（2）母亲不宜过早食用催奶食品。

（3）让婴儿尽早反复吸吮乳头。

（4）做好乳房的清洁工作，但无需过分擦拭或消毒乳头。

（5）避免乳头损伤。

（二）母乳喂养的技巧

1. 母亲哺乳的姿势

（1）母亲坐位哺乳方法：母亲应坐得舒服和放松。抱婴儿时注意以下四个要点：

1）婴儿的头颈和身体呈一条直线。

2）婴儿身体贴近母亲。

3）婴儿头和颈得到支撑。

4）婴儿贴近乳房，鼻子对着乳头。

（2）用手托着乳房给婴儿喂奶的方法：

1）手贴在乳房下的胸壁上，示指托起乳房的底部，拇指和示指呈 C 形。

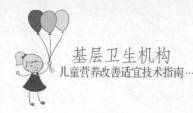

2）母亲可用拇指轻压乳房上部，使婴儿容易很好地衔接。

3）手指不要离乳头太近。

4）把婴儿下唇放在乳头下方，使婴儿的下颌可碰到母亲的乳房。

5）用乳头轻触婴儿嘴唇，使婴儿张嘴。

6）等到婴儿张大嘴，再把婴儿抱近乳房。婴儿的嘴需要张得足够大，能够将大部分乳晕含在嘴里。

7）注意母亲的反应，并注意所有衔接良好的指征。若衔接不好，再试一次。

（3）母亲躺着哺乳的方法：母亲以舒适、放松的体位躺着。肘部支撑会使婴儿衔接困难，所以要确保不用肘部支撑。与母亲坐位一样，上述四个要点同样重要。母亲可用下面的手臂托着婴儿，若必要，还可用上面那只手臂托着乳房，或者用上面那只手臂扶着婴儿（图3-1）。

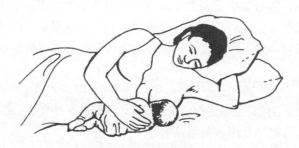

图 3-1　母亲卧位哺乳

（4）母亲喂奶时还可采取的其他体位（图 3-2）

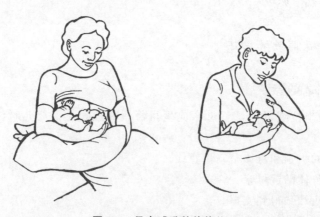

图 3-2　母亲哺乳其他体位

1）环抱婴儿。

2）用另一侧的手臂抱婴儿。

2. 婴儿的衔接与吸吮

（1）衔接良好与不好的状态（表3-1）

表 3-1 婴儿衔接与吸吮的不同状态

良好状态	不好的状态
婴儿嘴上方有更多的乳晕	婴儿嘴下方有更多的乳晕
婴儿嘴张得很大	婴儿嘴未张大
下唇向外翻	下唇向内
婴儿下颌碰到乳房	婴儿下颌未贴到乳房

（2）婴儿衔接姿势（图3-3）

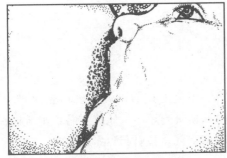
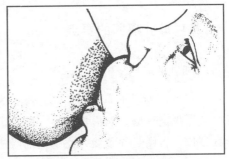

A. 婴儿很好地衔接母亲的乳晕　　B. 婴儿未能很好地衔接母亲的乳晕

图 3-3 婴儿衔接姿势

（3）婴儿衔接差的后果：假如婴儿衔接差或者"乳头吸吮"，母亲会感到疼痛，衔接不好是乳头疼痛最重要的原因。当婴儿为了吃到乳汁而用力吸吮时，会用力向外牵拉乳头，乳头皮肤与婴儿的嘴发生摩擦。假如持续这样吸吮，乳头皮肤被破坏，引起皲裂。如果乳汁不能被婴儿有效吸出，乳房会肿胀，婴儿没有得到满足，而且哭闹不止。最终乳房排空不好，将减少泌乳。婴儿体重增长不好，母亲也会感觉到母乳喂养失败。为了避免发生此类情况，母亲需要有关喂养姿势和衔接乳头方面的帮助。不应用奶瓶喂养婴儿，特别是在建立母乳喂养之前。

（4）婴儿吸吮的良好和不好状态（表3-2）

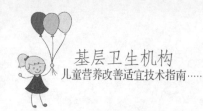

表 3-2　婴儿吸吮的不同状态

良好状态	不好状态
慢而深地吸吮，有停顿	快而浅地吸吮
吸吮时双颊鼓起	吸吮时面颊内陷
婴儿吃饱后释放乳房	母亲把婴儿和乳房分开
母亲注意到射乳反射指征	无射乳反射指征

（5）婴儿的反射：主要有三个反射——觅食反射、吸吮反射和吞咽反射。这些反射不需要学习，都是天生具有的。

1）觅食反射：当轻触婴儿的唇或颊部时，婴儿张大嘴并转头寻找，来回伸舌，这就是觅食反射。通常是在寻找乳房。

2）吸吮反射：当触及婴儿的腭部时，婴儿就开始吸吮，这就是吸吮反射。

3）吞咽反射：当婴儿嘴里充满乳汁时进行吞咽，这就是吞咽反射。

（三）母乳喂养的要点

1. 哺乳的时间

产妇每次哺乳时间以 15～20 min 为宜。哺乳时应做到两侧乳房轮流排空，每次应先吸空一侧，然后再吸另一侧，下次调换吸吮顺序，轮流交替。哺乳时间不宜过长，否则会导致婴儿吃空奶而吸进较多空气，易引起腹痛或呕吐。

2. 按需喂奶

不强求喂奶次数和时间。以往要求母亲定时定量喂奶，研究表明，这种规定并不科学。按需哺乳意味着只要婴儿和母亲愿意，可随时哺乳，不限时、不限量。一般每天喂奶的次数可能在 8 次以上，出生后最初会在 10 次以上。按需喂奶的优点在于：①促进婴儿早排胎便。②婴儿体重增长较快。③母亲下奶量增加。④减少母乳喂养困难，比如乳房充血。⑤婴儿较少发生黄疸。但在 4～6 月龄时，如果婴儿体重不能达到标准体重，则需要增加母乳喂养次数。

只要哺乳姿势正确，婴儿愿意吸吮多久都可以。有些婴儿吸吮几分钟就能吃饱，有些婴儿要半个小时，尤其是在出生后的 1～2 周内较为常见。这些都是正常表现。先让婴儿吃空一侧乳房，得到脂肪含量高的后乳，然后再吃另一侧乳房。婴儿如果吃饱了，就不必每次都用两侧乳房喂奶，但应将另一侧乳房的乳汁用吸奶器吸出。母亲可以在下次喂奶时先从上次未吃的一侧开始，这样两侧乳房有相同的被刺激机会。

3. 母婴同室或同床

在医院或妇幼保健院分娩后，最好做到母婴同室。好处如下：①婴儿饥饿时，母亲能够及时做出反应并哺乳，有助于亲子关系和母乳喂养。②婴儿哭得少，则可避免尝试奶瓶喂养。③母亲对母乳喂养更加自信。④母亲出院后继续母乳喂养时间更长。总之，婴儿离母亲近、母婴同室、母婴同床都会让所有健康的婴儿受益。

(四) 母乳喂养相关问题

1. 不宜母乳喂养的情况

婴儿患有半乳糖血症、苯丙酮尿症、严重母乳性高胆红素血症。

母亲感染 HIV、人类 T 淋巴细胞病毒、水痘-带状疱疹病毒、单纯疱疹病毒、巨细胞病毒、乙型肝炎和丙型肝炎病毒、结核分枝杆菌期间，以及滥用药物、大量饮用酒精性饮料、吸烟，使用某些药物，接受癌症治疗和密切接触放射性物质。母亲患其他传染性疾病或服用药物时，应咨询医生，根据情况决定是否可以哺乳。

2. 部分母乳喂养

母乳与配方奶或其他乳类同时喂养婴儿为部分母乳喂养，其中母乳与配方奶同时喂养的方法有下列两种。

(1) 补授法：6 月龄内婴儿母乳不足时，仍应维持必要的吸吮次数，以刺激母乳分泌。每次哺喂时，先喂母乳，后用配方奶补充母乳不足。补授的乳量根据婴儿食欲及母乳分泌量而定，即"缺多少补多少"。

(2) 代授法：一般用于 6 月龄以后无法坚持母乳喂养的情况，可逐渐减少母乳喂养的次数，用配方奶。母亲因特殊情况不得已采用代授法时，每日喂母乳次数最好不少于 3 次，否则泌乳量会很快减少。

3. 配方奶喂养

(1) 喂养次数：新生儿胃容量较小，3 个月后婴儿可建立自己的进食规律，此时应开始定时喂养，每 3～4 小时一次，约 6 次/日。允许每次奶量有波动，避

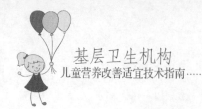
免采取不当方法刻板要求婴儿摄入固定的奶量。

（2）喂养方法：在婴儿清醒状态下，采用正确的姿势喂哺，并注意母婴互动交流。应特别注意选用适宜的奶嘴，奶液温度应适当，奶瓶应清洁，喂哺时奶瓶的位置与婴儿下颌成45°角，同时奶液宜即冲即食，不宜用微波炉热奶，以避免奶液受热不均或过烫。

（3）奶粉调配：应严格按照产品说明的方法进行奶粉调配，避免过稀或过浓，或额外加糖。

（4）奶量估计：配方奶粉作为6月龄内婴幼儿主要的营养来源时，需要经常估计婴儿奶的摄入量。3月龄内婴儿奶的摄入量500～750 ml/d，4～6月龄婴儿800～1000 ml/d，逐渐减少夜间哺乳。

（五）母乳喂养误区

目前，提倡母乳喂养虽已成为共识，但在喂养过程中还存在一些误区，如开奶晚、定时喂奶、过早混合喂养等。

1. 开奶晚

产后24小时再让母亲给婴儿喂奶，这在尚未实施母婴同室的医院仍然存在，这种不科学的传统做法使婴儿吃不到初乳。专家认为：正常足月新生儿降生半小时内就应吸吮母亲一侧乳头，产妇经新生儿吸吮后即会下奶。其好处很多：一是可尽早建立催乳反射和排乳反射，促进产妇泌乳；二是有利于产妇恢复健康，促进产妇子宫收缩，减少阴道流血，使母体尽快康复；三是新生儿能从初乳中获得大量免疫物质，增强抗病能力。

2. 定时喂奶

定时喂奶的传统做法并不恰当，应提倡按需哺乳。经常让婴儿吸吮乳房会刺激母亲催乳素的分泌，使乳液分泌更充足，还可防止乳房胀痛，使母乳喂养得以顺利进行。

母乳是每位母亲为婴儿量身定做的食物，所以不应像配方奶那样定时喂养。事实证明，按需哺乳的母亲奶水会更充足。对新生儿来说，通常2小时要吃一次奶，有的婴儿在某个阶段甚至每小时都要吃。按需吃奶不仅让婴儿获得充足的营养，得到爱的安抚，还能让母亲尽早拥有充足的奶水。

3. 过早混合喂养

只要母亲身体健康，进食的营养丰富，乳液充足，就完全可以满足 4 个月以内婴儿的全部营养需求，添加其他食品的做法是多余的，应尽量避免。因为过早加入辅助食品，会减少婴儿吸吮次数，使母乳分泌量下降。同时，食饮过多的谷类食物或牛奶还会影响婴儿对母乳中铁的吸收，容易引起婴儿贫血。

4. 吮吸不够

很多母亲都错误地认为母乳像银行的存款一样越积越多，然而，事实恰恰相反，母乳是越吸越多，因为只有乳房中已没有乳汁，大脑接受信号刺激，才会产生泌乳素，促进产生更多的乳汁。只要婴儿的吮吸是有效的，应该让新生儿尽可能地多吮吸。不要过于限制时间，正常下奶要几分钟，如果乳腺不通，则要更长时间，如果时间太短婴儿还没吸到就结束了，当然会看似奶水不足。其实，等婴儿的吮吸能力提高了，自然会形成快速吮吸的习惯。

5. 宝宝睡眠时间过长

在母亲的奶水变得充足以前，应保证至少每 2 小时喂奶一次，如婴儿睡眠时间过长，应唤醒并对其进行哺乳；如果因乳头过大或过小使婴儿难以吮吸，应每 2 小时用吸奶器吸一次。

6. 未能有效吮吸

婴儿正确的吸吮方法是头与乳头齐平，婴儿的腹部应贴着母亲的腹部，婴儿要把乳晕含在嘴里而不是叼着乳头，只有能听到婴儿连续的吞咽声，才能说明吮吸是有效的。

7. 添加配方奶或辅食

大多数母亲在分娩后最初几天会因为种种原因而奶水较少，于是，谨慎的母亲和奶奶、外婆就会担心会饿着婴儿，便迫不及待地加奶粉或其他食物。其实，添加的奶粉会影响母乳分泌，因为食用添加物会减少婴儿对乳头的吮吸次数，还会造成乳头与奶嘴混淆。因此，国际母乳会告诫母亲：一天之内婴儿接受的添加物越多，第二天母亲体内产生的乳汁就越少。

8. 一次只喂一边

一次喂一边则乳房所受的刺激减少，泌乳也就自然减少了。因此，每次哺乳

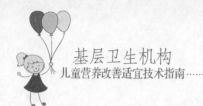

应尽量两边都喂，即使婴儿吃了一边乳房的奶水就饱了，母亲也应排空另一只乳房。

9. 奶水量跟不上宝宝的需求量

婴儿可能会在第 3 周和第 6 周等时间段进入快速生长期而频繁要求吃奶，母亲往往会觉得奶水不够，其实只要按需哺乳即可，不必担心婴儿吃不饱。

10. 运动后喂奶

人在运动中体内会产生乳酸，乳酸滞留于血液中会使乳汁变味，婴儿不爱吃。据测试，一般中等强度以上的运动即可产生此现象，故肩负哺乳重任的母亲只宜从事一些"温和"运动。运动结束后应先休息会儿再喂奶。

（六）特殊情况下的母乳喂养措施

母亲要上班或外出时不能陪着婴儿，可是婴儿还在吃母乳，如何才能做到既坚持母乳喂养，又不耽误工作呢？哺乳期母亲可以用吸奶器将母乳吸出来，冻存在清洁卫生的奶瓶中，带到家后哺喂婴儿。

1. 吸奶器的选择

（1）经过练习，几乎每种吸奶器都可以选用。

（2）使用前仔细阅读说明书，市售的吸奶器种类繁多，最好选购一个可以调校吸力的吸奶器。

（3）使用前要将所有吸奶器配件消毒。

（4）第一次使用时将吸奶器吸力强度调至最低，按需要量慢慢增压至一个舒适的程度。

2. 母乳的储存条件(表 3-3)

3. 冷冻后母乳解冻时的注意事项

解冻母乳时要先将母乳放置在室温下自然解冻，切不可直接加热。夏季室温较高时，可以放到冷藏室解冻。解冻后的母乳可以轻轻摇晃，让乳汁及脂肪混合均匀。然后直接将储乳袋或储乳瓶隔温水加热，或将解冻的母乳倒入奶瓶隔水回温，水温不得超过 37 ℃。不可用微波炉或煮沸法来加热母乳，以免破坏乳汁的营养成分。解冻后的母乳勿再次冷冻，且应在一天内食用完，以免乳汁变质。

表 3-3　母乳的储存

母乳	室温	冰箱	冷柜
新吸出的母乳，置于密闭容器中	6～8 小时（不高于 26 ℃），如果条件允许，立即储存在冰箱里	3～5 天（不高于 4 ℃），存放在冰箱冷藏室最里面温度最低的地方	冰箱内单门冷冻柜可存放 3 个月 深冷冻柜（－18 ℃以下）可存放 6～12 个月
冷冻的母乳移至冷藏但未加热	不超过 4 小时（即下次哺喂）	冷藏 24 小时	不能再冰冻
热水解冻的母乳	哺喂	4 小时至下次哺喂	不能再冰冻
婴儿喝剩的母乳	哺喂（喝不完丢弃）	丢弃	丢弃

4. 操作步骤

【第一步】准备用具

准备好吸奶器及储奶用具——最好使用适宜冷冻的、密封良好的塑料制品，如母乳保鲜袋，其次为玻璃制品，最好不要用金属制品，母乳中的活性因子会附着在玻璃或金属制品上，降低母乳的养分。

【第二步】吸奶

可以在上班前一天或在上班前将母乳挤出储存，并在容器外标记挤奶的日期及时间，这样便清楚地知道母乳保存的期限，以免不洁、过期导致细菌滋生，导致婴儿发生消化道疾病。即使再忙，母亲也要保证每 3 小时吸一次奶，这样可以有效防止奶胀和泌乳量减少，使母乳喂养可以更好地继续下去。吸出的奶同样可以储存起来，让婴儿不必因为吃不到母乳而烦恼。如果单位没有冷藏设备，母亲可以准备一个迷你小冰箱，暂时储存，回到家要尽快让婴儿吃掉或放至冰箱冷藏。

【第三步】储存

装母乳的容器要留点空隙，不要装得太满或把盖子盖得很紧，以防容器冷冻结冰而胀破。最好将母乳分成小份（60～120 ml）冷冻或冷藏，方便家人或保姆根据婴儿的食量喂食，不会浪费，并要贴上标签，记上日期。

母乳如何在室温、冷藏、冷冻条件下保存，见表 3-3。

储存过的母乳会分解，看上去有点发蓝、发黄或者发棕色，这都是正常现象。

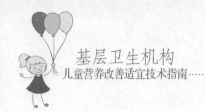
【第四步】解冻

冷冻的母乳在解冻时，应该先用冷水冲洗密封袋，逐渐加入温水，直至母乳完全解冻并升至适宜哺喂的温度，或放置在冷藏室慢慢解冻退冰。不要将母乳直接用炉火或者微波炉加热，这样会破坏母乳中的养分。

解冻后的母乳直接倒入奶瓶中就可以喂婴儿了。但解冻后一定要在24小时内让婴儿吃掉，并且不能再次冷冻。

（七）常见下奶食谱

1. 煲盅猪蹄药膳汤

原料：王不留行、郁金、鹿角霜各9 g，赤小豆30 g，通草、炒枳壳、桔梗各6 g，猪蹄1只。

做法：猪蹄去毛、洗净、剁块，诸药布包，同入锅中，加清水适量，煮沸后转文火至猪蹄烂熟，去药包，取汁分2次饮服，猪蹄佐餐食。每天1剂。

功效：可通乳汁，理气，解郁。适用于产后缺乳或乳汁分泌不足者。

2. 花生猪蹄汤

原料：花生米100 g，猪蹄500 g，精盐、料酒、胡椒粉、葱、姜、食用油各适量。

做法：

（1）将花生米、猪蹄清洗干净，放入沸水中煮约2分钟捞出来。

（2）把锅放置于火上，将猪蹄、花生米放入锅中，加入适量的水，再放入精盐、料酒、胡椒粉、葱和姜，旺火烧开，文火炖至猪蹄烂时即可食用。

功效：养血生津，对乳汁的分泌有良好的促进作用。

3. 萝卜排骨汤

原料：猪排骨300 g，萝卜150 g，盐、葱、姜、食用油、香油各适量。

做法：

（1）将排骨清洗干净，顺骨缝切开，剁成约3 cm长的小段。萝卜洗净、去皮，切成小方块。

（2）把水放入锅内烧开，放入排骨煮开，撇去浮沫，再放入葱、姜，然后将萝卜块放入。

（3）用小火煮2小时左右，待肉烂离骨时，加入少许精盐、香油，即可食用。

功效：产妇食用可以补血通气，促进泌乳。

4. 乌鸡白凤菇汤

原料：乌鸡 1 只（约 1000 g）、白凤菇 50 g，盐、黄酒、葱段、姜片、食用油适量。

做法：

（1）将乌鸡洗净待用。

（2）将水放入锅内煮沸，将乌鸡、姜片用小火煮至肉烂，葱段放入锅内，加入黄酒，放入白凤菇，再煮 2～3 分钟，即可食用。

功效：此汤可生津养血，具有很好的增乳功效。

5. 鲫鱼豆腐汤

原料：鲫鱼 2 条（约 500 g），豆腐 250 g，黄酒、葱、姜、盐、花生油、香油各少许。

做法：

（1）豆腐切成片，用盐、沸水煮 5 分钟后，捞出沥干待用。

（2）鲫鱼去除鳞和内脏，将黄酒、盐抹在鲫鱼上，腌制 5～10 分钟。

（3）锅放在火上，加入花生油，将葱、姜爆香，将鲫鱼在锅中煎黄，加入适量水，用小火煮约 50 分钟，放入豆腐片，再滴入少许香油，即可食用。

功效：补气养血，促进乳汁分泌。

6. 芡实薏仁排骨粥

原料：芡实约 350 g，薏米 50 g，排骨 200 g，水或米酒适量（视个人需要），姜片少许，当归 2 片。

做法：

（1）芡实、薏米洗净后，浸泡 2 小时。

（2）排骨洗净，用热水汆汤后，过冷水备用。

（3）加入浸泡好的芡实、薏米、姜片及水或米酒约 1000 ml，熬煮约 2 小时，即可食用。

功效：芡实其性平和，内含丰富的蛋白质、钙、磷、铁等，可健脾生乳。薏米有滋养、强壮身体的作用，是蛋白质及脂肪含量最丰富的谷类，亦含多量的维生素 B_1、维生素 B_6 和铁、钙质。据研究显示，薏米也有促进母乳分泌的功效。

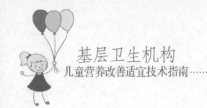

7. 鲜虾老姜汤

原料：鲜虾约 250 g，老姜适量，香油、米酒各适量。

做法：

（1）将鲜虾洗净，将虾头及身体分开待用。

（2）老姜切片，以香油爆香，放入虾头，连同香油、老姜一起爆炒。

（3）另起一锅，导入所需的米酒或水，加热至滚开待用。

（4）将虾头炒熟时，将滚开的米酒或水倒入。

（5）中大火熬煮 20～30 分钟，将虾身放入锅中煮 2～3 分钟，最后根据个人所需调味即可。

功效：鲜虾是低脂肪、高蛋白质的食物，富含锌、硒等矿物质，可帮助人体滋养、强壮，有助于产后分泌乳汁。老姜、香油及米酒可以祛寒、滋补身体，促进恶露排出，增加乳汁分泌。在此要提醒过敏体质的母亲，应减少摄取有壳海鲜。

8. 芝麻风味的猪蹄汤

原料：黑芝麻 30 g，南瓜子 30 g，猪蹄 1 只，水或米酒适量。

做法：

（1）将黑芝麻、南瓜子小火炒香，磨成细粉备用。

（2）猪蹄洗净、切块，先以热水烫去血水，冷水冲洗后使用。

（3）放入清水或米酒没过猪蹄，煮熟猪蹄，约需 90 分钟。

（4）待猪蹄肉熟烂时，加入盐等调味料（视个人情况不加也可以）。

（5）将猪蹄汤盛出后，加入黑芝麻、南瓜子粉，拌匀即可。

功效：花生猪蹄汤是产妇常喝的传统下乳汤，但花生易引起过敏症，因此如果母亲是过敏体质，应避免花生等坚果类。黑芝麻不仅内含丰富钙质，而且也具有养血增乳的功效。南瓜子高蛋白质、高热量，含有丰富的矿物质和维生素，是很好的滋养、强壮身体的食品，也有非常好的催乳作用。

参考文献及书目

[1] 于娜. 产后开奶宝典 [J]. 爱情婚姻家庭（优生代），2012：30-31.

[2] 郭瑞芳. 母乳喂养问答 [J]. 中国保健营养，2002，(8)：40.

[3] 中华人民共和国国家卫生和计划生育委员会. 儿童喂养与营养指导技术规范 [S/OL]. http://www.nhfpc.gov.cn/fys/s3585/201205/da02602bd8b44828abeb3c08358b6794.shtml.

[4] 刘玲. 母乳喂养有误区 [J]. 养生月刊，2004，(05)：418.

［5］柯克. 母乳喂养常见的误区［J］. 健康向导，2014，（3）：75.

［6］何兴国. 煲盅猪蹄药膳粥［J］. 家庭医学，2014，（5）：40-41.

［7］潘昕. 哺乳妈妈下奶汤［J］. 父母必读，2007，（10）：94-95.

［8］沈文. 超级管用的催乳食谱［J］. 父母必读，2011，（4）：80-81.

［9］李秀楠. 学会挤奶，让母乳更顺畅［J］. 父母必读，2012，（8）：72-74.

［10］李颖. 教你最正确的挤乳储乳方法［J］. 美德乐哺乳课堂，2011：106-107.

［11］母乳保存法：妈妈放心上班去［J］. 医药保健，2010，（12）：41-41.

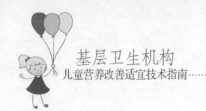

第四章　辅食添加

一、辅食添加基础知识

（一）概述

世界卫生组织（WHO）建议坚持纯母乳喂养至 6 个月，不需要添加除母乳外的任何其他食品，包括水；坚持母乳喂养至少到 1 岁，最好 2 岁。婴儿从 6 月龄开始，在母乳喂养的基础上，应逐步添加一些非乳类食物，以补充其营养需要，使婴儿在逐步适应母乳以外的食物的同时，接受咀嚼和吞咽的训练等。辅助食品是指在断乳期内为婴儿提供的食品，简称为"辅食"，过去常称为断奶食品。断奶是指婴儿由单纯母乳喂养逐步过渡到完全给予母乳以外的食物的时期，在这个时期，乳及乳类食品对儿童的生长发育非常重要，是不能断掉的。

（二）辅食添加的重要性

1. 及时补充母乳中营养素的不足

婴儿满 6 月龄以后，母乳中所含有的营养素已经不能满足婴儿的全部营养需求，需要及时补充。

2. 增强消化功能

刺激并增加婴儿唾液及其他消化液的分泌量，增强消化酶的活性，促进牙齿发育，训练婴儿的咀嚼和吞咽能力。

3. 促进神经系统发育

及时添加辅食，有助于婴儿神经系统发育，刺激味觉、嗅觉、触觉和视觉。

4. 培养良好的饮食习惯

通过辅食，逐渐让婴儿学会用匙、杯、碗等餐具，并学会自主进食。辅食扩大了婴儿味觉范围，可防止日后偏食、挑食、拒食等不良进食行为的发生，为 1 岁后正确进食、均衡膳食打下良好基础。

（三）辅食添加不合理的危害

1. 辅食添加过晚

有些家长担心婴儿消化不了，比较排斥添加辅食，尽管婴儿已经过了 6 个月，还只是吃母乳或奶粉。其实，随着婴儿长大，母乳中的营养已经不能完全满足婴儿生长的全部营养需要了，此时必须添加适当的辅食。

婴儿从 6 个月开始长牙，消化系统功能已逐渐健全并进入味觉敏感期，已具备添加辅食的条件。同时，婴儿从母体所获得的各种营养储备，尤其是铁储备已经基本耗竭，需要经食物及时补充其生长发育和维持生命活动所需的营养物质。因此，WHO 建议婴儿从 6 个月大的时候开始在母乳喂养的基础上补充辅食。关于辅食添加的最晚时间，一般认为不能晚于 9 个月。

辅食添加过晚有如下危害：

（1）不能满足婴儿快速生长发育的营养需求。随着婴儿一天天长大，需要的能量和营养越来越多，母乳或奶粉提供的能量和营养逐渐不能满足婴儿的生长发育需要，必须从辅食中得到补充。研究表明，6 个月后的母乳中铁的含量越来越低，需要通过辅食补充。

（2）咀嚼功能缺乏锻炼。婴儿从 6 个月开始就要长牙了，各种消化腺也日益成熟，消化酶的分泌使婴儿越来越适合吃固体食物了，这些变化都为将来过渡到成人饮食做好了准备。婴儿吮吸奶水的能力是天生就有的，而咀嚼食物的能力却需要锻炼。6～9 个月是培养婴儿咀嚼能力的黄金时期，及时添加辅食可以训练婴儿咀嚼、咬合等动作协调性。有些婴儿由于辅食添加过晚，咀嚼能力的发育受到很大影响，容易养成不经咀嚼就吞咽的不良进食习惯，既不利于食物消化吸收，同时增加胃肠负担，容易出现消化不良等消化系统疾病。

（3）容易使婴儿养成偏食的不良饮食习惯。婴儿添加辅食的过程，也是婴儿对食物形态、质地、味道的认知学习过程。此阶段，不仅应注意婴儿辅食的营养，还要培养婴儿对食物味道、口感、质地的好感，让婴儿乐于接受各种食物，防止出现偏食的习惯。

79

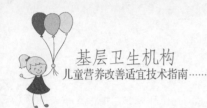
（4）使婴儿的心理发育受到影响。添加辅食初期，仍以母乳为主，辅食摄入比较少；6～8个月，辅食占全部食物的1/3；1岁时，辅食占到全部食物的1/2；12～23个月，辅食占全部食物的2/3，此时，已为断奶做好准备。一般在婴儿1岁半到2岁时断奶，WHO建议最好到2岁。一些心理专家将断奶过程称为"第二次母婴分离"，这不仅是婴儿生理发育的进步，也是心理成长的重要标志。

2. 辅食添加过早

有些家长总想给孩子早一点添加辅食，似乎早一点添加辅食婴儿就能越吃越壮。据调查，有些家长不管母乳是否充足，从婴儿出生1个月甚至出生起，就开始加喂米汤、米糊等，认为这种流质的谷类食物比母乳更有营养、更耐饿。这种做法是错误的。尽管有些母亲的母乳看起来稀薄，但其含有的营养素和供给的能量都比其他食物更优质，并含有大量增强抵抗力的免疫因子。母乳喂养还可促进母子感情，有助于婴儿心理发展。

辅食添加过早有如下危害：

（1）导致婴儿发生食物过敏。婴儿的免疫系统十分脆弱，过早添加固体食品容易引发过敏症。

（2）增加胃肠道及肾负担。婴儿胃肠道功能、肾功能发育尚不完善，体内淀粉酶活性较低，过早添加辅食会不容易消化而影响正常喝奶，同时增加胃肠及肾负担，腹泻的危险也会增加。

（3）母乳含有比例合适的适合婴儿生长发育的蛋白质、维生素、矿物质、免疫因子等，过早添加辅食会导致婴儿吸吮母乳的量减少，同时乳母的泌乳量减少，更难以满足婴儿的营养需要。特别是3个月以内婴儿，消化谷类食物的能力尚不完善（缺乏淀粉酶等），不适宜进食米、面等谷类食品。谷类食品中的植酸还会与母乳中含量并不多的铁结合而沉淀下来，从而影响婴儿对母乳中铁的吸收，容易引起贫血婴儿。从母乳中获取的免疫因子减少也会增加婴儿患病的危险。

（4）导致过度喂养。过早添加辅食容易造成非故意性的过度喂养，这是因为小婴儿不能在吃饱时给出某些提示信号，如转过头去或显示出对食物不感兴趣。

（四）辅食添加的时间

从婴儿6个月开始在母乳喂养的基础上添加辅食。2007版《中国居民膳食指南》也建议婴儿满6个月后开始添加辅食。如果因为婴儿或者乳母的某些原因无法继续纯母乳喂养，也可以在婴儿4～6个月开始添加辅食。尽管如此。4～6

个月仍为辅食添加的适应阶段。

婴儿 6 月龄是添加辅食的关键期，这个年龄段婴儿口腔的神经和肌肉发育趋向成熟，能较好地控制舌的运动，开始咀嚼活动和长出牙齿，肠道消化酶分泌增加，有较好的消化能力，味觉敏感，喜欢新的口感和味道。半固体、固体食物是除乳类以外，适合婴儿营养需求和进食技能发育的其他食物。

（五）辅食添加的原则

婴儿 6 月龄时，每餐的安排可逐渐开始尝试搭配谷类、蔬菜、动物性食物，每天应安排有水果。让婴儿逐渐开始尝试和熟悉多种多样的食物，特别是蔬菜类，可过渡到除奶类外由其他食物组成的单独餐。限制果汁的摄入量或避免提供低营养价值的饮料。辅食添加的时间、种类、数量等要根据婴儿的实际情况灵活掌握，应该循序渐进。

添加辅食时应遵循下列原则：

（1）及时：频繁纯母乳喂养不能满足婴儿对能量和营养的需要时，就应该及时添加辅食。

（2）足够：辅食应该提供充足的营养素，以满足婴儿生长发育的营养需求。

（3）安全：辅食的制备和储存都应该保证清洁卫生，注意清洁双手和容器，不用奶瓶和奶嘴喂辅食。

（4）适当：依据孩子食欲和吃饱的信号提供食物，并且做到进餐次数和喂养方法符合孩子年龄要求。

1. 从一种到多种

一种一种地逐一添加，当婴儿适应一种食物后再开始添加另一种新食物。尝试 2~3 天，如果婴儿的消化情况良好，排便正常，再尝试另一种，不要在短时间内一下增加好几种。

2. 由少量到多量

根据婴儿的营养需要和消化系统的完善程度，逐渐增加食物的量和次数。开始添加食品时可先每天 1 次，观察婴儿的接受程度，大便正常等适应以后，再逐渐增加次数和量。

3. 逐渐从稀到稠、从细到粗

刚开始添加辅食时，婴儿尚未长出牙齿，给予的食物应该从稀到稠，即从流

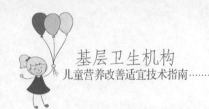

质开始，逐渐过渡到半流质，再到软固体食物，最后是固体食物。例如从米汤、烂粥、稀粥，再到软饭。给予食物的性状应从细到粗，从先喂菜汤开始，逐渐试喂菜泥、碎菜和煮烂的蔬菜。既可锻炼婴儿的吞咽功能，为以后过渡到固体食物打下基础，也有利于促进牙齿生长，并锻炼婴儿的咀嚼能力。不能长时间给婴儿喂食流质或泥状食物，避免使婴儿错过发展咀嚼能力的关键期，从而在咀嚼食物方面产生障碍。

4. 注意观察婴幼儿的消化能力

添加一种新的食物，应注意观察婴儿的消化情况，如出现呕吐、腹泻等消化不良反应，或便里有较多黏液的情况，要立即暂停添加该食物，待症状消失后再从少量开始添加，但不能就此认为婴儿不适合该种食物而不再添加。如婴儿患病，可根据当时情况暂停添加新的辅食。当病情较重时，原来已添加的辅食也要适当减少。

5. 不要强迫进食

当婴儿不愿意吃某种新食物时，千万不可强迫婴儿进食，可通过改变食物的性状等方式再次尝试。例如在婴儿饥饿时给予新的食物，或改变食物的加工制作方式。

6. 单独制作

婴儿的辅食要单独制作，少用盐或不用盐。添加的食物要新鲜，制作过程要卫生，不要喂剩存的食物，防止婴儿摄入不干净的食物而导致疾病。制作辅食时应尽可能少糖、不放盐、不加调味品，但可添加少量食用油。

（六）辅食添加的顺序

1. 从种类讲

从种类讲，按"淀粉（谷物）—蔬菜—水果—动物性食物"的顺序来添加。首先添加谷类食物（如婴儿营养米粉），其次添加蔬菜汁（蔬菜泥）和水果汁（水果泥）、动物性食物（如蛋羹、鱼、禽、畜肉泥/松等）。动物性食物的添加顺序为：蛋黄泥、鱼泥（剔净骨和刺）、全蛋（如蒸蛋羹）、肝泥肉末。从一个种类过渡到另一个种类的时间可以是1～2周。添加时要按从单一到多样的顺序进行，即便是同一种类食物也是如此。比如，初次添加时，不要同时给婴儿吃两三种食物。

2. 从数量讲

从数量来讲，应按由少到多的顺序。一开始只是给婴儿试吃与品尝，或者说在喂奶之后试吃一点，待婴儿适应后逐渐增加。

3. 从质地讲

从质地讲，按"液体食物—泥糊状食物—固体食物"的顺序来添加。液体食物包括米汤、菜水、果汁等，泥糊状食物包括浓米糊、菜泥、肉泥、鱼泥、蛋黄等，固体食物包括软饭、烂面条、小馒头片、切成小块的水果和蔬菜等。

（七）辅食的形式

包括三种：液体食物、泥糊状食物、固体食物。

1. 及时添加泥糊状食物及固体食物的重要性

6 个月开始是婴儿快速生长的一个时期，此时必须为他（她）添加液体食物和泥糊状食物，以满足婴儿的营养需要。在这一阶段，泥糊状食物与母乳同样重要。科学合理地添加非乳类食品与母乳或配方奶喂养具有同等的重要性。

所谓泥糊状食物，从物理性状来说，是指含液体量介于液体食物和固体食物之间的食物，如粥、米糊、菜泥、水果泥、肉泥等。它是 6 个月以后的婴儿生长发育所需要的重要营养来源。泥糊状食物不是"副食"，而是主要食物之一。它与液体食物同样重要，缺一不可。

（1）泥糊状食物既包含婴儿生长发育所需的大量营养素，又能适应婴儿消化器官的能力，帮助婴儿逐步从液体食物过渡到婴幼儿固体食物。

（2）及时添加泥糊状食物能促进咀嚼功能发育，而咀嚼功能的发育完善能促进语言能力的发育。

（3）泥糊状食物在婴幼儿早期扩大了其味觉范围，可防止日后偏食、挑食、拒食等不良进食行为的发生，为 1 岁后正确进食、均衡膳食打下良好基础。

（4）泥糊状食物中含有丰富的微量元素，可促进婴儿的生长发育，对日后智力和行为能力的发展起到积极作用。

（5）液体食物、泥糊状食物和固体食物的添加分别适应婴儿生长发育的不同阶段，每一类食物都有其本身的不可替代性。7～9 个月的婴儿就可以及时添加固体食物了，这对婴幼儿过渡到成人饮食模式非常重要。

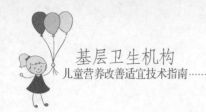
2. 添加泥糊状食物及固体食物的方法

（1）应逐渐由一种添加到多种，不能在 1～2 天内加 2～3 种，以免婴儿消化不良和对食物过敏。

（2）每加一种新食品，应适应几天，并应由少到多、由稀到稠、由细到粗，让婴儿有个逐渐接受的过程。

（3）婴儿往往对新食品表现出拒食、恶心甚至呕吐，要注意婴儿是否适应，并可咨询医生。

（4）补充过程中，如果出现消化不良或过敏症状，应停喂这种食品，待恢复正常后，再从少量重新开始。如果仍出现过敏，应暂不使用，并向医护人员咨询。

（5）应遵循从谷物、蔬菜、水果到鱼、肉的添加原则。

（6）不要把泥糊状食物及固体食物添加到奶中。

（八）添加辅食的注意事项

1. 忌盐

不要在婴儿食品中添加盐、酱油或其他调味料。咸的食物含盐较多，会损伤婴儿发育未健全的肾，还可能养成他/她一生嗜咸的偏好，增加未来发生心血管疾病的风险。

2. 少糖

不要给婴儿吃太甜的食品，不要给婴儿的辅食加糖。糖除了增加食物中的能量，并没有其他营养价值，早期吃含糖食物会养成婴儿对甜食的偏好，导致日后容易出现龋齿和肥胖等问题。

3. 注重动物性食品的添加

8 个月以上较大的婴儿根据需要每天都应吃肉和蛋，还要吃少量的油脂。肉类包括：动物肝或动物血、鸡鸭、鱼虾、红肉（猪肉、牛肉、羊肉等）。肉、蛋类可提供婴儿生长发育所需的优质蛋白质和矿物质，红肉类还可以提供丰富和易吸收的铁，可以预防婴儿缺铁。但要注意，蛋黄中的铁不是血红素铁，不容易被机体吸收，给婴儿吃蛋黄难以达到补铁的效果。

4. 注重进餐环境

婴儿患病或天气炎热时，应暂缓添加新品种，以免引起消化不良。同时，为婴儿营造安静的就餐环境，固定就餐时间、喂食者、餐位以及适宜的食物量。

5. 培养良好的进食行为

逐渐让婴儿学着自己进食，培养良好的进食行为。建议用小勺给婴儿喂食物。7～8 个月时允许婴儿自己用手握或抓食物吃，10～12 个月时应鼓励婴儿自己用勺进食。自己进食可以锻炼婴儿的手眼协调功能，促进精细动作的发育。

二、不同月龄婴幼儿特点及辅食举例

（一）6 个月——辅食添加初期

刚开始添加辅食时，辅食只不过是吃奶之余的点缀。可以先喂平时一半的奶量，再开始试吃。可剜一点食物在匙尖上，把匙放在婴儿的上下唇间就可以，不要往里送。如果婴儿感到舌部有食物，会咬住匙。开始时，食物的味道及感受令婴儿诧异，因此家长要耐心鼓励婴儿。婴儿可能很快会发现这种新食物令他/她的舌头很愉快，于是痛快地吃完 1 汤匙果泥或菜泥，这时，要重新喂奶。

辅食添加一定要用勺代替奶嘴；不要把辅食放进奶瓶里，而是盛入碗或杯内，用勺喂食婴儿，这样能锻炼婴儿口和舌的协调、吞咽能力。添加辅食时，不要强迫婴儿吃，需少量尝试。建议让乳母以外的人来喂食，因为婴儿见到母亲后会条件反射地要求吃奶。一般情况下，婴儿接受新食物需要经过 15 次左右的尝试，因此，初喂要耐心。

1. 婴儿特点

6 个月的婴儿生长发育速度很快，体重和身长都明显增长。多数婴儿已经能自如地翻身和坐着了。此时的婴儿已经开始出牙或准备出牙了，喜欢把用手抓握到的东西塞进嘴里，并经常发出"咿咿呀呀"的声音，口腔发育很快，还可能口水很多，非常适合吃泥糊状食物，但要遵循由稀到稠的原则，首先添加谷类食物。母亲要学会观察婴儿需要加辅食的迹象。

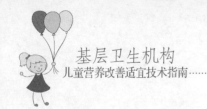
2. 注意事项

（1）6个月的婴儿饮食仍以母乳或配方奶为主，辅食添加以尝试吃为主要目的，添加辅食的初期奶量不要减少。

（2）添加辅食的初期，家长一定不要强迫婴儿进食，每天添加一次辅食就可以，添加的量从1～2勺开始，以后逐步加量。

（3）6个月主要给婴儿提供液体及泥糊状食物。添加的第一种食物应该是米粉，然后逐渐添加燕麦和大麦粥。顺序依次为米粉、蔬菜及水果的汁或泥（果汁先从兑水开始，然后再喝原汁）。

3. 添加的食物

（1）米粉：过去主张先添加蛋黄，现在均建议先从谷类食物（如米粉）开始，以防过敏。

（2）水果：酸味重的水果如橙子、柠檬、猕猴桃先不要给婴儿吃。

（3）蔬菜：如番茄、胡萝卜、南瓜、菠菜等。

4. 辅食举例

（1）米粉

原料：婴儿米粉1匙，温开水50 g。

制法：婴儿米粉1匙，加温开水50 g，调制成糊状。第一次添加米粉的时候，可以稍微稀一些。

（2）菠菜水

原料：鲜菠菜叶100 g，水100 g。

制法：将菠菜洗净后浸泡1小时，然后捞出切碎。锅内加一小碗清水，煮沸后将菜放入，盖紧锅盖再煮5分钟，待温度适宜时去菜渣即可饮用。

同样的方法可制作油菜水、鸡毛菜水、小白菜水。

（3）番茄汁

原料：西红柿1个，温开水50 g。

制法：将新鲜西红柿洗净，用开水烫软后去皮切碎，再用清洁的双层纱布包好，把西红柿汁挤入小盆内，再用适量温开水冲调后即可饮用。

（4）胡萝卜泥

原料：胡萝卜100 g，水500 g。

制法：将胡萝卜洗净煮（或蒸）熟，去皮，切成薄片，取出少量，碾碎加汤，搅拌成糊状即可。

同样的方法可制作成南瓜泥、菜花泥等块根状食品的泥。

（5）土豆泥

原料：土豆1个。

制法：土豆洗净，上蒸锅，大火蒸20分钟，稍微晾凉后去皮切成小块。取适量放入研磨碗，研磨成泥即可。

（6）苹果泥

原料：苹果1个。

制法：将苹果洗净，去皮，切成小块，打碎后即可喂食，或者用勺刮成泥后直接喂食。

5. 添加原则

（1）奶和奶制品仍然是婴儿的主要食品。

（2）食物要呈泥糊状、滑软、易咽，不要加任何调味剂（如盐、味精、鸡精、酱油、香油、糖等）。

（3）使用小勺喂食。开始时，只在小勺尖部舀上少许食物，轻轻地放在婴儿的舌尖部位上，然后撤出小勺。要避免小勺进入口腔过深或用勺压婴儿的舌头。

（4）添加辅食以1~2勺开始，若婴儿消化、吸收得很好，再慢慢增加。

（5）每添加一种新的食物，要在前一种食物食用2~3天、婴儿没有出现任何异常之后进行。从添加最不容易引起过敏的婴儿米粉开始。

（6）6个月，每天加一次辅食即可，一般可放在婴儿小睡起床之后。开始时，对于不太爱吃泥糊状食物的婴儿，可先吃泥糊状食物后喂奶；而对于特别爱吃泥糊状食物的婴儿，可先喂奶后喂泥糊状食物。

（二）7~9个月——辅食添加中期

这个时期的婴儿已经可以用牙床和舌头把含水量较少的固体食物碾碎了，此阶段是婴儿学习咀嚼、练习吞咽的黄金时期。

1. 婴儿特点

婴儿的消化功能日渐发达，中切牙（门齿）开始萌出，能用牙床上下咀嚼后再吞咽，舌头也具备了搅拌能力，同时胃蛋白酶也开始发挥作用了。因此，这一阶段的婴儿能接受的食物种类又多了一些，可以开始接受肉类食物，但这并不表明婴儿的消化功能已经接近成人了，家长在给婴儿准备辅食的时候还是要谨慎。可添加粥、羹、碎粒状软烂食物，为过渡到固体食物做准备。

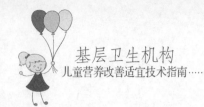

2. 注意事项

（1）7～9 个月时，母乳所提供的营养不能满足婴儿的需要，尤其是铁和钙。因此，婴儿出生 6 个月以后，容易发生贫血，应及时添加富含铁的食物，如猪肝、鸡肝、瘦肉等动物性食物和绿色蔬菜。

（2）一般初期辅食添加 1～2 个月后才开始进行中期辅食添加。当把碎粒状或小块状食物或者豆腐硬度的食物放进婴儿嘴里，婴儿会用牙床上下咀嚼后再吞咽，就代表可以开始中期辅食添加了。

（3）每天可喂 2 次辅食，辅食由初期的稀糊状转为较稠的糊状，由细腻的糊状转为颗粒状或小块状食物，例如菜泥至菜末，肉泥至肉末。

（4）允许 7～9 月龄婴儿自己用手握或抓食物吃，逐渐鼓励婴儿自己用勺进食。自己进食可以锻炼婴儿的手眼协调能力，促进精细动作的发育。

3. 添加的食物

添加的食物包括蛋、鱼、肉、肝、谷类、水果、蔬菜等。蛋类从最初的蛋黄泥逐渐转为煮蛋黄，鱼类、瘦肉类、肝类、蔬菜类、水果类等食物应逐渐从碎末过渡到小块儿状。

4. 辅食举例

（1）菠菜蛋黄粥

材料：菠菜 20 g，蛋黄 1 个，软米饭 30 g。

制法：

1）菠菜洗净，用开水烫后切碎。

2）将蛋黄放入研磨碗，用小勺压成泥状。

3）将米饭放入锅中，加水后大火煮，沸腾后加入菠菜和蛋黄泥，再煮 8～10 分钟。同样的方法也可做菠菜大米粥。

（2）蛋黄泥

材料：鸡蛋 1 个。

制法：

1）鸡蛋洗净，放入小锅中，加凉水淹过鸡蛋，中火烧开后再煮 10 分钟。

2）熟鸡蛋去皮，剥去蛋清，按用量分切蛋黄后放入碗中，用小勺压磨至泥状。

由于蛋清容易引起婴儿过敏，因此先从蛋黄开始，逐渐转为全蛋。

（3）胡萝卜丝饼

材料：胡萝卜、猪肉、鸡蛋、芹菜、香油。

制法：

1）胡萝卜、猪肉、芹菜切碎并搅拌均匀。

2）将搅拌好的材料做成厚约 1 cm 的圆饼。

3）锅内放少许油，小火将饼煎熟，至两面金黄即可。也可将饼用保鲜膜覆盖，放入锅内蒸熟。

（4）猪肝泥

原料：猪肝。

制法：将猪肝煮熟，按需要量切取小块，切成碎末后放入研磨碗中，研磨成泥。

（5）虾肉蓉

原料：鲜虾 3 只。

制法：鲜虾洗净，剪去头尾及虾须，剥去外壳，挑去虾线，将虾仁放入开水中煮熟，将虾仁剁成虾肉蓉。

5. 添加原则

（1）奶和奶制品是婴儿的主要食品。每日饮奶量为 600～800 ml，不要超过 1000 ml。

（2）观察婴儿的大便。如出现腹泻，表明婴儿发生了消化不良，需要暂停添加。如大便中带有未消化的食物，需要降低食物的摄入量或将食物做得更细碎一些。

（3）不要喂得过饱。婴儿在 1 岁以内，营养摄入的主要来源仍是奶类。如果辅食喂得过多，婴儿可能会自动减少奶量的摄入。

（4）经常更换食物。婴儿会厌烦总是吃一种食物。当婴儿拒绝吃他/她爱吃的食物时，说明需要换口味了。

（5）避免将食物混合。不要把多种食物混在一起，以免婴儿发生过敏后，不易找出致敏食物。辅食忌用盐和糖。

（三）10～12 个月——开始规律饮食

1. 婴儿特点

10～12 个月婴儿体重增长速度比以前稍缓，每周增加 60～90 g，从外形看好像

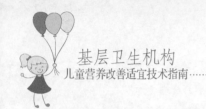

瘦了。多数婴儿已经能站稳，语言功能进入快速发育期，会发出一些简单的音节，智力发育迅速。侧切牙萌出，能上下、左右咀嚼后再吞咽，可食软烂的小块状食物。此阶段，不仅要增加食物的黏稠度，还应适当增加食物的硬度，及时喂固体食物，促进向成人食物过渡。婴儿应逐渐由出生时以乳类为主，渐渐过渡到由辅食提供一半所需营养的阶段。婴儿每日应继续母乳喂养，并吃 3～4 次餐和 1 次点心。

2. 注意事项

（1）婴儿的饮食已经开始向成人饮食过渡。添加辅食的时间基本与成人的吃饭时间一致，中间可根据需要再添加 1～2 次，促进婴儿的饮食向成人调整。

（2）辅食中间可加一次点心，如磨牙饼干、手指饼干等，促进婴儿的牙齿和口腔发育。

（3）婴儿的消化功能日益完善，饭菜可以有一定搭配，每天的辅食中应谷类、肉、蛋、蔬果齐全。

（4）此阶段的婴儿味觉发育已基本接近成人，可适当添加极少量调味品，以增进食欲，但切忌口味重。

（5）鼓励婴儿自己进食。这一时期的婴儿手部还不是很灵活，手眼配合和协调性也不太好，家长不要怕脏、怕乱。

3. 添加的食物

添加的食物应从稠粥转为软饭，从烂面条转为包子、饺子、馒头片，从菜末、肉末转为碎菜、碎肉。

4. 辅食举例

（1）南瓜拌饭
原料：南瓜、米、白菜叶。
制法：
1）南瓜去皮后，取一小片切成碎粒。
2）米加水泡后，放在电饭煲内，待水沸后，加入南瓜粒、白菜叶煮至米、瓜熟烂，加植物油调味即成。
（2）番茄鸡蓉碎面
原料：番茄、鸡胸肉、儿童挂面各 30 g。
制法：
1）番茄用开水烫后去皮，切成小丁。
2）挂面煮熟后切成小段。

3）鸡胸肉煮熟，剁成肉蓉，汤留用。

4）鸡肉汤烧开，加入番茄丁、鸡肉蓉和面条，煮沸后加入几滴香油即可。

（3）肝末豆腐

原料：熟鸡肝30 g，豆腐50 g。

制法：

1）将豆腐切成块，入开水锅，煮5分钟后捞出，切成碎丁。

2）将熟鸡肝切成碎丁，与豆腐丁一起放入碗中，加几滴香油拌匀即可。

（4）蔬菜鸡蛋羹

原料：鸡蛋1个，小油菜30 g。

制法：

1）将鸡蛋打入碗中并搅匀，加入等量凉开水搅拌均匀。

2）小油菜洗净切丝，撒在蛋液上。

3）放入加凉水的蒸锅内，水开后继续蒸5～6分钟至蛋糊凝成羹状。

（5）肉末粥

原料：瘦肉馅30 g，米饭30 g。

制法：

1）锅中加水300 ml，沸腾后加入瘦肉馅，再次煮沸后撇去浮沫。

2）加入米饭，煮至软烂、黏稠。

（6）猪肉丸子汤

原料：瘦肉馅100 g，鸡蛋1个，大葱15 g，胡萝卜10 g，植物油5 g。

制法：

1）大葱洗净，切成葱末。

2）胡萝卜洗净，先切成丝，再切成小段。

3）瘦肉馅、葱末、胡萝卜混在一起搅拌均匀，打入一个鸡蛋，加上植物油5 g，继续搅拌直至出韧劲。

4）锅中加水500 ml，大火烧开，用小勺将肉馅做成丸子直接入锅，煮熟后可撇去浮油，滴2滴香油。

（7）肉馅饼

原料：瘦肉馅200 g，葱末50 g，鸡蛋1个，植物油100 g，面粉200 g。

制法：

1）将瘦肉馅、葱末混在一起搅拌均匀，打入1个鸡蛋后继续搅拌。

2）将面粉加水揉成柔软的面团，加肉馅包成4～5个小包子。

3）电饼铛预热，加油，油热后将小包子放进来，用小铲子压平，烙6～8分钟即熟。

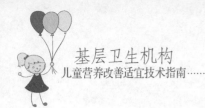

（8）虾皮蔬菜包子

原料：虾皮 10 g，小白菜 50 g，鸡蛋 2 个，自发面粉 200 g，植物油 15 g。

制法：

1）将虾皮洗净后切碎。

2）将鸡蛋打散，锅热后加油，等油热，将鸡蛋炒熟，用铲子铲碎。

3）小白菜洗净，切碎。

4）将虾皮、鸡蛋和小白菜混在一起，搅拌均匀。

5）自发粉和好后略醒，包成小包子，蒸熟即可。

（9）鲜肉馄饨

原料：瘦肉馅 30 g，葱末 10 g，馄饨皮 10 个，紫菜少许。

制法：

1）将瘦肉馅、葱末拌成肉馅。

2）将肉馅包在馄饨皮里，煮熟后加少许紫菜。

（10）清蒸罗非鱼

原料：罗非鱼 1 条，葱末 10 g，香菜末 5 g，植物油适量，蒸鱼豉油 5 g。

制法：

1）把鱼处理好，洗净，在鱼腹部斜切划几刀，两边鱼背处各划一刀。

2）蒸锅水开后，把鱼放在蒸锅中，表面放几片姜蒸 10 分钟，蒸好后把多余的水分控出。

3）把葱末、香菜末放在蒸好的鱼表面。

4）炒锅放植物油，油热后淋在鱼表面。

5）在鱼表面淋上少量蒸鱼豉油即可。

同样的方法可以做清蒸黄花鱼、清蒸鳕鱼、清蒸比目鱼等。

（11）清蒸三文鱼

原料：三文鱼 40 g，洋葱适量，姜适量，香菜末少许。

制法：

1）洋葱、姜切丝，香菜切细末，将一半洋葱丝、姜丝铺在盘中，将三文鱼放在铺好的葱、姜丝上；再将另一半葱、姜丝放在鱼上面。

2）蒸锅加水，烧开后把鱼盘放在笼屉上，盖好盖子。看到冒气后，蒸 3～4 分钟即可。

3）小火将炒锅烧至微热，加几滴橄榄油，油不要烧得太热，将蒸鱼的汤倒入锅中，加上少许香菜末，将汤汁淋到三文鱼上即可。

注意：有些婴儿会对鱼类过敏。吃鱼后，仔细观察婴儿有没有过敏反应，如果皮肤上有小红疹子或出现腹泻等症状，应暂缓给婴儿吃鱼。婴儿最好食用应季的鱼，选择鱼刺较少、较大、容易剔除的鱼。做鱼时要非常细心地挑出鱼刺，一定要保证把鱼刺剔除干净后喂食。

4. 添加原则

（1）饮食规律，向 3～4 餐、1 次点心、2 顿奶转变，同时保证一日饮奶量不少于 600 ml。

（2）恰当地搭配食物种类，以保证婴儿的营养均衡。

（3）在增加固体食物的同时，需要注意食物的软硬度。水果类可以稍硬一些，但是肉类、菜类、主食类还是应该软一些的。因为此时婴儿的磨牙还没有长出，如果食物过硬，婴儿不容易嚼烂，易发生危险。

（4）婴儿用手拿东西吃时，旁边应有成人看护。婴儿进食的时候要坐好，最好不要在玩耍的时候吃东西。

三、常见喂养误区

（一）液体食物喂养误区

1. 满月就加米粉/粥和钙片。
2. 婴儿一哭就喂奶。
3. 按书本控制。
4. 过早断母乳，用米粥/粥作为主食。
5. 婴儿便秘加蜂蜜。蜂蜜很容易受到肉毒杆菌的污染，对婴儿健康有影响；另外，蜂蜜中还可能含有雌激素，对婴儿的性发育有影响。

（二）泥糊状食物喂养误区

1. 注重用汤喂养婴儿。
2. 忽视奶制品。
3. 以水果代替蔬菜。
4. 对让婴儿尝试新的食物缺乏耐心。

（三）固体食物喂养误区

1. 过早给成人化食物。

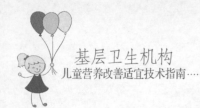

2. 随意喝饮料或吃零食。

3. 过多地吃高脂肪、高热量的食物。

四、其他常见喂养问题

1. 如果不到吃饭时间婴儿要吃的怎么办？

让婴儿定时坐在固定位置上进餐。转移一下他/她的注意力，跟他/她玩一会儿或出去走一走。这是为了让婴儿体验饱和饿的感觉。

2. 为什么婴儿辅食要少糖、不放盐、不加调味品？

（1）食物中天然含有的钠已可以满足婴儿需要，婴儿每日盐需要量不到 1 g。成人高血压高发与食盐的高摄入量有关。仅靠奶类和其他食物提供的钠已经足够，过多钠会增加肾负担。

（2）少放糖是为了预防龋齿。

（3）婴幼儿味觉正处于发育过程中，对外来调味品的刺激比较敏感，调味品容易造成婴儿厌食或挑食。

3. 过敏的婴儿辅食添加应注意什么？

有家族过敏史（父、母、兄、姐有哮喘、过敏性鼻炎或结膜炎等）的婴儿，建议先从添加米粉开始。对于容易诱发过敏的食物，如海鲜（虾、螃蟹）、坚果（花生、核桃）、柑橘、橙、芒果、奇异果、草莓、豌豆、花生及蛋白等，最好延到 1 岁以后再给婴儿尝试。较不易引发过敏的食物有：①蔬菜，包括土豆、胡萝卜、南瓜、青豆、马铃薯、花椰菜等；②水果，包括梨、桃子、苹果；③五谷，包括米糕、米粉、小米等。

1 岁以内的婴儿，特别是目前已有湿疹的婴儿，不应添加牛奶和相关食品、鸡蛋蛋白、带壳的海鲜、大豆/花生等容易引发婴儿过敏的食物。有湿疹的婴儿要晚些（至少 8 个月）开始尝试蛋黄。如果蛋黄不耐受，就要坚决停掉。黄豆豆浆不能给 1 岁以内的婴儿喝，这样可能会加重过敏（湿疹）。

4. 如何防止婴儿食物过敏？

食物过敏是食物中的某些物质（通常是蛋白质）进入体内后被免疫系统当作入侵的病原，引发免疫反应。主要表现为进食某种食物后出现皮肤、胃肠道和呼吸系统的症状。皮肤反应是食物过敏最常见的临床表现，如湿疹、丘疹、荨麻疹等，严重时会发生血管神经性水肿、过敏性剥脱性皮炎。有的表现为持续性腹泻、呕吐、腹痛、便血，还有的表现为咳嗽、咽喉痒、口唇肿胀、过敏性鼻炎。如果发现婴儿持续拒绝某种食物，也要考虑有食物过敏的可能，应慎重添加。

5. 怎样判断婴儿是否吃得够量？

婴儿每顿饭的胃口都会不一样，所以没法根据一个严格的量来判断婴儿是不是吃饱了。如果婴儿身体向后靠在椅子上，把头从食物的方向转开，开始玩勺子，或者不愿意张嘴再吃一口，这就说明婴儿很可能已经吃饱了。有时候婴儿不张嘴是因为上一口还没吃完，所以一定要给婴儿留下足够的时间吞咽。

6. 为什么 2 岁以内的婴儿不要用鲜奶代替配方奶粉？

对婴儿来说，除母乳外的其他乳汁，如牛乳、羊乳，都有不可避免的缺陷（表 4-1）。例如牛乳蛋白质中的酪蛋白含量太高，不利于婴儿消化；牛乳中饱和脂肪酸太多，不饱和脂肪酸太少；牛乳中蛋白质、钙、钠、钾等含量较高，与婴儿未成熟肾的代谢能力不相适应。因此，2 岁以内的婴儿最好选用配方奶粉，尽量不用鲜奶。

表 4-1　母乳与牛乳中营养素的比较（每 100 g 含量）

营养素	人　乳	牛　乳
水　分（g）	87.6	89.9
蛋白质（g）	1.3	3.0
酪蛋白（mg）	49.0	430.0
乳清蛋白（mg）	77.0	80.0
脂肪（g）	3.4	3.2
碳水化合物（g）	7.4	3.4
热能（kJ）	272.0	226.0
钙（mg）	30.0	104.0
磷（mg）	13.0	73.0
铁（mg）	0.1	0.3
视黄醇当量	11.0	24.0
硫胺素（mg）	0.01	0.03
核黄素（mg）	0.05	0.14
尼克酸（mg）	0.2	0.1
抗坏血酸（mg）	5.0	1.0

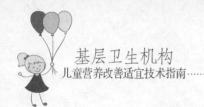

7. 先加蛋黄还是纯米粉？

好多家长觉得蛋黄的营养价值高，补充蛋白质，含锌、含铁也高。但是，这是一个误区。当然，这与过去我们的经济条件有关，那时鸡蛋是最好的营养品，所以会考虑到蛋黄。现在主张首先添加的辅食应该是纯米粉。因为纯米粉引起婴儿过敏的可能性最低，而且相对于蛋黄更容易消化吸收。对于爱过敏的婴儿，蛋黄甚至可以六七个月以后再添加。

8. 辅食是不是越碎越好？

够碎、够烂——这是多数家长在给婴儿添加辅食时遵循的行为准则，因为在他们看来，只有这样才能保证婴儿不被卡到，吸收更好。可事实上，婴儿的辅食不宜过分精细，且要随年龄增长而变化，以促进他们咀嚼能力和颌面的发育。

12 个月后，软饭、饺子、馄饨、细加工的蔬菜和肉类都可以帮助婴儿巩固咀嚼功能的发育。这个时期，婴儿的牙齿越来越多，咀嚼、吞咽动作更加协调，慢慢地还能学会"初级"的吃饭工序，如用牙齿将粗、硬的食物咬磨细碎。这些动作能锻炼舌头及整个颌面部的肌肉，为婴儿日后语音发育打下良好的基础。

9. 婴儿辅食何时可以添加盐？

从理论上来讲，应该是 1 岁以后。即使在那时，也只是添加极少量。如果婴儿对辅食不感兴趣，这可能不是婴儿的问题，而主要是大人的错误所致。比如，早期开始添加果汁，大人吃饭时给婴儿尝一些成人食品，给婴儿频繁吃保健品或不必要的药物（钙剂、蛋白粉、牛初乳等）。这样可能诱导婴儿的味觉过早发育，造成婴儿对配方奶或常规辅食（米粉等）不感兴趣。

建议家长从平常喂养和生活中做起，不要过早给婴儿添加盐等调味品。盐摄入过早、过多都会诱发婴儿今后成人期出现高血压等疾病。

10. 添加辅食后腹泻怎么办？

刚开始加蔬菜时，婴儿会特别容易腹泻。家长可以稍停 1～2 周再加。最好先给婴儿加菜叶做成的菜泥，等婴儿适应后再慢慢增加。如果腹泻情况严重，要及时补充水分，还可以给婴儿服枯草杆菌二联活菌颗粒（妈咪爱）或蒙脱石散（思密达）止泻或及时就医。

参考文献及书目

[1] 葛可佑. 中国营养学科全书 [M]. 北京：人民卫生出版社, 2004.

[2] 中国营养学会. 中国居民膳食指南 [M]. 拉萨：西藏人民出版社, 2007.

第五章 儿童膳食指南

儿童早期，特别是从胎儿期至出生后 2 岁（生命早期 1000 天），是决定其一生营养与健康状况的最关键时期。生命早期的营养和喂养对体格生长、智力发育、免疫功能等近期及后续健康持续产生至关重要的影响。合理营养是健康的物质基础，平衡膳食又是合理营养的根本途径。2015 年，中国营养学会对喂养指南做了进一步更新，提出了《6 月龄内婴儿母乳喂养指南》和《7～24 月龄婴幼儿喂养指南》；2016 年，中国营养学会更新了 2 周岁以后至满 6 周岁前儿童（也称学龄前儿童）膳食指南。

一、《6 月龄内婴儿母乳喂养指南》（2015 年）

6 月龄内婴儿处于 1000 天机遇窗口期的第二个阶段，营养作为最主要的环境因素，对其生长发育和后续健康持续产生至关重要的影响。母乳中适宜数量的营养既能为婴儿提供充足而适量的能量，又能避免过度喂养，使婴儿获得最佳的、健康的生长速率，为一生的健康奠定基础。因此，对 6 月龄内的婴儿应给予纯母乳喂养。

（一）《6 月龄内婴儿母乳喂养指南》的建议

1. 产后尽早开奶，坚持新生儿第一口食物是母乳。
2. 坚持 6 月龄内纯母乳喂养。
3. 顺应喂养，建立良好的生活规律。
4. 婴儿出生后数日开始补充维生素 D，不需补钙。
5. 婴儿配方奶是不能纯母乳喂养时的无奈选择。
6. 监测体格指标，保持健康生长。

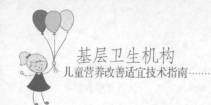

（二）《6 月龄内婴儿母乳喂养指南》要点解读

1. 产后尽早开奶，坚持新生儿第一口食物是母乳

在婴儿出生后 7 天内，其母亲的乳汁为初乳。初乳富含营养和免疫活性物质，有助于肠道功能发展，对婴儿防御感染、建立初级免疫系统、通便都十分重要。建议开奶时间越早越好，产后 30 分钟即可喂奶。

婴儿出生时，体内具有一定的能量储备，可满足至少 3 天的代谢需求；开奶过程中不用担心新生儿饥饿，可密切关注婴儿体重，体重下降只要不超过出生体重的 7% 就应坚持纯母乳喂养。

尽早开奶的好处：①初乳非常珍贵；②刺激泌乳；③新生婴儿觅食和吸吮反射强烈，母亲渴望抚摸婴儿；④减少婴儿生理性黄疸、生理性体重下降和低血糖的发生；⑤让婴儿尽早反复吸吮乳头，这是确保成功纯母乳喂养的关键。

给母亲（及准妈妈）的建议：

（1）分娩之前多了解母乳喂养知识。

（2）尽可能自然分娩。

（3）分娩后尽早开始让婴儿反复吸吮乳头，必要时（如婴儿吸吮次数有限时）尽早使用吸奶泵等辅助手段，促进乳汁分泌。

（4）婴儿出生后的第一口食物应该是母乳。

（5）婴儿出生后体重下降只要不超过出生体重的 7% 就应坚持纯母乳喂养。

（6）婴儿吸吮前不需过分擦拭或消毒乳头。

（7）温馨环境、愉悦心情、精神鼓励、乳腺按摩等辅助因素有助于顺利成功开奶。

2. 坚持 6 月龄内纯母乳喂养

纯母乳喂养：指在婴儿出生后 6 个月（180 天）内完全以母乳满足婴儿的全部液体、能量和营养需要的喂养方式，除外使用少量的营养素补充剂如维生素 D 和维生素 K。

基本纯母乳喂养：除母乳之外，仅给予水或其他非营养液体（不含能量和营养素）的喂养方式。

母乳是婴儿最好的食物，是 6 月龄之内婴儿最理想的天然食品。纯母乳喂养能满足婴儿 6 月龄以内所需要的全部液体、能量和营养素。此外，母乳有利于肠道健康微生态环境的建立和肠道功能成熟，降低感染性疾病和过敏的发生风险。

母乳喂养可营造母子情感交流的环境，给婴儿最大的安全感，有利于婴儿心理行为和情感发展；母乳是最佳的营养支持，母乳喂养的婴儿最聪明。母乳喂养经济、安全又方便，同时有利于母体产后恢复体重，并降低母体患乳腺癌、卵巢癌和2型糖尿病的风险。

应最少坚持6个月的完全纯母乳喂养，在婴儿6月龄开始添加辅食的同时继续给予母乳喂养，最好能持续到2岁。

给母亲的建议：

（1）纯母乳喂养能满足婴儿6月龄以内所需要的全部液体、能量和营养素，应坚持纯母乳喂养6个月。

（2）按需喂奶，两侧乳房交替喂养；每天喂奶6~8次或更多。

（3）坚持让婴儿直接吸吮母乳，尽可能不使用奶瓶间接喂哺人工挤出的母乳。

（4）特殊情况需要在满6月龄前添加辅食的，应咨询医生或其他专业人员后谨慎做出决定。

3. 顺应喂养，建立良好的生活规律

母乳喂养应顺应婴儿胃肠道成熟和生长发育过程，从按需喂养模式到规律喂养模式递进。婴儿饥饿是按需喂养的基础，饥饿引起哭闹时应及时喂哺，不要强求喂奶次数和时间，特别是3月龄以前的婴儿。

婴儿出生后2~4周就基本建立了自己的进食规律，家长应明确感知其进食规律的时间信息。随着月龄增加，婴儿胃容量逐渐增加，单次摄乳量也随之增加，哺喂间隔则会相应延长，喂奶次数减少，逐渐建立起规律哺喂的良好饮食习惯。

如果婴儿哭闹明显不符合平日进食规律，应该首先排除非饥饿原因，如胃肠不适等。因非饥饿原因哭闹时，增加哺喂次数只能缓解婴儿的焦躁心理，并不能解决根本问题，应及时就医。

给母亲的建议：

（1）母乳喂养应从按需喂养模式到规律喂养模式递进。

（2）饥饿引起哭闹时应及时喂哺，不要强求喂奶次数和时间，但一般每天喂奶的次数可能在8次以上，出生后最初会在10次以上。

（3）随着婴儿月龄增加，逐渐减少喂奶次数，建立规律哺喂的良好饮食习惯。

（4）婴儿异常哭闹时，应考虑非饥饿原因，积极就医。

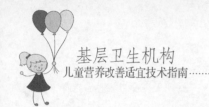
4. 婴儿出生后数日开始补充维生素 D,不需补钙

母乳中维生素 D 含量较低,家长应尽早抱婴儿到户外活动,适宜的阳光照射会促进皮肤中维生素 D 的合成。但鉴于养育方式及居住地域的限制,阳光照射可能不是 6 月龄内婴儿获得维生素 D 的最方便途径。婴儿出生后数日就应开始每日补充维生素 D。

正常母乳喂养婴儿:每日给维生素 D 400~800 IU(南方 400~600 IU,北方 600~800 IU);早产儿每日 600~800 IU;口服维生素 D 有困难的婴儿,可每月口服一次维生素 D 50 000~100 000 lU。

人工喂养婴儿:首选适合 0~6 月龄婴儿的配方奶粉。符合国家婴幼儿奶粉标准的配方奶粉中每百克会添加 200~400 IU 维生素 D。

此外,母乳中的维生素 K 含量较低,剖宫产的新生儿尤其是早产儿、低出生体重儿需要在医生指导下于 0~6 月龄适量补充,以避免因维生素 K 缺乏所致的出血性疾病。

给母亲的建议:

(1) 婴儿出生后数日开始每日补充维生素 D400IU（10 μg）。

(2) 纯母乳喂养的婴儿不需要补钙。

(3) 新生儿出生后应及时补充维生素 K。

5. 婴儿配方奶是不能纯母乳喂养时的无奈选择

由于婴儿患有某些代谢性疾病,乳母患有某些传染性或精神性疾病、乳汁分泌不足或无乳汁分泌等原因,不能用纯母乳喂养婴儿时,建议首选正规厂家生产的适合于 0~6 月龄婴儿的配方奶粉喂养,不宜直接用普通液态奶、成人奶粉、蛋白粉等喂养婴儿。任何婴儿配方奶都不能与母乳相媲美,只能作为纯母乳喂养失败后无奈的选择,或者婴儿 6 月龄后对母乳的补充。6 月龄前放弃母乳喂养而选择婴儿配方奶,对婴儿的健康是不利的。

婴儿配方食品分为:①起始婴儿的配方奶,适用于 0~6 月龄不能用母乳喂养的婴儿。②后继或较大婴儿配方奶,适用于 6 月龄以后的婴儿。③特殊医学用途配方奶,适用于生理上有异常需要或有特殊膳食需求的婴儿,例如为早产儿、先天性代谢缺陷(如苯丙酮酸尿症)患儿设计的配方,为乳糖不耐受儿设计的无乳糖配方,为牛乳过敏儿设计的水解蛋白或其他不含牛奶蛋白的配方等。

实施人工喂养的方法:注意安全卫生;按规定调制奶液;建议每次给孩子喂奶 15~20 分钟,不宜超过 30 分钟,两次喂奶的间隔一般为 3~4 小时;不必强求婴儿把奶瓶内的牛奶喝完;喂奶时应把奶瓶垂直于嘴,使奶嘴处充满奶液,以免婴儿吸入空气引起腹胀、溢奶；每次喂奶结束时，奶瓶中应有剩余奶，以便观察食入量并确认婴儿是否吃饱；婴儿喝完奶后拍背排气；剩余奶汁应立即处理掉并清洗奶瓶，避免细菌生长；若发现婴儿对牛奶有过敏反应如腹痛、湿疹、荨麻疹等，立即停止使用，在医生指导下改用其他不含牛奶的代乳品。

给母亲的建议：

（1）任何婴儿配方奶都不能与母乳相媲美，只能作为母乳喂养失败后的无奈选择，或母乳不足时对母乳的补充。

（2）以下情况建议选用适合于 6 月龄内婴儿的配方奶喂养：

1）婴儿患有半乳糖血症、苯丙酮尿症、严重母乳性高胆红素血症。

2）母亲感染 HIV 和人类 T 淋巴细胞病毒、水痘-带状疱疹病毒、单纯疱疹病毒、巨细胞病毒、乙型肝炎和丙型肝炎病毒、结核分枝杆菌期间，以及滥用药物、大量饮用酒精性饮料和吸烟，使用某些药物，接受癌症治疗和密切接触放射性物质。

3）经过专业人员指导和各种努力后，乳汁分泌仍不足。

（3）不宜直接用普通液态奶、成人奶粉、蛋白粉、豆奶粉等喂养 6 月龄内婴儿。

6. 监测体格指标，保持健康生长

身长和体重等生长发育指标反映了婴儿的营养状况，疾病或喂养不当、营养不足会使婴儿生长缓慢或停滞。父母可以在家里对婴儿进行定期测量，6 月龄前婴儿应每半月测一次身长和体重，病后恢复期可增加测量次数，并选用世界卫生组织的"儿童生长曲线"进行判断，不仅可以了解婴儿的生长发育速度是否正常，也可以及时提醒婴儿的喂养方法是否正确。

孩子的生长有其个体特点，生长速度有快有慢，也有阶段性波动，不必相互攀比生长指标，只要孩子的生长发育在正常范围内就不必担心。此外，母乳喂养儿的体重增长可能低于配方奶喂养儿，只要处于正常的生长曲线轨迹，即是健康的生长状态。

给母亲的建议：

（1）身长和体重是反映婴儿喂养和营养状况的直观指标。

（2）6 月龄内婴儿每半月测量一次身长和体重，病后恢复期可增加测量次数。

（3）选用世界卫生组织的"儿童生长曲线"判断生长状况。

（4）出生体重正常婴儿的最佳生长模式是基本维持其出生时在群体中的分布水平。

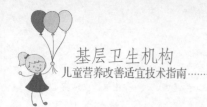
(5) 婴儿生长有自身规律，不宜追求参考值上限。

二、《7～24 月龄婴幼儿喂养指南》（2015 年）

7～24 月龄婴幼儿是指满 6 月龄（出生 180 天）后至 2 周岁（满 24 月龄）的婴幼儿。对于 7～24 月龄婴幼儿，母乳仍然是重要的营养来源，但单一的母乳喂养已经不能完全满足其对能量以及营养素的需求，必须引入其他营养丰富的食物。与此同时，7～24 月龄婴幼儿随着胃肠道等消化器官的发育、感知觉以及认知行为能力的发展，也需要有机会通过接触、感受和尝试，逐步体验和适应多样化的食物，从被动接受喂养转变到自主进食。顺应婴幼儿需求喂养有助于健康饮食习惯的形成，并具有长期而深远的影响。

（一）《7～24 月龄婴幼儿喂养指南》的建议

1. 继续母乳喂养，满 6 月龄起添加辅食。
2. 从富含铁的泥糊状食物开始，逐步添加，达到食物多样。
3. 提倡顺应喂养，鼓励但不强迫进食。
4. 辅食不加调味品，尽量减少糖和盐的摄入。
5. 注重饮食卫生和进食安全。
6. 定期监测体格指标，追求健康生长。

（二）《7～24 月龄婴幼儿喂养指南》要点解读

1. 继续母乳喂养，满 6 月龄起添加辅食

母乳仍然可以为满 6 月龄（出生 180 天）后的婴幼儿提供部分能量，优质蛋白质、钙等重要营养素，以及各种免疫保护因子等。7～24 月龄婴幼儿应继续母乳喂养。不能母乳喂养或母乳不足时，以配方奶作为补充。

婴儿满 6 月龄时，胃肠道等消化器官已相对发育完善，可消化多种食物。此时开始添加辅食，不仅能满足婴儿的营养需求，也能满足其心理需求，并促进其感知觉、心理及认知和行为能力的发展。

给母亲的建议：

(1) 婴儿满 6 月龄后仍需继续母乳喂养，并逐渐引入各种食物。

（2）辅食是指除母乳和/或配方奶以外的其他各种性状的食物。

（3）有特殊需要时，须在医生的指导下调整辅食添加时间。

（4）不能母乳喂养或母乳不足的婴幼儿，应选择配方奶作为母乳的补充。

2. 从富铁泥糊状食物开始,逐步添加,达到食物多样

7～24月龄的婴幼儿所需能量约有一半来自辅食，母乳喂养的婴幼儿需要从辅食获得的铁高达99％。因而，婴儿最先添加的辅食应该是富铁的高能量食物，如强化铁的婴儿米粉、肉泥等。在此基础上逐渐引入其他不同种类的食物。

辅食添加的原则：

（1）每次只添加一种新食物：从一种富铁泥糊状食物开始，如强化铁的婴儿米粉、肉泥等，逐渐增加食物种类，每引入一种新的食物应适应2～3天。

（2）由少到多：添加辅食的量要考虑婴幼儿的营养需要和消化道成熟程度，逐渐增加量和次数。

（3）由稀到稠：辅食应从流质食物开始，如米汤、烂粥等，逐渐过渡到半固体或固体食物，如烂面、软饭等。

（4）由细到粗：给予食物的性状应从细到粗，例如先从菜汁、菜泥、肉泥等开始，逐渐过渡到碎菜、煮烂的蔬菜、水果粒、肉末等。

（5）注意观察婴幼儿消化能力：添加一种新的食物后，密切观察是否出现呕吐、腹泻、皮疹等不良反应，如有可暂缓添加，待症状消失后再从少量开始添加，适应一种食物后再添加其他新的食物。

给母亲的建议：

（1）随母乳量减少，逐渐增加辅食量。

（2）首先添加强化铁的婴儿米粉、肉泥等富铁的泥糊状食物。

（3）每次只引入一种新的食物，逐步达到食物多样化。

（4）从泥糊状食物开始，逐渐过渡到固体食物。

（5）辅食应适量添加植物油。

3. 提倡顺应喂养,鼓励但不强迫进食

顺应喂养是在顺应养育模式框架下发展起来的婴幼儿喂养模式。随着婴幼儿生长发育，喂养者应根据其营养需求的变化，感知觉以及认知、行为和运动能力的发展，顺应婴幼儿的需要进行喂养。对于7～8月龄的婴儿，应允许其自己用手抓握食物吃，到10～12月龄时，鼓励婴儿自己用勺进食，帮助婴幼儿逐步形成与家人一致的规律进餐模式，并学会自主进食。

在喂养过程中应及时感知婴幼儿所发出的饥饿或饱足的信号，并做出恰当的

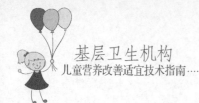

回应。尊重婴幼儿对食物的选择,耐心鼓励和协助婴幼儿进食,但绝不强迫进食。

父母及喂养者还有责任为婴幼儿营造良好的进餐环境,保持进餐环境安静、愉悦,避免电视、玩具等对婴幼儿注意力的干扰。控制每餐时间不超过 20 分钟。父母及喂养者也应该是婴幼儿进食的好榜样。

给母亲的建议:

(1) 耐心喂养,鼓励但决不强迫进食。

(2) 鼓励并协助婴幼儿自己进食,培养进餐兴趣。

(3) 进餐时不看电视、玩玩具,每次进餐时间不超过 20 分钟。

(4) 进餐时喂养者与婴幼儿应有充分的交流,不以食物作为奖励或惩罚。

(5) 父母应保持自身良好的进食习惯,成为婴幼儿的榜样。

4. 辅食不加调味品,尽量减少糖和盐的摄入

辅食应保持原味,不加盐、糖以及刺激性调味品,保持淡口味。淡口味食物有利于提高婴幼儿对不同天然食物口味的接受度,减少偏食、挑食的风险。淡口味食物也可减少婴幼儿盐和糖的摄入量,降低儿童期及成人期患肥胖、糖尿病、高血压、心血管疾病的风险。家庭自制婴幼儿辅食时,单独制作,或在家庭烹饪食物投放调味品之前,选出部分适宜婴幼儿的食物。

给母亲的建议:

(1) 婴幼儿辅食应单独制作。

(2) 保持食物原味,不需要额外加糖、盐及各种调味品。

(3) 1 岁以后逐渐尝试淡口味的家庭膳食。

5. 注重饮食卫生和进食安全

选择新鲜、优质、无污染的食物和清洁水制作辅食。制作辅食前须先洗手。制作辅食的餐具、场所应保持清洁。必须注意生熟分开,以免交叉感染。做好的辅食应及时食用或妥善保存,未吃完的辅食不宜再次喂给婴幼儿。辅食应煮熟、煮透。进餐前洗手,保持餐具和进餐环境清洁、安全。

婴幼儿进食时一定要有成人看护,以防发生进食意外。整粒花生、坚果、果冻等食物不适合婴幼儿食用。

给母亲的建议:

(1) 选择安全、优质、新鲜的食材。

(2) 制作过程始终保持清洁卫生,生熟分开。

(3) 不吃剩饭,妥善保存和处理剩余食物。

（4）饭前洗手，进食时应有成人看护，并注意进食环境安全。

6. 定期监测体格指标，追求健康生长

适度、平稳生长是最佳的生长模式。每 3 个月一次定期监测并评估 7～24 月龄婴幼儿的体格生长指标有助于判断其营养状况，并可根据体格生长指标的变化，及时调整营养和喂养。对于生长不良、超重或肥胖，以及处于急、慢性疾病期间的婴幼儿，应增加监测次数。

给母亲的建议：

（1）体重、身长是反映婴幼儿营养状况的直观指标。

（2）每 3 个月一次，定期测量身长、体重、头围等体格生长指标。

（3）平稳生长是最佳的生长模式。

三、《学龄前儿童膳食指南》（2016 年）

本指南适用于满 2 周岁后至满 6 周岁前的儿童，也称为学龄前儿童。学龄前儿童摄入的食物种类和膳食结构已开始接近成人，这一阶段是饮食行为和生活方式形成的关键时期。摄入足量食物，平衡膳食，规律就餐，不偏食、不挑食，每天饮奶、多饮水，避免含糖饮料是学龄前儿童获得全面营养、健康生长、构建良好饮食行为的保障。

（一）《学龄前儿童膳食指南》的建议

1. 规律就餐，自主进食不挑食，培养良好的饮食习惯。

2. 每天饮奶，足量饮水，正确选择零食。

3. 食物应合理烹调，易于消化，少调料、少油炸。

4. 参与食物选择与制作，增进对食物的认知与喜爱。

5. 经常户外活动，保障健康生长。

（二）《学龄前儿童膳食指南》要点解读

1. 规律就餐，自主进食不挑食，培养良好的饮食习惯

学龄前儿童的合理营养应由多种食物构成的平衡膳食来提供，规律就餐是其

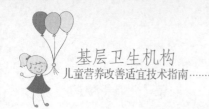
获得全面、足量的食物摄入和良好消化吸收的保障。此时期儿童的神经心理发育迅速，自我意识和模仿力、好奇心增强，该时期是培养良好饮食习惯的重要阶段，但也易出现进食不够专注。因此，要注意引导儿童自主、有规律地进餐，保证每天不少于 3 次正餐和两次加餐；不随意改变进餐时间、环境和进食量，培养儿童摄入多样化食物的良好饮食习惯，纠正挑食、偏食等不良饮食行为，避免以食物作为奖励或惩罚的措施。

给母亲的建议：

（1）合理安排学龄前儿童膳食。

（2）引导儿童规律就餐，专注进食。

1）尽可能给儿童提供固定的就餐座位，定时、定量进餐。

2）避免追着喂、边吃边玩、边吃边看电视等行为。

3）吃饭细嚼慢咽但不拖延，最好在 30 分钟内吃完。

4）让孩子自己使用筷子、匙进食，养成自主进餐的习惯，这样既可增加儿童进食兴趣，又可培养其自信心和独立能力。

（3）避免儿童挑食、偏食。

2. 每天饮奶，足量饮水，正确选择零食

奶及奶制品中钙含量丰富且吸收率高，是儿童钙的最佳来源，建议每天饮奶 300～400 ml 或摄入相当量的奶制品。儿童新陈代谢旺盛，活动量大，水分需要量相对较多，每天需要的总水量为 1300～1600 ml，除从奶类和其他食物中摄入的水分外，建议学龄前儿童每天饮水 600～800 ml，以白开水为主，少量多次饮用。零食对学龄前儿童而言是必要的，对补充所需营养有帮助。零食应尽可能与加餐相结合，以不影响正餐为前提，多选用营养密度高的食物如奶制品、水果、蛋类及坚果类等，不宜选用能量密度高的食品如油炸食品、膨化食品。

给母亲的建议：

（1）培养和巩固儿童的饮奶习惯。

如果儿童饮奶后出现胃肠不适（如腹胀、腹泻、腹痛），可能与乳糖不耐受有关，可采取以下方法加以解决：

1）少量多次饮奶或吃酸奶。

2）饮奶前进食一定量的主食，避免空腹饮奶。

3）改吃无乳糖奶或饮奶时加用乳糖酶。

（2）培养儿童喝白开水的习惯。

（3）正确选择零食。

1）宜选择新鲜、天然、易消化的食物，如奶制品、水果、蔬菜类等食物。

2）少选油炸食品和膨化食品。

3）零食最好安排在两次正餐之间，量不宜多，睡觉前 30 分钟不要吃零食。

4）注意零食的食用安全。

3. 食物应合理烹调，易于消化，少调料、少油炸

世界卫生组织推荐儿童每天钠的最高摄入限量为 2 g，即 5 g 盐；2013 版中国居民膳食营养素参考摄入量中，2～5 岁儿童钠 AI 值为 1.2 g/d，即每天 3 g 盐。尽可能保持食物的原汁原味，口味以清淡为好，不应过咸、油腻和辛辣，尽可能少用或不用味精或鸡精、色素、糖精等调味品，可选天然、新鲜香料（如葱、蒜、洋葱、柠檬、醋、香草等）和新鲜蔬果汁（如番茄汁、南瓜汁、菠菜汁等）进行调味，酌减儿童钠摄入量，少选含盐量高的腌制食品或调味品。在烹调方式上，宜采用蒸、煮、炖、煨等烹调方式，尽量少用油炸、烤、煎等方式。对于 3 岁以下幼儿的膳食，应将食物切碎煮烂，易于幼儿咀嚼、吞咽和消化，特别注意要完全去除皮、骨、刺、核等；大豆、花生等坚果类食物，应先磨碎，制成泥、糊、浆等状态进食。

给母亲的建议：

（1）从小培养儿童清淡口味，酌减儿童钠摄入量。

（2）选用合适的烹调方式和加工方法。

4. 参与食物选择与制作，增进对食物的认知与喜爱

鼓励儿童体验和认识各种食物的天然味道和质地，了解食物特性，增进对食物的喜爱，减少对某些食物的偏见。在保证安全的情况下，应鼓励儿童参与家庭食物选择和制作过程，以吸引儿童对各种食物产生兴趣，享受烹饪食物过程中的乐趣和成就。

给母亲的建议：

（1）增加儿童对食物的认知，使其对食物产生心理认同和喜爱。

（2）在保证安全的情况下，鼓励儿童参与食物的选择和制作。

1）带儿童去市场选购食物，辨识应季蔬果，尝试自主选购蔬菜。

2）让儿童参观家庭膳食制备过程，参与一些力所能及的加工活动如择菜，体会参与的乐趣。

5. 经常户外活动，保障健康生长

鼓励儿童经常参加户外游戏与活动，实现对其体能、智能的锻炼和培养，维持能量平衡，促进皮肤中维生素 D 的合成和钙的吸收利用。学龄前儿童每天应进

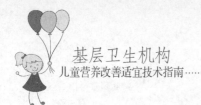
行至少 60 分钟的体育活动，最好是户外游戏或运动，除睡觉外尽量避免让儿童有连续超过 1 小时的静止状态，每天看电视、玩平板电脑的累计时间不超过 2 小时。

给母亲的建议：

（1）每天结合日常生活多做体力锻炼（公园玩耍、散步、爬楼梯、收拾玩具等）。

（2）适量做较高强度的运动和户外活动，包括有氧运动（骑小自行车、快跑等）、伸展运动、肌肉强化运动（攀架、健身球等）、团体活动（跳舞、小型球类游戏等）。

（3）减少静态活动（看电视，玩手机、电脑或电子游戏）。

（4）如果儿童身体出现不适，应尽快停止活动，让儿童休息。

（5）进餐和体力活动的相隔时间不少于 1 小时。

（6）避免在游玩的器械（如滑梯）上跑跳、追逐；当多个儿童一起玩时，应注意减少碰撞。

第六章 中国儿童青少年零食消费指南

目前，我国儿童青少年的膳食营养状况还存在诸多问题，努力完善正餐的食物结构是解决这些问题的重要措施。同时，正视儿童青少年吃零食的实际情况，加以正确引导，将有利于他们做到合理膳食，减少和改变不良的零食消费行为。

中国疾病预防控制中心曾在原卫生部疾病预防控制局的支持下，制定了《中国儿童青少年零食消费指南（2008）》，这个指南适用于 3～17 岁的城乡儿童青少年。从营养与健康的角度，该指南强调食物摄入要以正餐为主，零食不可以代替正餐。如果有吃零食的需要，则可参照以下不同年龄儿童青少年的零食消费分类指南。

该指南对零食的定义：非正餐时间少量食用的各种食物和饮料（不包括水）。

一、《中国儿童青少年零食消费指南（2008）》的内容

（一）3～5 岁儿童的零食消费建议

3～5 岁学龄前期是培养良好饮食行为和生活方式的重要时期。此时期的儿童常常模仿家长和教师，因此，家长、教师应该以身作则，教育和引导儿童正确认识食物的特点，帮助儿童建立有益健康的饮食行为。

1. 零食应是合理膳食的组成部分，不要仅从口味和喜好选择零食

学龄前儿童在定时定量吃"三餐两点"或"三餐一点"的基础上，还可以选择适当的零食作为正餐必要的营养补充。选择零食时，家长、教师应结合儿童正餐进食情况，为其合理选择，不要一味满足儿童的口味和喜好，以防止儿童养成乱吃零食、只吃零食、不吃或少吃正餐的习惯。

2. 选择新鲜、易消化的零食，多选奶类、水果和蔬菜类的食物

奶类食物含丰富优质蛋白质和钙，新鲜水果和蔬菜类零食含有多种维生素、

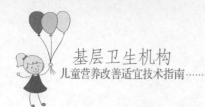

矿物质和膳食纤维。多选此类食物有益于儿童的健康。

3. 吃零食不要离正餐时间太近，不应影响正餐的食量，睡觉前半小时避免吃零食

每次吃零食的量应以吃完零食后不影响规律正餐的食量为准，吃了足够的正餐就不要吃零食或减少吃零食的量，如果吃零食次数较多，就要适当减少每次的食用量。还要注意，不要养成睡觉前吃零食的习惯，以免影响肠胃及牙齿的健康。

4. 少吃油炸、含糖过多、过咸的零食

经常吃油炸的零食易导致儿童肥胖，含糖过多的零食容易引起龋齿，常吃含盐高的零食会增加患高血压的危险。家长和老师应注意引导儿童少吃此类零食。

5. 多喝白开水，少喝含糖饮料

含糖饮料含有较多的能量，经常饮用容易引起儿童超重和肥胖，并可腐蚀牙齿。应引导学龄前儿童少喝含糖饮料，多喝白开水。

6. 吃零食前要洗手，吃完零食要漱口

吃零食时应注意卫生，养成吃零食前洗手的好习惯。吃完零食后还要漱口或刷牙，以防发生龋齿。

7. 注意零食的食用安全，避免豆类、坚果类等零食呛入气管

选择零食时要注意零食的性状，其大小、硬度和形状等应符合学龄前儿童的生理特点，食用时要注意安全，防止由于食物呛入呼吸道引发的危险。如吃烤豆、花生米、瓜子、核桃等零食，应在家长的看护和指导下进食，切忌一边玩耍一边吃，或在孩子哭闹时给予零食。

（二）6～12岁儿童的零食消费建议

6～12岁的儿童体格与智力发育快速，运动能力、自主性、独立性增强，可接受和理解食物与健康的相关知识。由于他们有更多的时间在学校，所以教师和家长有责任教导并帮助儿童养成良好的饮食习惯。

1. 零食应是合理膳食的组成部分，不要仅从口味和喜好选择零食

正餐是儿童青少年营养的主要来源，当正餐未能满足其营养需要时，可以选择适量零食作为补充。要重视零食的营养价值，不要仅按口味和喜好来选择零食。

2. 选择新鲜、易消化的零食，多选奶类、水果和蔬菜类、坚果类的食物

奶类零食含丰富优质蛋白质和钙，水果、坚果类零食含有多种维生素、矿物质和膳食纤维，有利于儿童的正常生长发育。

3. 学习、了解不同零食的营养特点，不要盲目跟随广告选择零食

家长和教师应该利用各种机会教育并指导儿童认识各种零食的营养特点，培养儿童建立正确的饮食观念，多选择低油、低盐、低糖的零食，如新鲜水果、可生食的蔬菜、奶类、坚果类等零食。同时还应教育儿童不要盲目跟随广告选择零食，减少某些不良食品广告的负面影响。

4. 吃零食的时间不要离正餐太近，每天吃零食一般不超过 3 次

儿童吃零食的时间应和正餐间隔 1.5～2 小时。睡前半小时不宜吃零食。吃零食的次数不宜过多，每天最好不超过 3 次。

5. 每次吃零食应适量，避免在玩耍时吃零食

儿童食用零食不宜太多，可以在学习间歇、运动后由学校或家长提供少量零食来缓解儿童的饥饿感，补充少量能量及营养素的需要，但不应影响到下一次的正餐。在玩耍时，儿童往往会在不经意间摄入过多零食，从而影响正餐的进食，造成儿童肥胖或营养不良。因此，家长及学校应当及时纠正这些行为，引导儿童有节制地食用零食，养成良好的饮食习惯。

6. 少吃油炸、含糖过多、过咸的零食

儿童对零食的喜好往往偏重于口感和味道，油炸、甜腻、咸味重的零食对于孩子具有一定的吸引力。但油炸食品含有较多的脂肪，多吃会增加能量的摄入，从而增加超重、肥胖的危险；过甜的零食残留在口中会增加患龋齿的危险；吃咸味重的零食会增加成年后患高血压的危险。

7. 养成多喝白开水的习惯，少喝含糖饮料

含糖饮料营养素含量低，同时能量及糖分较高，经常饮用易造成儿童肥胖及龋齿，并且还会影响儿童正餐的进食量，阻碍营养素的吸收。因此，应当鼓励儿童多喝白开水，少喝含糖饮料，养成良好的饮水习惯。

8. 注意饮食卫生及口腔清洁，少吃街头食品

6～12 岁儿童比较好动，活动、玩耍较多，往往不注意个人卫生。对于此期

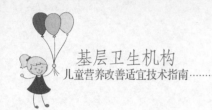

儿童，应当从小养成吃东西前先洗手的好习惯，避免病从口入。吃完零食后，应及时漱口或刷牙，预防龋齿。

街头食品往往卫生状况较差，没有质量保证，易引起食物中毒及胃肠道传染病。应尽量购买正规厂家生产的食品，少吃街头食品，确保零食食用的安全和卫生。

（三）13～17岁儿童青少年的零食消费建议

13～17岁儿童青少年一般都是初中和高中的学生，此年龄段女孩在12岁、男孩在14岁左右即进入生长发育第二个高峰期——青春期发育阶段，体重、身高增长幅度加大，大脑功能和心理发育进入高峰时期，身体活动消耗大，学习负担加重，接触社会增多。此期儿童青少年对食物选择的自主性、独立性更强。家长和教师应及时予以监督管理、教育指导，使其掌握营养与健康相关知识，保持平衡膳食，以促进健康。

1. 零食应是合理膳食的组成部分，不要仅从口味和喜好选择零食

零食可以是日常膳食的组成部分，但不能代替正餐。只有保持每日膳食合理、平衡，才可以满足13～17岁儿童青少年的营养需要，并促进正常的生长发育。另外，选择零食不能只凭儿童青少年的个人口味和喜好，营养价值和是否有利于健康才是需要首先考虑的。

2. 多选奶类、水果和蔬菜类、坚果类等新鲜食物

奶类是含钙丰富的天然食物，新鲜水果、蔬菜类零食含有很多有益于健康的营养成分，坚果富含的卵磷脂对儿童青少年具有补脑、健脑的作用。儿童青少年应多选用奶类、水果和蔬菜类、坚果类零食。

3. 认识零食的营养特点，学会选择和购买有益于健康的零食

可以作为零食的食物虽然很多，但要选择和购买有益于健康的零食，例如奶类及其制品、新鲜水果和蔬菜等都是可以经常食用的零食；应购买由正规厂家生产的零食；购买有包装的食品时要查看生产日期和保质期，尽量选购有食品质量安全"QS"标志的食品。要学会阅读食品的成分标识或营养标签。

4. 根据运动或学习需要，在正餐之间吃适量零食，但每天食用不要太频繁

在两次正餐之间可吃一些零食，作为饥饿时的补充。儿童青少年可根据运动量适当补充一些零食，但每天吃零食的次数不应超过3次，每次吃零食的量不宜过多，以不影响正餐食欲和食量为原则。

5. 在休闲聚会、看电视等情况下，警惕无意识地过量食入零食

儿童青少年在休息闲暇、聚会聊天、上网、看电视/电影时，往往会在不经意间摄入过量零食，影响正餐的进食。建议食用零食要有计划，预先准备少量或者小包装的零食，避免无意识间食用过量。

6. 少吃油炸、含糖过多、过咸的零食

油炸零食提供了较高的能量，长期食用可增加脂肪的摄入；含糖过多的零食容易引起龋齿；若零食中食盐和味精的含量较高，易引发高血压。因此，建议少吃油炸、含糖过多、过咸的零食。

7. 少喝含糖饮料，不喝含酒精饮料

含糖饮料如碳酸饮料、果味饮料等含糖分、能量较高，长期或过量饮用会增加患龋齿、超重与肥胖等危险。含酒精饮料对儿童青少年的心、脑、肺、肾等器官都会造成一定程度的损害，还会影响记忆力和学习成绩，因此，儿童青少年不应喝含酒精饮料。

8. 不要以吃零食的方式来减肥

一些儿童青少年尤其是女孩往往为了减肥而盲目节食，不吃或少吃正餐，饿时就吃零食充饥，长期如此会引起营养不平衡、新陈代谢紊乱、抵抗力下降等问题，影响儿童青少年正常的身心发育。

9. 注意食品卫生和口腔卫生，少吃街头食品

吃零食要讲究食品卫生，不吃变质腐败食物，尤其要少吃街头食品，因为多数街头食品的卫生和质量都难以保证。吃完零食要漱口或者刷牙，尤其是晚上睡觉前，以免生成或加重龋齿。

二、儿童青少年零食指南扇面图

为了使中国儿童零食消费指南的建议更直观，特别设计了儿童青少年零食指

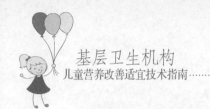
南扇面图（图 6-1 和表 6-1）。

零食指南扇面图共有 10 个纵向扇形区域，分别代表 10 类可以作为零食的食物，并根据每一类零食的营养特点和制作方式，以绿色、黄色和橙色表示 3 个推荐级别，即"可经常食用""适当食用"和"限量食用"。

1."可经常食用"的零食

这些零食营养素含量丰富，同时多为低油、低盐、低糖的食品和饮料。这些食物既可提供一定的能量、膳食纤维、钙、铁、锌、维生素 C、维生素 E、维生素 A 等人体必需的营养素，又可避免摄取过量的油、糖和盐，这些零食属于有益于健康的零食。

2."适当食用"的零食

这些零食营养素含量相对丰富，但却是含有或添加中等量油、糖、盐等的食品和饮料。

3."限量食用"的零食

从营养学角度，这些零食是含有或添加较多量油、糖、盐的食品和饮料，提供能量较多，但几乎不含其他营养素。经常食用这样的零食会增加超重与肥胖、患高血压以及其他慢性病的风险。此处的"限量"并非禁止。

三、对指南主要使用者的建议

本指南旨在促进儿童青少年及其家长，相关政府机构管理人员，营养、食品和农业专业技术人员，幼儿园和学校，食品生产企业紧密合作，创造良好的食物消费环境，引导儿童青少年合理选择和消费零食。

1. 儿童青少年

充分阅读指南内容，了解零食的营养特点和作用，做到合理选择，食用节制。

2. 儿童青少年的家长

正确认识零食的作用，了解各类零食的营养特点。

● 做一个好榜样，与孩子一起享受有益于健康的零食，引导孩子从不同食物类别中选择零食。

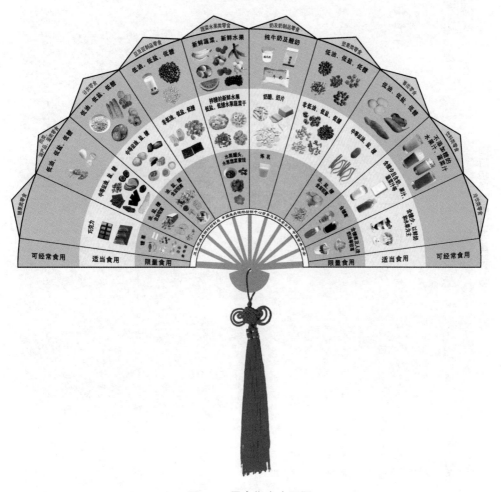

图 6-1 零食指南扇面图

表 6-1　零食指南扁面图对应的图释

零食类别	可经常食用		适当食用		限量食用	
	零食特点	举例	零食特点	举例	零食特点	举例
糖果类	—	—	巧克力	黑巧克力、牛奶纯巧克力等	糖果	奶糖、糖块、软糖、水果糖、果冻等
肉类、海产品、蛋类	低油、低盐、低糖	水煮蛋、水煮虾等	添加中等量油、盐、糖	牛肉片、松花蛋、火腿肠、酱鸭翅、肉脯或肉干、卤蛋、鱼片、海苔片等	油、盐、糖含量较高	炸鸡块、炸鸡翅等
谷类	低油、低盐、低糖	无糖或低糖燕麦片、煮玉米、无糖或低糖全麦面包、全麦饼干等	添加中等量油、盐、糖	蛋糕、饼干等	油、盐、糖含量较高	油炸膨化食品、油炸方便面、奶油夹心饼干、奶油蛋糕等
豆及豆制品	低油、低盐、低糖	豆浆、烤黄豆、豆干等	添加油、盐、糖	豆腐卷、怪味蚕豆、豆干等	—	—
蔬菜、水果类	新鲜蔬菜、新鲜水果	香蕉、西红柿、黄瓜、梨、桃、苹果、柑橘、西瓜、葡萄等	拌糖的新鲜水果、低盐、低糖的水果、蔬菜干	拌糖水果沙拉、苹果干、葡萄干、香蕉干等	水果罐头、和蔬菜蜜饯	蜜枣脯、胡萝卜脯、苹果脯等
奶及奶制品	纯牛奶及酸奶	纯鲜牛奶、纯酸奶等	以奶为主、低糖	奶酪、奶片等	奶油高糖	全脂炼乳等
坚果类	低油、低盐、低糖	花生米、核桃仁、大杏仁、松子、榛子等	非低油、低盐、低糖	琥珀核桃仁、鱼皮豆、花生蘸、盐焗腰果等	—	—
薯类	低油、低盐、低糖	蒸、煮的红薯、土豆等	添加中等量油、盐、糖	甘薯球、地瓜干等	油、盐、糖含量较高	炸薯片、炸薯条等
饮料类	不添加糖的水果汁、蔬菜汁	不加糖的鲜榨橙汁、西瓜汁、芹菜汁、胡萝卜汁等	含糖少且以奶、果汁、蔬菜汁等为主	果汁含量超过30%的果（蔬）饮料、杏仁露、乳酸饮料等	含糖高	高糖分汽水、可乐等、果汁含量小于30%的果味饮料等
冷饮类	—	—	含糖少，以鲜奶和水果为主	鲜奶冰淇淋、水果冰淇淋等	含糖高及人造奶油等含量较高	雪糕、冰淇淋等

● 引导孩子在饥饿时选择吃少量零食，且每天食用不超过 3 次，每次吃零食与正餐的时间间隔以 1.5～2 小时为宜。

● 不以零食作为鼓励或奖励的手段。

3. 卫生部门、教育部门的管理人员

● 阅读和宣传零食消费指南。

● 将零食消费指南纳入幼儿园、中小学学校健康教育计划中。

4. 营养、食品和农业专业技术人员

● 大力宣传零食消费指南。

● 指导儿童青少年合理选择和消费零食。

● 加强对零食营养价值的评价、结果发布与更新。

● 及时修订和完善食品、饮料的国家标准及行业标准，使之更符合营养学要求。

5. 幼儿园和学校行政管理人员及教师

儿童青少年在学校的时间较长，所以学校的行政管理人员及教师需要做到：

● 认真阅读和在校内宣传零食消费指南。

● 与家长经常沟通和共同努力，促进儿童青少年养成良好的零食消费习惯。

● 在学生中增加了解和学习选择有益于健康的零食的活动。

● 幼儿园和学校设专人负责提供与管理学生课间食物。

● 监督和管理校办（或者校外承包）食品店，建议经营者多销售有益于健康的零食。

● 建立方便、易得的安全饮用水设施。

6. 食品生产企业

● 建议开发和生产有营养的、有益于健康的零食。

● 建议实行小份包装。

● 建议标示食物营养标签和健康声明。

● 建议配备营养师。

参考文献及书目

[1] 翟凤英，孔灵芝. 中国儿童青少年零食消费指南（2008）　[M]. 北京：科学出版社，2008.

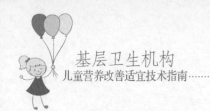
第七章 儿童超重、肥胖和身体活动

一、儿童超重和肥胖

(一) 定义

超重、肥胖是指体质量超过了某一标准参照值，是机体能量摄入和消耗失衡的结果。肥胖是一种代谢性疾病，分为单纯性肥胖和继发性肥胖。单纯性肥胖与生活方式密切相关，以过度营养、运动不足为特征，全身脂肪组织过度增生、堆积，是一种营养障碍性疾病，区别于内分泌、代谢性疾病及药物引起的继发性肥胖。儿童肥胖多为单纯性肥胖。

(二) 原因

影响超重、肥胖的因素很多，包括遗传因素、环境因素、饮食和运动等，超重和肥胖的发生常是各种因素共同作用的结果。

1. 遗传因素

超重、肥胖的发生有明显的遗传倾向。有研究认为，遗传因素对肥胖形成的作用占 20%～40%，目前发现的与肥胖有关的基因有 OB 基因、LEPR 基因、PC1 基因、POMC 基因和 MC4R 基因等，它们负责编码瘦素、瘦素受体、激素原转换酶等蛋白质，这些蛋白质参与影响食欲与能量平衡调节途径，当一种或多种基因缺陷导致这一调节途径失衡时，就可能直接或者间接造成身体脂肪的积累和体重增加。此外，宫内因素比如胰岛素水平等，也可能改变儿童的表观遗传，使其发生肥胖的风险增加。

但总的来说，这些与增加体重有关的遗传因素只是增加了个体在特定环境下脂肪聚积的倾向，至于是否会发生超重、肥胖，更多的还是要看个体行为习惯和生活环境的共同作用。

2. 环境因素

（1）宫内环境：孕期母亲体质指数、孕期体重增长等是儿童超重、肥胖的影响因素，孕期糖尿病、吸烟等也是导致儿童超重、肥胖的风险之一。出生体重也与后天超重、肥胖及代谢性疾病发生相关，有研究发现其相关关系呈 U 形分布，即低出生体重和高出生体重均是后天发生超重、肥胖及代谢性疾病的危险因素。

（2）家庭社会因素：家庭经济状况、父母的职业和受教育程度、居住地区文化习惯等家庭和社会因素都会影响儿童超重、肥胖的发生。父母的行为和生活习惯会直接影响儿童的生活方式，经济状况和受教育程度也影响着他们对卫生保健知识的了解情况和对健康食品的选择。有研究发现，家庭收入和受教育水平低的家庭中儿童更容易发生超重和肥胖。社会的文化习惯会影响人们的观念，很多地区的居民认为小孩越胖越健康，这就可能导致过度喂养而使儿童发生超重、肥胖。居住地的食物供应也影响着儿童食物的选择，进而对体质发育产生影响。

3. 饮食和生活方式

（1）婴幼儿喂养：有研究认为母乳喂养能降低儿童超重和肥胖的发生率，并能对青少年期超重和肥胖有预防作用，其原因是母乳喂养婴儿可以自我调节母乳和固体食物能量的摄入，乳腺上皮细胞产生的瘦素也可以随母乳一起被婴儿吸收。母乳喂养对婴儿生理上的影响被认为可以被记忆下来，从而程序性地预防日后肥胖的发生。此外，辅食添加过早也被认为是儿童超重、肥胖的影响因素之一。

（2）饮食习惯：食物种类、食用量和进食方式都是儿童超重和肥胖的影响因素。儿童的膳食脂肪和能量摄入过多，进食速度快，暴饮暴食，每日主食量多或晚餐量多等都易导致超重、肥胖的发生。同时，经常不吃早餐的儿童肥胖的发生率也高于经常吃早餐的儿童。饮食内容上过于精细，油炸食品、碳酸饮料等摄入过多等都会增加儿童超重、肥胖的风险。

（3）体力活动：体力活动的减少也是儿童超重、肥胖的重要原因。超重与肥胖的本质就是能量摄入和能量消耗的长期不平衡。儿童长时间坐卧、看电视和玩电子游戏而很少运动，使得能量消耗减少，摄入过多的热量转化为脂肪堆积，造成超重、肥胖。

（4）睡眠时间：有研究显示，睡眠减少可以导致儿童体质指数增加，并增加胰岛素抵抗风险，这可能与睡眠过程中有许多调节体内稳态的激素参与有关。

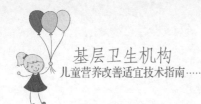
4. 疾病、药物和其他因素

一些继发性的儿童肥胖可能与一些疾病相关，如多囊卵巢综合征、生长激素或甲状腺激素缺乏、假性甲状旁腺功能减退、中枢神经系统疾病等。大剂量长期应用糖皮质激素等药物也会造成儿童肥胖。

（三）危害

超重和肥胖可导致全身各系统的并发症，有些是在儿童期表现，更多的并发症可能是潜在的长期影响，延续发展到成年阶段后发病。

1. 胰岛素抵抗和 2 型糖尿病

肥胖可以降低组织对胰岛素的敏感性而导致胰岛素抵抗，肥胖儿童表现为胰岛素敏感性降低和血胰岛素水平升高，进而可能发展成 2 型糖尿病。

2. 心血管疾病

（1）高血压：肥胖在高血压的发病机制中相当重要，儿童中与肥胖相关的高血压更为常见。超重和肥胖都会使血压不同程度地升高。

（2）血脂异常：儿童肥胖可能造成三酰甘油（甘油三酯）升高和高密度脂蛋白降低，增加发生动脉粥样硬化的危险。动脉粥样硬化虽然发生在成人，但其发展过程却起始于儿童阶段。

3. 消化系统疾病

（1）非酒精性脂肪肝：肥胖引起肝的大泡性脂肪堆积称为非酒精性脂肪肝，是儿童肝脏疾病的最常见原因。

（2）胆石症：肥胖儿童胆固醇代谢增加，导致成石性胆汁产生增加，更易发生胆囊结石。

4. 呼吸系统疾病

（1）阻塞性睡眠呼吸暂停：指睡眠时上气道完全阻塞，虽仍进行呼吸动作，但气体流动停止，即我们常见的打鼾。超重和肥胖儿童阻塞性睡眠呼吸暂停的发生频率明显增加。

（2）肥胖换气不良综合征：这是由极度肥胖导致的在清醒状态下发生肺泡低通气，比较罕见，但若发生，可能会危及生命。

5. 骨骼发育异常

超重和肥胖会对下肢骨骼造成过重的负担，可能造成胫骨近端内侧生长受抑制而发生胫骨内翻，表现为膝关节疼痛和不稳定的 O 形腿，并逐渐加重。

6. 神经系统疾病

肥胖可能导致特发性颅内高压（大脑假性肿瘤），表现为头痛、恶心、呕吐、眼球后痛、视力减退等，特发性颅内高压可以引起严重的视力损伤。

7. 心理问题

超重和肥胖儿童的心理问题较为普遍，常常导致儿童自信心降低、厌恶自己身体、与人疏远、焦虑和抑郁等，并且这些心理障碍会随着年龄的增长而加剧，这对儿童的正常生长和以后的长期发展都有很大的影响。

（四）诊断

1. 临床表现

多数儿童的肥胖属于单纯性肥胖，可发生在任何年龄，常见于 1 岁以内和 5～6 岁。患儿食欲极佳，喜食甜食和高脂肪食物，吃得多，运动少，体重增长迅速，皮下脂肪聚积很厚。患儿行动不便，不喜活动，易疲劳，多汗。

体格检查可见皮下脂肪丰满，分布均匀。腹部和大腿外侧过肥可出现白色或紫色条纹，因体重过重，走路时下肢负荷过度，可造成膝外翻或扁平足、下肢静脉曲张、皮肤褶皱处有慢性皮炎等。

实验室检测可发现血清三酰甘油、胆固醇大多升高，常有高胰岛素血症，血生长激素水平降低。

2. 诊断标准

对于 0～5 岁儿童，目前国际上通用的是世界卫生组织（WHO）的判断标准，即用身高（长）别体重（WFH/WFL）的 Z 评分法来评价儿童的超重和肥胖，具体的儿童生长曲线和 Z 评分标准见第九章"儿童生长发育监测与评价"。

3. 鉴别诊断

对单纯性肥胖的诊断，首先要排除某些内分泌、中枢神经系统疾病引起的继发性肥胖和使用药物所诱发的肥胖，还有一种特殊的营养相关的生长迟缓型肥胖。

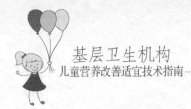

（1）遗传性疾病

1）Prader-Willi 综合征：又称肥胖-生殖无能-肌张力低下综合征，是由于15 号染色体长臂微小缺失所致。患儿发育矮小，智力低下，肌张力低，外生殖器发育不良，婴儿期喂养困难，婴儿后期食欲旺盛，过度肥胖，杏仁形眼裂，上唇薄，嘴角向下，手脚小。

2）Bardet-Biedl 综合征：又称性幼稚多指畸形综合征，常染色体隐性遗传性疾病。患儿肥胖，智力低下，视网膜色素沉着，多指（趾），性功能减低。

3）Alstrom 综合征：又称肥胖-视网膜变性－糖尿病综合征，是位于 2p13 的 ALMS1 基因突变所致。患儿主要表现为色素性视网膜炎，视力减退、失明，神经性耳聋，肥胖，糖尿病。

4）Albright 遗传性骨营养不良症：又称假性甲状旁腺功能减退 Ia 型。患儿智力减退，身材矮胖，圆脸，颈粗，指（趾）短小，并有甲状旁腺功能减退的特征如低血钙、高血磷、手足抽搐等。

（2）内分泌与代谢性疾病

1）高胰岛素血症：由于胰岛 β 细胞增生和胰岛素瘤所致。患儿发作性空腹低血糖，肥胖。空腹血浆胰岛素水平、胰腺 B 超和 CT 有助于诊断。

2）皮质醇增多综合征：又称库欣综合征，由于肾上腺皮质增生、腺瘤所致。患儿出现向心性肥胖，满月脸、水牛背，皮肤紫纹，高血压，生长停滞。血皮质醇水平、肾上腺 B 超和 CT 有助于诊断。

（3）药物性肥胖：长期使用肾上腺皮质激素、胰岛素或促蛋白合成抑制剂可以导致儿童肥胖，停药后肥胖症状逐渐减轻。

（4）生长迟缓型肥胖：主要见于贫困地区的儿童，实际上是由于体重增长快而身高增长速度慢，身高和体重的发育不相匹配，造成超重和肥胖的假象。原因是儿童生长发育过程中，其热量摄入增加时，蛋白质及其他营养素并未能同步增加，不足以满足身高生长的需要，因此出现身高增长滞后的现象。对于这样的生长迟缓型肥胖，如果采取对待单纯性肥胖的措施即控制膳食能量摄入，将是很危险的。此时儿童需要的不是减少能量摄入以减缓体重增长，而是需要增加更高质量的膳食，使身高与体重发育同步、相匹配地增长。

（五）预防

1. 胎儿期

母亲妊娠期间的营养状况对儿童日后超重、肥胖的发生有着重要影响。母亲要注意保持适当的孕期增重，妊娠后期注意合理安排饮食，提倡高蛋白质、低脂肪、富含膳食纤维和维生素的饮食，患有糖尿病的孕妇要控制好血糖，孕期避免吸烟。

2. 婴儿期

婴儿期是出生后预防超重、肥胖的第一个关键时期。母乳喂养可以减少日后发生超重、肥胖的危险，因此，WHO 推荐的最佳纯母乳喂养持续时间为 6 个月。婴儿 6 个月后，需要及时添加母乳之外的辅食，添加辅食应当及时、适量、安全和合理。

3. 幼儿期和学龄前期

在这一阶段，要注意培养健康的行为和生活方式，这对幼儿的健康大有益处。逐渐培养幼儿健康的饮食行为，婴幼儿在食品转换阶段对食物的偏爱、摄入方式等是影响日后超重、肥胖的关键因素，家长要进行正确的引导，改变越胖越健康的错误观念。鼓励和培养幼儿积极参加各种身体活动和力所能及的家务劳动，避免久坐的生活方式，定期监测儿童体重。

4. 医生的措施

医生应该在怀孕初期对父母进行健康教育，普及相关知识，确保孕期健康和适量增重。在儿童出生后，要给家长讲解儿童喂养和运动方面的知识，促使儿童形成健康的饮食习惯和生活方式。推荐家长使用儿童生长发育表格和曲线，监测儿童的身高、体重等生长发育状况，对于有超重和肥胖的儿童及早进行干预和治疗。

（六）治疗

1. 原则和目标

对于 0～5 岁儿童的超重、肥胖，干预治疗的原则是在不妨碍儿童正常生长发育的前提下，改善超重和肥胖的体质状况，预防和治疗相关疾病。因此，对成人可以使用的减肥方法如手术、禁食、药物等，对儿童都不宜使用。对于儿童，不建议使用"减肥"的观念，而应该将"控制增重"作为指导思想。

具体目标包括：超重儿童尽量保持体重不增长，直至生长发育评分恢复正常；肥胖的儿童维持体重不增长，并尝试在保证均衡饮食、提供足够热量的情况下，每月减少体重 0.5 kg，注意减重幅度不能过大。

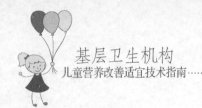
2. 治疗方案

对于单纯性肥胖患儿，治疗方案以运动处方为基础，以行为矫正为关键技术，以饮食调整和健康教育贯彻始终，以家庭为单位，以日常生活为控制场所，儿童、家长、医护人员共同参与。

（1）运动处方：运动可以消耗热量，脂肪细胞释放游离脂肪酸使自身体积变小。运动处方的设计原则是安全、有趣、易于坚持。目前运动疗法主要是选择大肌群参与的节律性有氧运动，如快走、慢跑、骑自行车、游泳、做健身操等，其中水中运动是很好的运动方式，既可以改善有氧运动能力、消耗热量，同时可以利用水的浮力，减轻运动时关节负担。

运动强度应达到使心率在最大心率的 65%～70%，可以用心率达到正常安静时心率的 140%～150% 为标准，运动强度由小到大逐渐增加，重点是长时间的中等强度锻炼，而不要追求高强度运动。每次运动时间不少于 30 分钟，因为在运动初的 20～30 分钟内，糖是主要的供能物质，超过 30 分钟后脂肪才成为主要的供能物质，建议运动时间在 1～2 小时，要注意避免高强度的运动造成无氧代谢和乳酸堆积。运动频率应该达到每周 5 次。

整个运动过程应该包括准备活动、训练活动和恢复运动，注意安全，避免运动损伤。在较长时间的训练活动中间可以有小的休息时间。

（2）行为矫正：建立良好的饮食习惯，避免甜食、煎炸食品、高脂快餐等高热量、低营养密度的食品。每日三餐定时定量，保证早餐的能量供应，减少晚餐的摄入。避免暴饮暴食和狼吞虎咽的进食方式，增加蔬菜、水果的摄入。限制久坐的生活方式，每天看电视、使用电脑和玩电子游戏的总时间不宜超过 2 小时。

医生要与家长进行沟通，找出患儿的行为危险因素。针对主要的危险因素制订行为矫正方案，包括矫正速度、奖励与惩罚、诱导等具体内容。记录患儿行为日记，追踪改善效果。对于有肥胖造成的心理障碍的儿童，应定期进行心理治疗，鼓励儿童，增强儿童自信心，培养自我管理能力。

（3）饮食调整：饮食治疗应在保证儿童生长发育所需营养的前提下，控制热量摄入，采用低脂、低糖、高蛋白质、高膳食纤维的饮食。初期以体重不增加为目标，之后根据儿童体质情况适当减少总热量来缓慢减轻体重，注意不能使儿童体重急剧下降。

对于 2 岁以内的婴幼儿，执行不太严格的方案治疗。奶制品喂养的婴儿，在每次奶量不变的情况下，可适当拉长喂养时间间隔，不主张 2 岁以下儿童食用脱脂奶和低脂奶。有研究显示，对于 6～12 个月的婴儿，低碳水化合物饮食比低脂肪饮食对控制体重的效果更好。对于 6～12 个月的婴儿，如果发生肥胖，应限制奶量，增加水果泥、蔬菜泥的摄入，减少喂养高脂、高糖的辅食。

对于 2 岁以上的超重、肥胖儿童，注意控制总热量摄入，推荐低脂、低热饮食，多吃富含膳食纤维的食物及非精细加工的主食，同时保证优质蛋白质的供应。2 岁以上儿童每天膳食纤维摄入量建议为"年龄数＋5"g。调整三餐供能比例，早餐约 35％，晚餐不超过 30％。超重和肥胖儿童的饮食应该多样化，防止控制热量摄入造成维生素和矿物质缺乏，推荐多摄入低热量、大体积的蔬菜和水果，既满足了饱腹感，又不会摄入过多的能量（表 7-11）。

表 7-1　中国居民膳食能量需要量（EER）*

年龄	能量（MJ/d）		能量（kcal/d）	
	男	女	男	女
0 岁～	0.38 MJ/（kg·d）	0.38 MJ/（kg·d）	90 kcal/（kg·d）	90 kcal/（kg·d）
0.5 岁～	0.33 MJ/（kg·d）	0.33 MJ/（kg·d）	80 kcal/（kg·d）	80 kcal/（kg·d）
1 岁～	3.77	3.35	900	800
2 岁～	4.60	4.18	1100	1000
3 岁～	5.23	5.02	1250	1200
4 岁～	5.44	5.23	1300	1250
5 岁～	5.86	5.44	1400	1300

* 来自中国营养学会《中国居民膳食营养素参考摄入量速查手册》（2013 版）。

（4）药物和手术治疗：药物治疗一般用于 10 岁以上，常规饮食和运动治疗不能改变症状，或已产生胰岛素抵抗等并发症的儿童。对于 0～5 岁儿童，不建议进行药物治疗。手术治疗具有创伤性，一般禁止使用。

二、儿童的身体活动

（一）概述

身体活动指由于骨骼肌收缩产生的机体能量消耗增加的活动。进行身体活动时，人体的反应包括心搏和呼吸加快、循环血量增加、代谢和产热加速等。这些是身体活动产生健康效益的生理基础。活动量不足会增加肥胖、高血压、糖尿病

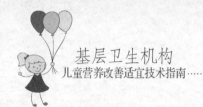

等慢性疾病的发生率。"预防在先"一直是解决国民健康问题的重要原则，而体力活动无疑是疾病预防和健康促进战略最基本的组成部分，但往往也是最容易被人们忽视的一个方面。如果从幼儿期能养成良好的运动习惯，就可能搭建起通往健康生活的重要阶梯。

为有效促进幼儿身心健康发展，家长除了为孩子提供充足、合理、均衡的营养外，还要让孩子进行适宜的身体活动锻炼。然而随着国民经济的飞速发展，我国儿童健康问题日趋显现，家长对孩子过度地保护，使孩子身体运动能力逐渐下降，出现一些像"小胖墩""豆芽菜"之类体态的孩子。这些问题的产生都与我国幼儿身体活动开展的滞后性有关。

1. 幼儿进行身体活动的益处

（1）促进幼儿生长发育：经常参加适量的运动能有效促进幼儿各器官系统的生长发育，提高其身体功能。经常进行身体活动的幼儿对气候变化的适应能力、对疾病的抵抗能力和应急能力都会明显增强。

（2）促进幼儿心理健康发展：幼儿进行身体活动时，除了身体各系统工作之外，还伴随着心理活动的变化，能促使其愉快、活泼、开朗、积极和充满信心等心理品质的发展。

（3）促进幼儿形成良好品德：幼儿在不断克服困难的游戏活动中可以锻炼其勇敢、坚强、有毅力等意志品质。在集体活动中还可以培养起尊重他人、互帮互助等优良品德，这些也都有利于其社会适应能力的发展。

（4）促进幼儿智力发展：研究已证实身体活动可加速脑血流循环，改善脑的营养供应，促进脑神经的发展，从而为幼儿的智力发展提供良好的生理基础。

幼儿作为一个特殊的群体，其身体活动必须符合幼儿身心发展的各年龄阶段特征，这是应遵循的一个基本原则。

2. 幼儿动作发育遵循的规律

（1）由上至下或由头到尾。

（2）由近到远。

（3）由不协调到协调，由泛化到集中。

（4）由粗动作到精细动作。

（5）先会正向动作，后有反向动作：如先会抓东西，然后才能放下东西；先会向前走，然后向后退。

一般来讲，按幼儿动作发育顺序和运动能力发展，可分为四个阶段（表7-2）。第一阶段是从躺卧到直立行走（出生至1岁左右）。即从出生躺卧到10个月

表 7-2　学龄前儿童粗、细动作的发育过程

年龄	粗、细动作
新生儿	无规律、不协调动作，紧握拳（握持反射）
2 月龄	直立位及仰卧位时能抬头
3 月龄	能由仰卧位变为卧位，能用手摸东西
4 月龄	由成人扶着髋部时能坐，可以在俯卧位时用两手支持抬起胸部，手能握持玩具
5 月龄	由成人扶腋下能站直，会两手各握一玩具
6 月龄	能独坐一会儿，用手摇玩具
7 月龄	会翻身，能自己独坐很久，能将玩具从一手换到另一手
8 月龄	会爬，会自己坐起来、躺下去，会扶着栏杆站起来，会拍手
9 月龄	试着站，会从抽屉中取玩具
10～11 月龄	能独立站立片刻，扶椅或学步车能走几步，能拇指、示指对指拿东西
12 月龄	能独走，弯腰拾东西，会将圆圈套在木棍上
15 月龄	走得好，能蹲着玩，能叠一块积木
18 月龄	能爬台阶，有目标地扔皮球
2 岁	能双脚跳，手的动作更准确，会用勺子吃饭
3 岁	能跑，会骑三轮车，会洗手、洗脸、脱或穿简单衣服
4 岁	能爬梯子，会穿鞋
5 岁	能单腿跳，会系鞋带
6～7 岁	能参加简单劳动，如扫地、擦桌子、剪纸、泥塑、结绳等

注：洪黛玲. 儿科护理学. 北京：北京大学医学出版社，2008.

左右的站立，再到 1 周岁左右的行走。此阶段小儿的动作发育的规律是：1 个月尝试抬头；2 个月直抱时能抬头；3 个月仰卧位能变侧卧位，能支起上身；4 个月扶着髋部能坐；5 个月扶腋下能站立，会抓玩具；6 个月能翻身，扶着能站；7 个月会坐；8 个月会爬；9 个月扶物能站；10 个月推车能走；11 个月会站；12 个月会走。在这个阶段，婴儿从躺卧两维的平面观察到直立行走三维的立体观察，它是运动能力孕育的一个突变过程，它使婴儿的双手得到解放，可以在更大的范围内用手触摸和摆弄物品，这对他们通过感知、认识周围世界，促进智力发展有着极大的作用。

　　第二阶段是从行走到跑动（1 岁至 2 岁左右）。在 1 岁半至 2 岁行走比较自如

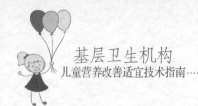
的基础上，逐步发展到 2 岁左右的自由"跑"。这个阶段在教育指导下，攀爬、投掷等基本动作也已有所发展，有的难度增加，在质量上有所提高。这个阶段孕育和发展了幼儿的运动技能，是一个量逐渐积累的过程，它扩大了幼儿生活范围和活动空间，为其智力的发展提供了前提条件。

第三阶段是从跑动到跳跃（2 岁多至 3 岁左右）。在 2 岁多的幼儿中出现了跳跃的准备动作，快满 3 岁已能双脚自然跳动了。在 3 岁半以后一般能掌握双脚向上、向前的跳跃动作，有的出现了单脚跳跃动作。这个阶段幼儿已掌握了几乎全部的基本动作，并在随意运动中运用这些动作。它发展和提高了幼儿的运动技能和技巧，进一步扩大了其生活空间，并促进其智力的发展。

第四阶段是从掌握简单基本动作到开始学习比较复杂的动作（3 岁至 6、7 岁），在这个阶段，建立在已经获得的技能和技巧基础上的条件联系得到巩固，并获得进一步发展和完善，从而在很大程度上保证了这个时期幼儿学习复杂动作与不断增长的运动能力发展的需要。这个阶段进一步解放了幼儿的思想，扩大了生活范围和活动空间，对探索周围世界和大自然环境、促进智能发展起到了重要作用；同时，对幼儿社会化和独立性的形成，为他们进一步成长、步入社会做好了准备。

（二）儿童身体活动技术指导

1. 幼儿的身体活动特点

（1）身体活动游戏生活化：幼儿身体活动的大部分内容是通过游戏活动完成的，身体活动中包含着游戏，游戏中渗透着身体活动。在生活化的游戏中，幼儿参加游戏是为了玩，为了获得生活的愉快和满足，同时也是在过自己的生活。因此，身体活动游戏生活化是幼儿身体活动的特点之一。

（2）身体活动的趣味化：幼儿身体活动的目的，一是锻炼身体，二是培养运动兴趣，所以兴趣是吸引幼儿参与锻炼身体的重要动力，尤其是那些活泼轻快、富于趣味的身体活动游戏，更能激发和培养他们的运动兴趣，从而使他们乐此不疲地参加身体活动。

（3）运动技术的简易化：幼儿掌握的身体动作主要是日常生活中常用的走、跑、跳、投、攀登、钻爬、平衡等基本动作和简单的基本体操，如幼儿的主、被动操，幼儿的模仿操等。这些动作简单易学，技术要求不高，大多数动作贴近生活，学后用于生活。如幼儿学的抬头、翻身、坐立、行走等动作，都是生活中常用的动作，并伴随人的一生。随着年龄的增长，掌握的动作也日益复杂化，除了掌握一些基本动作外，还要注意基本姿势的传授和培养，让幼儿从小养成正确的技术动作和正确的身体姿势。

（4）身体活动的全面性：由于幼儿正处在生长发育的旺盛时期，各器官系统都需要均衡发展，这就决定了幼儿身体活动应具有全面性。在安排活动内容时，要使幼儿的上下肢和各部位都得到全面、均衡、协调的发展，使各种运动素质和身体功能都得到全面提高。尽可能做一些对称性练习，跳跃时应左右腿轮换。通过多种练习手段和方法，使呼吸系统、血液循环系统和神经系统都得到同步协调的发展。

（5）运动负荷的适量化：幼儿进行身体活动时，调控好活动量是一个非常重要的问题，因为活动量的大小直接影响到幼儿身体的发育与健康，影响到幼儿体育活动的成效。幼儿身心尚未发育成熟，骨骼柔软，如果活动量太大，超出了幼儿的生理负荷量，过重的力量负荷可能会造成幼儿组织扭伤、关节脱臼、脊柱弯曲或骨盆变形等有损幼儿健康的问题；如果活动量太小，运动对幼儿身体施加的刺激太小，会失去增强体质的作用，达不到锻炼的目的。因此，只有在体育活动中给予幼儿适宜的活动量，使幼儿的机体承受适宜的生理负荷，才能达到促进幼儿身体正常生长发育和功能协调发展、增强幼儿体质的目的。在运动负荷安排上，遵循适量性原则和"高密度、低强度"原则，防止过度疲劳、过度兴奋，以免影响身心健康。

（6）游戏活动的社会性：幼儿游戏是活泼、具体、形象的，是语言和动作交织在一起的，是一种有目的、有意识地反映现实生活的社会性活动，因而幼儿身体活动具有社会化的特点。如角色游戏"过家家"、结构游戏"盖高楼"、游戏"老鹰捉小鸡"等，都是对现实生活的特殊反映，是社会上某一现象的缩影。因此，游戏能激发幼儿对生活的向往、加深对生活的理解、锻炼社会交际能力，有利于促进幼儿早期社会化行为的发展。

由于幼儿的特殊性，其身体活动内容大致可包括三方面：

一是发展幼儿身体动作能力的基本内容，即包括抬头、翻身、爬行、坐立、扶站、走、跑、跳、投、平衡、攀登等基本动作，它们主要是通过被动性、诱导性、挑逗性和实用性的身体活动方式与娱乐性的游戏来完成的。另外，还包括婴儿主、被动操，幼儿模仿操和徒手操，听口令动作和队形变化等基本操作。

二是促进幼儿生长发育和智力发展的内容丰富、形式多样、富有创意的游戏，如"过家家""盖高楼""老鹰捉小鸡"，以及现代适应各年龄段的游戏等。

三是增进幼儿身心健康、全面发展的体育锻炼项目。幼儿应以跳绳、跳皮

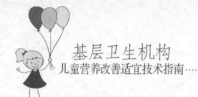

筋、拍小皮球、踢小足球、过独木桥、舞蹈以及结合各种游戏进行跑跳等为主。另外，还可以选择一些适合幼儿的运动项目。

3～6岁正是儿童精力充沛、爱玩爱动的阶段，这对于其身体发育来说是件好事。《3～6岁儿童学习发展指南》中指出，3～6岁儿童应具有一定的平衡能力，动作协调、灵敏，具体表现见表7-3。

表7-3　3～6岁儿童应具备的平衡能力表现

年龄	3～4岁	4～5岁	5～6岁
表现	1. 能沿地面直线或在较窄的低矮物体上走一段距离 2. 能双脚灵活地交替上下楼梯 3. 能身体平稳地双脚连续向前跳 4. 分散跑时能躲避他人的碰撞 5. 能双手向上抛球	1. 能在较窄的低矮物体上平稳地走一段距离 2. 能以匍匐、膝盖悬空等多种方式钻爬 3. 能助跑跨跳过一定距离，或助跑跨跳过一定高度的物体 4. 能与他人玩追逐、躲闪跑的游戏 5. 能连续自抛自接球	1. 能在斜坡、荡桥和有一定间隔的物体上较平稳地行走 2. 能以手脚并用的方式安全地爬攀登架、网等 3. 能连续跳绳 4. 能躲避他人滚过来的球或扔过来的沙包 5. 能连续拍球

注：中华人民共和国教育部. 3～6岁儿童学习与发展指南. 2012.

2. 常见的儿童身体活动

（1）婴儿体操：可分为婴儿被动操和婴儿主、被动操两类。

1）婴儿被动操：适用于出生后6个月内的婴儿，其动作完全由成人来操纵和控制，婴儿处于被动状态。成人帮助婴儿的手臂、腿脚等部位做屈伸、扩展、抬举等动作，同时还可以适当增加一些适度的按摩动作。

成人在帮助婴儿做操以前，应用肥皂将两手清洗干净，指甲不宜过长，同时要注意手的温度，不宜过低。成人的动作要轻柔、缓慢。婴儿做操时所穿的衣服要稍微少一些、宽松些，以动作起来舒适、自如、不出过多汗为宜。

2）婴儿主、被动操：一般适用于6个月以上的婴儿。相比6个月以内的婴儿被动操，此阶段的婴儿操动作范围有所扩大，可以增加躯干部位的弯曲、手的抓握与挥臂、手膝着地的爬动、脚的蹬伸与弹跳、迈步等动作。

（2）爬行：爬行是一项适宜周岁内幼儿的运动项目。研究表明，爬行时幼儿头部上抬、目光前视以及手脚交替而协调地运动，可激发大脑皮层的运动中枢，促进语言功能的发展。

（3）行走：行走是人类最基本的活动方式，属于有氧运动，也是锻炼身体最简单易行的好方法。行走时随着心率上升，幼儿的能量消耗可比安静时增加2～3倍。根据年龄特点和能力特点循序渐进，逐步提高幼儿的行走能力，可以有效促进幼儿的身体发育。

（4）跑步：跑步是幼儿参加竞技活动和游戏的基础运动技能，也是发展儿童的速度和耐力最直接和有效的方法之一。学前儿童安静时心率平均100次/分，在慢速跑步时可以增加到140～150次/分，快速跑步时上升幅度更大。幼儿跑步强度应以稍大于行走为宜，以免因运动强度过大对幼儿身体造成伤害。

（5）游泳：幼儿具有天生的游泳和屏气能力（因其在母亲子宫中就生活在羊水里），此能力出生后逐渐减弱直至消失（一般在3岁半左右消失）。若出生后几天便让其重返水中（水温略高于体温），则可将此能力延续下来，并获得锻炼的益处。欧美一些学者观察到，出生后7～10天即安排游泳课的婴儿，在幼儿期患感冒者减少75%，其体格（体重、身高）与智力（精神及反应）状态也胜过普通幼儿。

（6）跳跃：男、女学前儿童学会双腿跳技能及进入熟练阶段的年龄差别不大，都在2岁左右；单腿跳则是女孩早于男孩学会，女孩2岁半前学会，男孩稍晚，在2岁半以后学会。弹跳时，脑、上下肢、腰、腹部共同参与运动，呼吸、循环加速，血氧增多，既增强幼儿的灵敏性、协调能力和耐力，又对幼儿视觉运动能力的发展具有积极的促进作用。

（7）投掷：投掷是生活和体育活动中的基本动作技能之一。进行投掷运动可以锻炼上肢、腰部、腹部、背部等全身肌肉的力量，同时对身体协调性、目的准确性、速度和空间知觉的发展起到良好的促进作用。学前儿童可通过拍球、滚球等球类器具运动进行练习，既增加了学前儿童的运动模式和乐趣，又锻炼了身体。

（8）柔韧性活动：柔韧是幼儿从事身体活动所必备的一项重要素质。柔韧与速度、力量、耐力、灵敏、协调等素质相融合，综合地作用于机体，使身体形态发生良性变化，健康水平明显提高。柔韧与柔软是两个完全不同的概念和要求。在幼儿身体活动中，需要的是柔韧，要求既柔软又有韧性。影响柔韧的因素很多：首先是组成关节的骨结构，其次是相关肌肉、韧带组织所具有的弹性，最后是关节周围组织体积的大小。它一方面是由遗传决定的，另一方面又可通过后天的锻炼加以改造。

练习柔韧性的方法很多。例如肩胸柔韧多用分腿站立，徒手或手握绳、棍等轻器械，做上臂后举的振肩、扩胸、绕环等练习，或手扶肋木、栏杆做正面、后面的压肩、拉肩等练习；腰、髋柔韧可分腿站立，做体前后侧的屈伸、

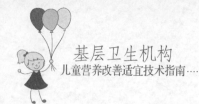

振动、绕环、波浪等练习；腿部柔韧可在站立或行进间，做前后侧不同的压腿及直腿踢腿、弹腿等；踝关节柔韧可站或坐，做单腿或双腿踝关节的压、屈伸、绕环等。

3. 幼儿身体活动指导建议

（1）首先要培养幼儿进行身体活动的兴趣

1）利用幼儿好奇、好动的特点，引导他们进行适合的体育活动。在幼儿学会走路后，逐步让他们在走、跑、跳的基础上，进行一些简单游戏，掌握平衡、投掷、攀登等基本技能，应注意安全保护工作。

2）利用幼儿好胜心强的特点，用比赛的方式鼓励幼儿积极参加体育活动。例如，家长在安全的地方和孩子进行跑步比赛，鼓励孩子取胜并让他们得到满足感，激发幼儿参加体育活动的积极性。

3）利用幼儿喜欢交往的特点组织体育活动。幼儿有天然的群集感，他们喜欢在一起玩，家长对此应加以引导和鼓励。这种群体的、自发的、活泼的活动要比家长硬性强迫孩子进行体育活动的效果好得多。

4）利用节假日或休息时间带幼儿到户外进行适当的活动，如散步、爬山、游泳等。幼儿在这些体育活动中既能呼吸新鲜空气，又能在大自然中陶冶情操。还要积极鼓励和支持幼儿参加各种集体体育比赛活动，如幼儿园的运动会、社区组织的幼儿文体活动等。这样不仅有利于幼儿动作的发展，培养活动的兴趣，而且有利于儿童认知等其他方面的发展。

（2）注意保障幼儿活动时的人身安全。幼儿身心发育尚未成熟，在进行身体活动时，看护人一定要精心呵护和照顾，但也不宜过度保护，以免剥夺幼儿自主学习的机会。首先幼儿活动的场地、器械、用具均应安全、适用、卫生。在保证其安全的情况下，尽量让幼儿自由地活动。同时，看护人可结合幼儿身体活动的内容对其进行安全教育，培养幼儿在活动中的自我保护能力。

（3）儿童身体活动要全面，动作选择要难度适宜。在安排幼儿进行身体活动时应做到活动形式和内容的多样化、综合化，这时其各器官系统、身体素质都能得到全面的发展。我们还应该以幼儿的身心发展特点、动作发展水平及需要为依据，选择难度适宜的动作，使幼儿能够得到充分、科学的运动，并能在这些运动中达到促进身体生长发育的目的。

学前儿童不宜进行的九类运动：①拔河；②力量训练；③长跑、负重跑；④掰手腕；⑤极限运动；⑥兔子跳；⑦倒立；⑧滑板；⑨小区健身器材。

（4）注意幼儿活动时保持正确的姿势。幼儿已初步掌握了一些人体所必需的生活和运动技能，但各种身体活动基本技能的发展尚不成熟。比如走步时经常出现内、外八字步，低头含胸，顺拐等现象；跑步时出现左右摆臂不协调、张嘴呼吸等问题；练习平衡动作时，经常出现胆小怕事、左右摇晃、动作不协调等情况。因此，看护人在幼儿进行身体活动时要注意教育和培养幼儿正确的姿势，避免出现形态上的不对称、畸形等。

（5）掌控好幼儿身体活动时的活动量。学前儿童身体发育尚未成熟，一次运动的时间最好不要超过 1 小时，中间可休息一会儿再运动。一天的运动量不能过大，以运动后孩子不感到疲劳为宜。

1）根据年龄差异确定合理的"量"：同样的活动量对于 3 岁的幼儿可能是超负荷的，而对于 5 岁的幼儿也许还达不到适宜量，所以在安排幼儿身体活动时，要考虑幼儿的年龄差异，不同的年龄运动量要求也应不同。

2）根据季节、天气、活动场地等调控活动量：在指导幼儿进行身体活动时，要考虑到气候、季节等客观条件的影响。一般秋冬季气温比较低，活动量可适当增大，可选择跑或跳的活动；夏季气温较高，易产生疲劳感，甚至中暑，可以适当减少幼儿的运动量，可多选择钻或投掷的活动。如在公园、游乐场等比较适宜幼儿活动的地方，可适当增加幼儿的活动量，但如在马路或遇沙尘、雾霾等天气时，就要尽量减少幼儿户外的活动时间和量。幼儿运动时可能会大量出汗，所以在活动前可以先脱去外衣，活动结束休息时再穿上，确保不因出汗而着凉。贴身的衣物以棉制品为好，以及时吸掉汗水。

3）根据不同的运动项目或运动器械调控活动量：因为不同的运动项目或运动器械会产生不同的运动量，且同一种器械不同的玩法所产生的活动量也不同，所以在为幼儿安排活动时，要考虑不同运动项目或运动器械来调控幼儿的活动量。如幼儿跳绳、骑车的运动量就高于荡秋千，前者活动的时间可适当少于后者。

（6）合理安排好幼儿身体活动的各环节。幼儿在参与体育活动时，最好要有运动前的热身环节和运动后的放松环节。热身运动是某些全身活动的组合，在主要身体活动之前，为随后更为强烈的身体活动做准备。运动后认真放松能使人从运动到停止运动之间有一个缓冲、整理的过程。

（7）利用多种活动发展身体平衡和协调能力，如走平衡木，或沿着地面直线、田埂行走，或玩跳房子、踢毽子、蒙眼走路、踩小高跷等游戏活动。

（8）发展幼儿动作的协调性和灵活性，如鼓励幼儿进行跑跳、钻爬、攀登、投掷、拍球等活动，玩跳竹竿、滚铁环等传统体育游戏。对于拍球、跳绳等技能性活动，不要过于要求数量，更不能机械训练。

（9）通过运动锻炼孩子优良的态度和品质。坚强、勇敢、自信的意志品质，认真、主动、乐观的学习态度，合作、团结、互相关心、自强不息的美德对幼儿

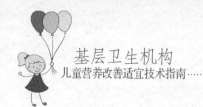

的身心发展具有重要的促进作用。看护人要充分发挥运动本身的教育作用，让幼儿在运动中克服一个又一个困难，以培养自己坚强的意志品质，遵守运动规则，培养儿童互相关心、互相帮助的团结意识等。

（10）要规律、连续、多样地安排幼儿的身体活动，不要总以为他/她还很小。爱好、性格等大多在幼儿时期形成，看护人应尽量每天都安排一定的时间让幼儿进行身体活动，规律的安排有助于幼儿养成良好的运动习惯。同时要注意灵活运用多种多样的内容和组织形式来开展运动，这些形式的运动相互补充、相互配合，才能达到强身健体的目标。

（三）如何评价身体活动是否适宜

幼儿身心发育尚未成熟，在进行身体活动时需要看护人的精心呵护和照顾，但看护人又不宜过度地保护和包办代替，以免达不到锻炼身体的目的，同时也可能剥夺了幼儿自主学习的机会，养成过于依赖的不良习惯，影响其主动性、独立性的发展。那么我们怎样评价幼儿的身体活动是否适宜呢？

1. 身体活动能帮助形成正确的体态姿势

在幼儿进行身体活动时，要注意幼儿的体态，帮助他们形成正确的姿势。如提醒幼儿要保持正确的站、坐、走姿势，发现有八字脚、罗圈腿、驼背等骨骼发育异常的情况，应及时就医矫治。幼儿用的桌、椅和床要合适。椅子的高度以幼儿写画时双脚能自然着地、大腿基本保持水平状为宜；桌子的高度以写画时身体能坐直，不驼背、不耸肩为宜；床不宜过软。

2. 身体活动量适宜

（1）观察法：在幼儿活动过程中，看护人要注意观察幼儿的面部表情、面色、呼吸、情绪、出汗状况等变化，及时做出判断，随时调节运动负荷，防止幼儿过度疲劳，对幼儿身体造成伤害。若幼儿的呼吸虽急促但仍有规律，表明此活动量尚合适；若发现幼儿的呼吸无规律，出现紊乱，上气不接下气，则说明活动量过大，需及时进行调整。表 7-3 和表 7-4 分别为学前儿童生理负荷与心理负荷评价参考表。

表7-4　学前儿童体育活动生理负荷评价参考表

项　目	等　级		
	轻度疲劳	中度疲劳	非常疲劳
面色	稍红	相当红	非常红或苍白
汗量	不多	较多	大量出汗
呼吸	中速	较快、加深	急促、节律紊乱
精神	愉快	略有倦意	疲乏

注：任绮. 学前儿童体育与健康. 北京：清华大学出版社，2012.

表7-5　学前儿童体育活动心理负荷评价参考表

项　目	等　级				
	一级	二级	三级	四级	五级
注意力	很集中	集中	一般	不太集中	分散
情绪	很高涨	高涨	一般	不太高涨	低落
意志	很努力	努力	一般	不太努力	疲沓

注：任绮. 学前儿童体育与健康. 北京：清华大学出版社，2012.

（2）测量法：活动密度测量法。活动密度就是在一次体育活动过程中，幼儿真正的活动时间和总活动时间（包括等待活动时间）之比。如真正活动的时间是10分钟，整个活动过程的总时间是20分钟，则活动密度为10/20，即50％。一般幼儿适宜的活动密度为40％～60％，要注意活动密度只有结合活动的负荷和时间才有意义。还可根据孩子的脉搏来评价幼儿的活动量。根据科研资料以及学前儿童体育活动的实践，适合于学前儿童的身体活动量的参考数据表7-6。

表7-6　学前儿童适宜身体活动量

项　目	最佳值
活动前后心率之差	40～50 次/分
活动时平均心率	140～170 次/分
心率恢复时间	5分钟以内
活动密度	40％～60％

3. 活动方式多样化

通过这些活动能促使幼儿身体正常生长发育、功能协调发展，发展幼儿身体

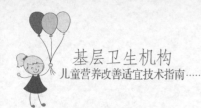
素质，提高幼儿机体适应能力，促进幼儿身体健康。

4. 激发幼儿体育活动兴趣

通过这些身体活动能激发或培养幼儿参加体育活动的兴趣，使幼儿养成积极锻炼的良好习惯。

5. 增进幼儿心理健康

幼儿从这些身体活动中体会到了运动的成功、快乐和自信，激发幼儿愉快的情绪，培养幼儿良好的心理品质与个性，增进幼儿心理健康。

6. 促进幼儿社会性的发展

这些身体活动能丰富幼儿的知识和经验，发展幼儿的智力，促进幼儿社会性的发展。

（四）3～6 岁肥胖儿如何通过身体活动来控制体重

1. 活动内容

活动内容主要选用移动身体并可以持续较长时间的运动项目，包括长跑、跳绳、接力跑和快步走等项目。由于幼儿不能将注意力较长时间集中在一项运动上，因此在活动的内容上一般组合三个以上项目，做循环练习，并以游戏为主，但要体现持续运动的特点。应注意增加支撑关节的肌肉力量锻炼，为以后运动负荷的增加打下基础。具体方法可参照体重正常儿的身体活动方法。

2. 活动负荷

适宜活动心率范围为 110～140 次/分，但在开始时心率可以稍低，以 90～100 次/分为宜。从事主要活动内容的持续时间不少于 20 分钟。活动时最好分成几节，中间适当休息。根据身体活动的效果，确定负荷量的递进速度，原则上每周延长 5 分钟，直到 40～60 分钟；开始阶段 2～3 次/周，以后每 1 个月增加 1～2 次/周，直到 4～5 次/周。

3. 注意事项

（1）身体活动要持之以恒，不要随意停止

（2）在每次活动前都要做 5～10 分钟的准备活动，主要内容采用伸展练习或者徒手体操等。活动结束以后也要做 10 分钟左右的放松练习，内容同上。

（3）整个活动的周期一般以 3 个月为宜。

（4）活动的时间安排在晚餐前 2 小时进行效果最好，这样比其他时间活动多消耗 20％的能量。

（5）对于幼儿来说，减肥不要急于求成，在保证每天热量摄入不变的前提下，一般每周体重下降 0.25～0.5 kg。

参考文献及书目

[1] 吴希如，秦炯. 儿科学 [M]. 北京：北京大学医学出版社，2003：111-115.

[2] 梁黎，傅君芬. 儿童肥胖与代谢综合征 [M]. 北京：人民卫生出版社，2012：1-25.

[3] 吴升华. 儿科治疗指南 [M]. 南京：2012：8-13.

[4] 常素英，何武，陈春明. 中国儿童营养状况 15 年变化分析—5 岁以下儿童生长发育变化特点 [J]. 卫生研究，2006，35（6）：768-771.

[5] 陈芳芳，米杰. 儿童肥胖的评价标准及流行现状 [J]. 实用儿科临床杂志，2007，22（23）：1837-1840.

[6] The WHO Child Growth Standards [S/OL]. http://www.who.int/childgrowth/en/.

[7] 中国营养学会. 中国居民膳食营养素参考摄入量速查手册（2013 版）[M]. 北京：中国标准出版社，2014：12-13.

[8] 葛可佑. 中国营养科学全书 [M]. 北京：人民卫生出版社，2004.

[9] 任绮，高立. 学前儿童体育与健康 [M]. 北京：清华大学出版社，2012.

[10] 刘馨. 学前儿童体育 [M]. 北京：北京师范大学出版社，2002.

[11] 洪黛玲. 儿科护理学 [M]. 北京：北京大学医学出版社，2008.

[12] 中华人民共和国教育部. 3～6 岁儿童学习发展指南. 2012.

[13] 常翠青. 青少年运动与健康 [C]. "5·20"中国学生营养日营养与健康高层论坛资料汇编，2005：22-25.

[14] 陈飞飞. 把握运动量促进幼儿体育发展 [J]. 教师，2012（10）：123.

[15] 任建龙，林宏. 关于学前儿童动作、身体运动智能开发的问题初探 [J]. 网络财富，2010（4）：14-15.

[16] 柳倩. 基于《3～6 岁儿童学习与发展指南》的学前儿童基本运动能力研究 [J]. 早期教育（教科研版），2014（5）：23-26.

[17] 矫祯玉，于秀. 沈阳市学前儿童运动状况分析 [J]. 体育世界，2011（8）：22-23.

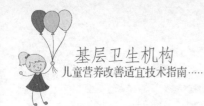
第八章 营养不良与营养缺乏病

　　合理的营养能够促进儿童生长发育，维持健康，减少疾病；反之，则会引起营养不良。儿童营养不良包括营养低下和营养过剩。长期缺乏一种或多种营养素可造成儿童营养低下，严重的营养低下影响婴幼儿和儿童的正常发育，并引发各种相应的临床表现或病症，称为营养缺乏病。儿童营养缺乏病以儿童生长发育滞后为特征，其结果是体重的增长与年龄的增长不成比例。身高和体重是评价儿童营养状况的常用指标，判断儿童健康和营养状况的最好方法是评价其生长发育。营养过剩则是指由于食物和营养物质过量摄入，超过了其生长发育的生理需要，而表现为在体内过多堆积，如超重、肥胖或其他不良病症。

　　婴幼儿及儿童时期的健康状况对其一生都将产生深远的影响。早期发现婴幼儿喂养及营养状况方面存在的问题，及时纠正营养缺乏、预防亚临床微量营养素缺乏，将有助于婴幼儿的生长发育及一生健康。

一、蛋白质-能量营养不良

　　蛋白质-能量营养不良是由于缺乏能量和（或）蛋白质所致的一种营养缺乏症，主要见于 3 岁以下婴幼儿。以体重明显减轻、皮下脂肪减少和皮下水肿为特征，常伴有各器官系统的功能紊乱。蛋白质-能量营养不足依据其症状可分为 3 型：干型（消瘦、干燥）、湿型（水肿、肿胀）及介于两者之间的复合型。在我国严重的蛋白质-能量营养不良已经很少见，但轻度蛋白质-能量缺乏在一些地区仍然存在，常常发生在城市收入较低的家庭、农村儿童以及较贫困地区的儿童。轻度蛋白质-能量缺乏的儿童可能出现生长发育滞后、瘦小、肌肉无力，伴有反复的感染等症状。因此，改善儿童能量和蛋白质营养状况，增加优质蛋白质和某些特定氨基酸的摄入量对儿童的正常生长发育是非常重要的。

（一）病因

1. 摄入营养素不足或膳食安排不合理

摄入营养素不足或膳食安排不合理是儿童发生蛋白质-能量营养不良的两个主要原因。主要为摄入的能量不足，同时存在蛋白质摄入不足或质量不高。婴儿喂养不当，如母乳不足，奶粉配制过稀，6 月龄未能及时合理添加辅食，以及长期以淀粉类食品喂养，都可引起此症；幼儿期多因偏食、零食摄入过多、不吃早餐等不良的饮食习惯引起。

2. 吸收不良

唇裂、腭裂、幽门梗阻、腹泻、过敏性肠炎等疾病的发生会影响儿童蛋白质及其他营养素的吸收率。

3. 需要量增加

急、慢性传染病的恢复期，生长发育的快速阶段，糖尿病、大量蛋白尿、发热性疾病、甲状腺功能亢进、恶性肿瘤等可导致机体营养素和能量需要量增加。

（二）疾病特征

早期表现为体重不增，逐渐为体重下降，皮下脂肪减少以至消失，皮肤干燥、苍白、失去弹性。重度者可有精神萎靡，反应差，体温偏低，无食欲，腹泻、便秘交替，凹陷性水肿。

1. 胎儿期营养不良

常发生在妊娠中期，易累及神经及精神运动的发育，导致幼儿期认知及智能缺陷；发生在孕后期则影响骨骼及脂肪组织的发育，引起出生低体重，导致身材矮小。

2. 新生儿营养不良

可为胎儿期营养不良的继续，也可发生于出生后 1 个月内，多与喂养不当，唇、腭裂有关。表现为体重减轻、"小老人"外貌、好哭、烦躁、食欲下降等。

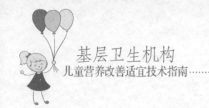

3. 幼儿期营养不良

幼儿期不良的饮食习惯或全身性的疾病等多种原因导致能量、蛋白质摄入不足或吸收不良。早期表现为倦怠无力，面色苍白，食欲减退、便秘或腹泻的消化功能紊乱；多数患儿有睡眠不安、夜惊等神经系统症状；迁延不愈者影响骨骼发育。

4. 常见的并发症

（1）贫血。

（2）多种维生素缺乏：主要为维生素 A、维生素 B、维生素 C 及维生素 D 缺乏。

（3）微量元素缺乏：主要为锌、铁、铜、硒缺乏。

（4）反复感染：上、下呼吸道感染，鹅口疮、结核病、中耳炎、尿路感染，腹泻迁延不愈。

（5）自发性低血糖症：久病不愈患儿可突然出现不伴抽搐的面色灰白、神志不清、脉搏减慢、呼吸暂停的低血糖症状。

（三）诊断与鉴别诊断

1. 诊断

（1）喂养史及体格检查：根据年龄、有不良喂养史、体重下降、皮下脂肪少以及多系统功能紊乱的症状和体征诊断。早期轻症者经纵向生长监测显示体重增长落后。

（2）体格测量：5 岁以下营养不良体格测量指标的分型和分度（符合一项即诊断）：①体重低下：其体重低于同年龄、同性别参照人群中位数 2 个标准差（即 $-2SD$），低于中位数 2～3 个标准差（即 $-3SD \sim -2SD$）为中度低下，低于中位数 3 个标准差（即 $-3SD$）以下为重度低下；②生长迟缓：其身长低于同年龄、同性别参照人群中位数 2 个标准差（即 $-2SD$），低于中位数 2～3 个标准差（即 $-3SD \sim -2SD$）为中度迟缓；在中位数 3 个标准差（即 $-3SD$）以下为重度迟缓；③消瘦：其体重低于同性别、同身高参照人群中位数 2 个标准差（即 $-2SD$），低于中位数 2～3 个标准差（即 $-3SD \sim -2SD$）为中度消瘦；低于中位数 3 个标准差（即 $-3SD$）以下为重度消瘦。

（3）实验室检查：①血浆白蛋白浓度降低：如视黄醇结合蛋白、甲状腺结合前白蛋白，代谢周期短，反应灵敏，为特征性早期诊断特征。②血浆胰岛素生长因子 1 降低：其降低程度与体格发育指标异常程度相关。③多种血清酶活性降低：如胆碱酯酶、淀粉酶、氨基转移酶、碱性磷酸酶等。④微量元素浓度下降：如铁、锌、硒、铜、镁浓度降低，尤其是锌降低显著。⑤血糖水平降低：呈糖尿病型耐量曲线，胆固醇水平也降低。

2. 鉴别诊断

因蛋白质明显缺乏出现水肿的患儿，应与心脏、肾疾病引起的水肿，结核性腹膜炎，肝硬化所致的腹水以及过敏性水肿等鉴别。上述疾病出现的水肿一般都伴有这些疾病的其他特征，而且对特殊治疗有效。鉴别诊断还包括吸收障碍、先天性缺陷、内分泌疾病或情感剥夺等引起的继发性生长发育不良。还需鉴别由糖原代谢障碍和囊性纤维变引起的肝、脾大。

（四）治疗

1. 处理并发症

如腹泻时的脱水和电解质紊乱、酸中毒、休克、肾衰竭、自发性低血糖、继发感染及维生素 A 缺乏所致的眼部损害等。

2. 去除病因

如纠正消化道畸形，控制感染性疾病，根治各种消耗性疾病，改进喂养方法等。

3. 调整饮食

根据消化能力和病情逐渐调整饮食：①轻度营养不良：从每日 250～334 kJ/kg（60～80 kcal/kg）开始，中、重度营养不良从每日 167～230 kJ/kg（40～55 kcal/kg）开始，缓慢、少量增加饮食。②消化吸收能力转好后逐渐增加到每日 500～710 kJ/kg（120～170 kcal/kg）。③母乳喂养应按需哺喂；人工喂养从稀释奶开始，逐渐增加奶量和浓度。④蛋白质摄入每日从 1.5～2.0 g/kg 开始，增加到每日 3.0～4.5 g/kg。⑤另应给予蛋类、肝泥、肉末、鱼粉等高蛋白质食物，必要时添加酪蛋白水解物或氨基酸混悬液。

4. 促进消化药物

包括 B 族维生素和胃蛋白酶、胰酶等；锌制剂可提高味觉敏感度并增加食欲，每日口服元素锌 0.5～1 mg/kg。

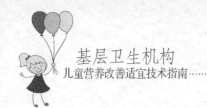

（五）预防

鼓励母乳喂养婴儿，从 4～6 月龄开始及时、合理添加辅助食品；为了增加幼儿的能量摄入量，可适当增加一些油脂类和硬果类食物的摄入量，例如花生、核桃等；同时也要提供优质的蛋白质，如奶类、蛋类、豆制品和肉类等，以补充谷类食物蛋白质的不足；为了满足维生素 A、维生素 C 和矿物质的需要，还要注意提供适量的新鲜蔬菜和水果。幼儿的每日用餐次数可增加到 4～5 次。

按时进行预防接种，防止患各种传染病，及时矫治唇、腭裂，幽门狭窄等影响消化功能的先天畸形。应用生长发育监测图及时发现体重增长缓慢，并予以纠正；当发生严重营养不良时，应及时到医院就诊。

二、维生素 A 缺乏病

维生素 A 缺乏病是因体内维生素 A 摄入不足导致的全身性疾病。儿童维生素 A 缺乏常表现为体格发育迟缓，皮肤干燥、角化脱屑，夜盲，结膜干燥，抵抗力下降，易患呼吸道和消化道疾病。尽管我国严重病例少见，但经调查，维生素 A 亚临床缺乏病仍有 11.7％的发病率，所以维生素 A 缺乏病依然是儿童重点防治疾病之一。

（一）病因

1. 原发性因素

新生儿血清和肝维生素 A 水平低于母体，出生后未得到充分补充，新生儿血浆中视黄醇结合蛋白水平低导致血浆维生素 A 下降。

2. 消化吸收影响

（1）膳食中脂肪含量过低。
（2）胰腺炎、肠炎、腹泻等胃肠功能紊乱影响维生素 A 消化吸收。

3. 储存利用障碍

消耗性疾病，如麻疹、猩红热、结核病、肺炎等会消耗体内维生素 A 储存。

4. 蛋白质缺乏

蛋白质缺乏使携带维生素 A 的蛋白质——视黄醇结合蛋白和前白蛋白缺乏，导致运转障碍而影响维生素 A 代谢。

（二）疾病特征

早期可无症状、体征，称为亚临床缺乏。此时血相对剂量反应试验提示肝储存维生素 A 减少。继续发展可出现以下表现：①眼部：夜盲或暗光中视物不清出现最早，数周后开始出现干眼症表现。在消耗性感染性疾病后，可发生角膜溃疡、坏死，甚至失明。②皮肤：开始皮肤干燥、脱屑，逐渐形成毛囊丘疹，指（趾）甲变脆易折、多纹等。③生长发育障碍：骨骼的长骨增长停滞而身高落后，牙齿釉质易剥落，易发生龋齿。④易发生感染性疾病：维生素 A 缺乏早期已影响免疫功能，常发生呼吸道或消化道感染，且迁延不愈。

（三）诊断

1. 临床诊断

有长期动物性食物摄入不足，多次消化道疾病、急性传染病史或营养不良表现应警惕该病的发生。出现畏光、夜盲或干眼以及皮肤症状者，一般不难诊断。但早期亚临床维生素 A 缺乏病的检出需借助于实验室检查。

2. 实验室检查

（1）血浆维生素 A 测定：婴幼儿正常水平为 $300\sim500\,\mu g/L$，低于 $200\,\mu g/L$ 可诊断，$200\sim300\,\mu g/L$ 为可疑亚临床状态缺乏。

（2）相对剂量反应（RDA）试验：为高度怀疑时的诊断性指标。方法是空腹采血（A_0）后口服视黄醇制剂 $450\,\mu g$，5 小时后再次采血（A_5），分别测定维生素 A 水平，按公式 8-1 计算 RDR 值，该值大于 20% 为阳性，确定亚临床维生素 A 缺乏。

$$RDR = \frac{A_5 - A_0}{A_5} \times 100\% \qquad (公式\ 8\text{-}1)$$

（3）血浆视黄醇结合蛋白测定：儿童正常水平为 $30\,\mu g/dl$，$20\sim30\,\mu g/dl$ 为边缘状态，低于 $20\,\mu g/dl$ 为维生素 A 缺乏。

143

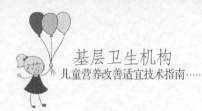

（4）视觉功能检查：暗适应和视网膜电流变化检查可发现暗光视觉异常，用于亚临床维生素 A 缺乏辅助检查。

（四）治疗

1. 一般治疗

增加膳食中维生素 A 及胡萝卜素的摄入，婴儿用维生素 A 强化配方奶粉，积极治疗原有营养缺乏病及其他慢性病。

2. 维生素 A 治疗

轻症每日口服维生素 A 7500～15 000 μg（2.5 万～5 万 U）。肠道吸收障碍者，先每日肌肉深部注射维生素 AD 注射剂 0.5～1 ml，症状好转后改口服。

3. 眼部治疗

抗生素眼药预防继发性感染，如 0.25％氯霉素眼药水或 0.5％红霉素眼膏，一日 3～4 次；鱼肝油滴眼，保护角膜与结膜。

（五）预防

预防维生素 A 缺乏最好的办法是注意膳食营养平衡，以及其他有关营养素的摄入量，特别是蛋白质和脂肪。婴儿应母乳喂养，孕妇及乳母应适量食用乳、蛋、动物内脏及深色蔬菜，多吃富含胡萝卜素的蔬菜和水果也有助于改善维生素 A 的营养状况。如果在短期内膳食得不到明显改善，可选择维生素 A 强化食品和营养补充剂，如鱼肝油等。

三、维生素 B₁ 缺乏病

维生素 B_1 缺乏病又称脚气病，是由于缺乏水溶性维生素 B_1（又称硫胺素）引起的全身疾患，以多发性神经炎、组织水肿、循环失调及胃肠道症状为主要特征。本病多发生在以白米为主食的地区，治疗及时可完全恢复。

（一）病因

长期偏食、饮食单调、营养不平衡、烹调方式不合理都容易发生硫胺素摄入不足；机体处于特殊生理状态，如儿童患某些疾病时，可导致机体对硫胺素的需要量增加；机体吸收和利用发生障碍，例如长期腹泻和肝、肾疾病等。

（二）疾病表现

维生素 B_1 缺乏初期主要有淡漠、疲乏、食欲差、恶心、急躁、腿麻木等症状。症状程度和性质与缺乏程度以及急、慢性有关。婴儿脚气病起病较急，发病突然，误诊时患儿可死亡。发病初期可有食欲缺乏、呕吐、兴奋、腹痛、便秘、水肿、心搏快、呼吸急促和困难。婴儿脚气病以心血管症状为主，其特点是常伴有喉水肿和失声，形成独特的喉鸣（脚气病哭声）。晚期患儿的症状是发绀、心脏扩大、心力衰竭、肺充血及肝淤血；若发生脑充血、脑高压，可发生强直性痉挛、昏迷甚至死亡。

（三）诊断

维生素 B_1 缺乏病的诊断主要根据膳食营养缺乏史和疾病表现，向患儿看护人详细了解患儿的营养状况、饮食习惯、家庭食物烹调方式以及有无影响维生素 B_1 摄取和需要量增加的疾病等，若有营养不良和/或维生素 B_1 吸收不良、消耗过多等因素达 3 个月以上，应考虑本病的可能。结合临床表现，必要时可通过试验性治疗来明确诊断。

（四）治疗

婴幼儿脚气病需立即治疗。每天维生素 B_1 10 mg，肌内注射，连续 5 天。症状缓解后可改为口服，每天 10 mg。对哺乳期婴儿的乳母，应给以维生素 B_1 治疗，10 mg 每天 2～3 次。

（五）预防

儿童膳食安排要注意食物多样化，不要常吃过细的精白米面，煮饭时不要丢

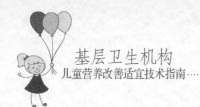

弃米汤，畜肉中猪瘦肉和内脏、杂粮、坚果和鲜豆中硫胺素含量较高，在给小儿安排膳食时适当增加这些食物，可有助于改善硫胺素的营养状况。对于群体硫胺素缺乏的预防，面粉中强化硫胺素等多种复合微量营养素是最有效的措施。

四、维生素 B_2 缺乏病

维生素 B_2 又称核黄素，广泛分布于自然界植物和动物体内，其最佳来源是牛奶、母乳、鸡蛋、动物内脏和绿叶蔬菜。人体内核黄素贮存很少。目前，单纯的核黄素缺乏已很少见，通常是多种营养素联合缺乏。核黄素缺乏还可影响其他营养素的摄取和利用。

（一）病因

摄入不足是儿童发生核黄素缺乏的最常见原因，如婴幼儿通过辅食摄入不足，烹调方式不合理（如淘米过度、蔬菜切碎后浸泡等），在加热和暴露于阳光的过程中核黄素易被破坏；食用脱水蔬菜或婴儿食物多次烹煮等均可导致核黄素摄入不足。

（二）疾病表现

维生素 B_2 缺乏主要表现为眼、口腔、皮肤的炎症反应。眼部症状为眼结膜充血、角膜周围血管增生、睑缘炎、畏光、视物模糊、流泪。口腔症状为口角湿白、裂隙、疼痛、溃疡，唇肿胀、裂隙、溃疡，以及舌疼痛、肿胀、红斑及舌乳头萎缩；典型症状为全舌呈紫红色，中间出现红斑，清楚如地图样变化。皮肤症状主要表现为一些皮脂分泌旺盛部位，如鼻唇沟、下颌、眉间以及腹股沟等处，出现黄色鳞片。维生素 B_2 缺乏还可干扰铁在体内的吸收、贮存及动员，加重铁缺乏，严重影响儿童的生长发育。

（三）诊断

因为维生素 B_2 缺乏病常与其他维生素的缺乏共存，加之唇炎、舌炎、口角炎和皮肤症状均无特异性，临床诊断比较困难。角膜血管增生虽是一项较好的诊断指标，但若与沙眼共存，诊断往往不易。详细询问膳食史有助于诊断，试验性治疗也可有效帮助诊断。实验室检查较为可靠，但不易在基层进行。

（四）预防

核黄素是我国居民膳食中最容易缺乏的微量营养素之一。由于谷类加工精细程度对核黄素的存留量有显著影响，故不宜让儿童长期食用过度精细的米面。饮食中增加富含核黄素食物是改善儿童核黄素营养状况与预防缺乏的有效方法，例如动物性食物，特别是动物内脏如肝、肾、心以及蛋黄和奶及奶制品。绿色蔬菜也是非常好的核黄素来源。绿叶蔬菜中核黄素含量比根茎类和茄瓜类高。天然谷类食品的核黄素含量较低，但强化和添加核黄素的谷类食品核黄素含量显著提高，可适当选择食用。豆类的核黄素含量也很丰富。此外，对于幼儿园食堂的工作人员，应加强营养知识的学习，合理调配膳食，改进烹调方法，减少烹调过程中核黄素的损失，充分利用豆类、蔬菜和动物的内脏及蛋类，预防幼儿核黄素及其他营养素缺乏。

五、维生素 C 缺乏病

维生素 C 又称抗坏血酸。如从饮食中得到的维生素 C 不能满足需要，可导致维生素 C 不足和缺乏。维生素 C 缺乏病又称坏血病，临床上典型的表现为牙龈肿胀、出血，皮肤瘀点、瘀斑，以及全身广泛出血。

（一）病因

食物中维生素 C 供应不足主要是由于食物中缺乏新鲜蔬菜、水果，或在食物加工过程中处理不当导致维生素 C 被破坏。乳母膳食中长期缺乏维生素 C，或以牛乳或单纯谷类食物长期人工喂养，而未添加富含维生素 C 辅食的婴幼儿易患此病。

（二）疾病表现

坏血病的早期症状是倦怠、疲乏、急躁、呼吸急促，牙龈疼痛、出血，伤口愈合不良，关节、肌肉疼痛，易骨折等。典型症状为牙龈肿胀出血、牙床糜烂、

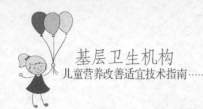

牙齿松动，毛细血管脆性增加。严重时可导致皮下、肌肉、关节处血肿形成，出现贫血等症状。值得注意的是，坏血病需达到严重程度时才出现典型的临床症状，临床上较为少见。

（三）诊断

根据儿童的饮食营养史，典型的临床表现，特别是具有特征性的皮肤病变，一般可作出诊断。儿童多见于 6 个月至 2 岁的婴幼儿。孕妇孕期摄入足量维生素 C，则出生后 2～3 个月的婴儿体内储存的维生素 C 可供生理需要；若孕母患此病，则新生儿出生后即出现症状。

（四）预防

多吃新鲜蔬菜和水果等含维生素 C 丰富的食物。有些野果维生素 C 含量很高，如刺梨、猕猴桃等，鲜枣中维生素 C 含量也很高。由于维生素 C 在烹调时遇热、遇碱或金属易被氧化分解而失去活性，因此烹调蔬菜的时间不宜太长。蔬菜切碎、浸泡、挤压、腌制也会导致维生素 C 损失，所以应注意食物的科学加工，防止维生素 C 被破坏。孕妇及乳母应多食富含维生素 C 的食物，如新鲜蔬菜和水果，提倡母乳喂养，婴儿出生后 2～3 个月需开始添加含维生素 C 丰富的食物。幼儿及学龄前儿童应养成不挑食、不偏食的良好饮食习惯。

六、钙与维生素 D 缺乏病

儿童正处于生长发育的高峰期，因此适当补充钙和维生素 D 有助于儿童的生长发育。佝偻病是小儿常见的疾病，主要由维生素 D 缺乏引起。该病虽然不会直接危及小儿的生命，但是由于发病广，并且一旦发病将会使机体的抵抗力降低，容易合并肺炎、腹泻等疾病，故被列入我国小儿四病防治之一。

当儿童生长发育速度显著加快，而钙的摄入量又不能满足其生长发育需要时，就会出现抽筋、小腿疼痛和生长发育迟缓等症状。此时，有必要给儿童补充钙和维生素 D，目前市售的多种钙剂都可以有效预防儿童钙缺乏病。应当注意的是，在补钙的同时，还应同时补充适量维生素 D，以增加钙质的吸收和利用。

（一）病因

佝偻病的发病原因主要是日光照射不足（缺少户外活动）以及没有及时补充维生素 D。妊娠期营养不良、肝肾疾病、慢性腹泻以及早产、双胎、多胎，使婴儿体内储存维生素 D 不足。此外，婴幼儿户外活动少、日照时间短、城市建筑物遮挡、大气污染等也会影响内源性维生素 D 的合成。与成人相比，儿童对钙的需要量相对比较高。我国的膳食组成以植物性食物为主，含钙丰富的食物不多，且钙磷比例严重倒置，不利于钙的吸收和利用；同时，存在植物酸含量高等多种不利于钙吸收的因素。奶类的消费量很低，这与有相当一部分人群不习惯喝奶有关。

（二）疾病表现

1. 初期多见于 3 个月以内婴儿，表现为多汗、夜惊、易激惹，特别是入睡后头部多汗，由于汗液刺激，患儿常摇头擦枕，造成枕秃或环形脱发等神经兴奋性增高的非特异性症状。

2. 活动期早期未经治疗症状加重，6 个月以内婴儿可有乒乓球样的颅骨改变，逐渐出现方颅、"鸡胸样"畸形，至开始站立与行走后形成膝内翻（"O"型）或膝外翻（"X"型）。部分患儿会出现手足搐搦症（俗称"抽筋"）。佝偻病患儿可延至 1 岁出牙或 3 岁才出齐。严重者牙齿排列不齐，釉质发育不良。

（三）诊断

主要根据上述临床表现结合血钙、血磷检测结果。6 个月以内婴儿还需仔细了解母亲孕期缺乏日照、维生素 D 与钙摄入不足史和缺钙症状。

（四）预防

孕妇应多户外活动，食用富含钙、磷和维生素 D 的食物，妊娠后期应补充维生素 D 800 U/d。

家长应带小儿多做户外运动，多晒太阳是改善维生素 D 营养状况和佝偻病最简单有效的措施。要广泛宣传，平均每天让小儿到户外活动 1 小时以上，应在树荫下活动，不要暴晒。

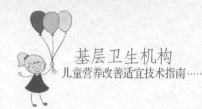
牛奶是钙和磷的最佳来源，也是一种营养丰富的食品，不仅钙含量高（通常每 100 ml 牛奶提供钙超过 110 mg），并且利用好，还含有促进人类生长发育和维持健康所需的许多必需营养成分。牛奶所含的各种营养成分和比例比其他食物更适合人类的生理需要，并且在其他食物中添加了牛奶或奶类制品可明显提高这种食品的蛋白质营养价值。因此，牛奶、其他奶类及其制品应是最佳的补钙食品，营养丰富，所含钙质易于吸收。早上如能喝上一杯奶，除了提供优质的钙，同时还能为一天的活动提供能量、优质蛋白质和维生素。

七、营养性缺铁性贫血

在我国儿童铁缺乏和缺铁性贫血仍然是影响儿童生长发育的常见病。铁缺乏通常没有明显的临床表现，只有通过实验室检查才能发现。贫血的主要表现为皮肤、黏膜逐渐苍白，以唇、口腔黏膜和甲床较为明显，易疲乏，烦躁不安，注意力不集中，不爱活动，可有头晕、眼花、耳鸣、食欲减退、异食癖（如嗜食泥土、冰、粉笔等），影响机体的免疫力，常会出现合并感染等症状。

（一）病因

营养性缺铁性贫血是由于机体中铁的摄入不足、需要增加或丢失过多，造成体内铁缺乏，导致血红蛋白合成减少所致。临床上以小细胞低色素性贫血、血清铁蛋白减少和铁剂治疗有效为特点。发病年龄多为 6 个月至 2 岁。

（二）疾病表现

本病发病缓慢，其临床表现随病情轻重而有不同。

1. 一般表现

皮肤、黏膜逐渐苍白，以唇、口腔黏膜及甲床较明显。患儿易疲乏，不爱活动。年长儿可诉头晕、眼前发黑、耳鸣等。

2. 髓外造血

可表现为肝、脾轻度增大；年龄越小、病程越久、贫血越重，肝、脾增大越明显。

3. 非造血系统症状

（1）消化系统症状：食欲减退，少数有异食癖（如嗜食泥土、墙皮、煤渣等）；可有呕吐、腹泻；可出现口腔炎、舌炎或舌乳头萎缩；重者可出现萎缩性胃炎或吸收不良综合征。

（2）神经系统症状：表现为烦躁不安或萎靡不振，精神不集中、记忆力减退，智力发育落后。

（3）心血管系统症状：重度贫血时心率增快，心尖区可闻及收缩期杂音，严重者心脏扩大，甚至发生心力衰竭。

4. 其他

因细胞免疫功能降低，常合并感染。可因上皮组织异常而出现反甲。

5. 实验室检查

（1）外周血象：血红蛋白降低明显，血细胞比容降低，血涂片可见红细胞大小不等，以小细胞为多，中央淡染区扩大。平均红细胞容积（MCV）<80 fl，平均红细胞血红蛋白量（MCH）<26 pg，平均红细胞血红蛋白浓度（MCHC）<0.31。网织红细胞数正常或轻度减少。白细胞、血小板一般无改变，个别极严重者可有血小板减少。

（2）骨髓象：呈增生活跃，以中、晚幼红细胞增生为主。各期红细胞均较小，胞浆少，染色偏蓝，显示胞浆成熟程度落后于胞核。骨髓涂片用普鲁士蓝染色镜检，缺铁时细胞外铁减少（0～＋），红细胞内铁粒幼细胞数$<15\%$。

（3）铁代谢检查：血清铁蛋白（SF）是诊断缺铁的敏感指标，低于$12\ \mu g/L$提示缺铁。红细胞游离原卟啉（FEP）>0.9 mol/L 即提示细胞内缺铁。SF 值降低、FEP 升高而未出现贫血是红细胞生成缺铁期（IDE 期）的典型表现。血清铁（SI）、总铁结合力（TIBC）和转铁蛋白饱和度（TS）这三项检查可反映血浆中铁的含量，通常在 IDA 期才出现异常，即 SI 和 TS 降低，TIBC 升高，其中 SI$<9.0\sim10.7\ \mu mol/L$（$50\sim60\ \mu g/dl$）、TIBC$>62.7\ \mu mol/L$（$350\ \mu g/dl$）、TS$<15\%$有诊断意义。

（三）诊断

诊断依据：①具有明确的缺铁原因，如喂养不当、生长发育过快、胃肠道疾病和慢性失血等；②血清铁蛋白小于$12\ \mu g/L$；③外周血呈小细胞低色素性改变；④血红蛋白降低符合 WHO 儿童贫血诊断标准，即 6 个月至 6 岁<110 g/L。

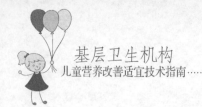
（四）治疗

主要为去除病因和补充铁剂。

1. 一般治疗

根据患儿消化能力，适当增加含铁质及维生素 C 丰富的食物，注意饮食的合理搭配，纠正偏食等不良的饮食习惯。伴有感染者应积极控制感染，有慢性失血性疾病者应给予及时治疗。

2. 补充铁剂

尽量给予铁剂口服治疗。

1）口服铁剂：临床应用亚铁制剂口服补铁，常用硫酸亚铁（含元素铁 20%）、富马酸亚铁（含元素铁 33%）、葡萄糖酸亚铁（含元素铁 12%）、琥珀酸亚铁（含元素铁 35%）、力蜚能（多糖铁复合物，含元素铁 46%）等。口服铁剂的剂量为元素铁 4～6 mg/(kg·d)，分 3 次口服；以两餐之间口服为宜，既可减少胃肠不良反应，又可增加吸收。同时服用维生素 C 增加铁的吸收。牛奶、茶、咖啡及抗酸药等与铁剂同服均可影响铁的吸收。

2）注射铁剂：适用于口服铁剂治疗无效或胃肠疾病和胃肠手术后不能口服者。注射铁剂易发生不良反应，甚至过敏反应致死，应慎用。常用右旋糖酐铁：剂量以元素铁计算，0～5 月龄婴儿每次 25 mg，6～11 月龄婴儿每次 50 mg，12～23 月龄幼儿每次 75 mg，24 月龄以上（含 24 月龄）儿童每次 100 mg。深部肌内注射，每 2～3 天一次，连用 2～3 周。

3. 输红细胞

适应证：①贫血严重，尤其是发生心力衰竭者；②合并感染者；③急需外科手术者。贫血越严重，每次输注量应越少。Hb 在 30 g/L 以下者，应采用等量换血方法；Hb 在 30～60 g/L 者，每次可输注浓缩红细胞 4～6 ml/kg；Hb 在 60 g/L 以上者，不必输红细胞。

（五）预防

1. 健康教育

指导家长认识发生缺铁性贫血和缺铁的原因，科学合理地安排膳食，改变不良的饮食习惯；增加富含铁的食物摄入量，包括动物血制品、豆类及其制品、黑木耳、芝麻酱、瘦肉等。

2. 孕期预防

加强营养，摄入富铁食物。从妊娠第 3 个月开始，按元素铁 60 mg/d 口服补铁，必要时可延续至产后；同时补充小剂量叶酸（400 mg/d）及其他维生素和矿物质。

3. 早产儿和低出生体重儿

提倡母乳喂养，纯母乳喂养者应从 2～4 周龄开始补铁，剂量 1～2 mg/（kg·d）元素铁，直至 1 周岁。不能母乳喂养的人工喂养婴儿应采用铁强化配方乳。牛乳含铁量和吸收率低，1 岁以内不宜采用单纯牛乳喂养。

4. 足月儿

由于母乳铁生物利用度高，应尽量母乳喂养 4～6 个月；此后如继续纯母乳喂养，应及时添加富含铁的食物；必要时可按每日剂量 1 mg/kg 元素铁补铁。未采用母乳喂养、母乳喂养后改为混合部分母乳喂养或不能母乳喂养的人工喂养婴儿，应采用铁强化配方乳，并及时添加富含铁的食物。1 岁以内应尽量避免单纯牛乳喂养。

5. 幼儿

注意食物的均衡和营养，纠正厌食、偏食等不良习惯。鼓励进食蔬菜和水果，促进肠道铁吸收。尽量采用铁强化配方乳。

八、营养性巨幼红细胞贫血

营养性巨幼红细胞贫血是由于维生素 B_{12} 和/或叶酸缺乏所致的一种大细胞性贫血。多见于 6 个月至 2 岁，2 岁以后极少见。起病缓慢，主要临床表现是贫血及神经精神症状，用维生素 B_{12} 及叶酸治疗有效。发病与摄入量不足、需要增加、代谢障碍、婴儿纯羊乳喂养、长期应用广谱抗生素等有关。

（一）疾病表现

1. 一般表现

多呈虚胖或颜面轻度水肿，毛发纤细稀疏、黄色，严重者皮肤有出血点或

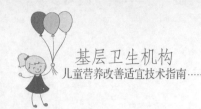
淤斑。

2. 贫血表现

皮肤常呈现蜡黄色，睑结膜、口唇、指甲等处苍白，偶有轻度黄疸；疲乏无力，常伴有肝、脾大。

3. 精神神经症状

可出现烦躁不安、易怒等症状。维生素 B_{12} 缺乏者表现为表情呆滞、对周围反应迟钝，嗜睡、不认亲人，少哭不笑，智力、动作发育落后甚至退步。重症病例可出现不规则性震颤，手足无意识运动，甚至抽搐、感觉异常、共济失调、踝阵挛和巴宾斯基（Babinski）征阳性等。叶酸缺乏不发生神经系统症状，但可导致神经精神异常。

4. 消化系统症状

常出现较早，如厌食、恶心、呕吐、腹泻和舌炎等。

5. 实验室检查

（1）外周血象：呈大细胞性贫血，MCV＞94 fl，MCH＞32 pg。血涂片可见红细胞大小不等，以大细胞为多。

（2）骨髓象：增生明显活跃，以红系增生为主，粒、红系均出现巨幼变。

（3）其他：血清维生素 B_{12}＜100 ng/L，血清叶酸测定＜3 μg /L。

（二）治疗

1. 一般治疗

注意饮食营养，及时添加辅食。

2. 补充维生素 B_{12}

可一次性注射 500～1000 μg；或每次肌内注射 100 μg，每周 2～3 次，连用 2～4 周；有神经系统受累表现者，可给予每日 1 mg，连续肌内注射 2 周以上；有维生素 B_{12} 吸收缺陷者，每月肌内注射 1 mg，长期应用。有精神神经症状者，应以维生素 B_{12} 治疗为主，单用叶酸有加重症状的可能。

3. 补充叶酸

口服剂量为每次 5 mg，每日 3 次，7～14 天或应用至临床症状好转、血象恢复正常为止。同时口服维生素 C 以助叶酸吸收。先天性叶酸吸收障碍者，剂量应增至每日 15～50 mg。因使用抗叶酸代谢药物而致病者，可用亚叶酸钙（甲酰四氢叶酸钙）治疗。

（三）预防

加强营养知识教育，纠正偏食习惯及不正确的烹调习惯。婴儿应提倡母乳喂养，合理喂养，及时添加辅食。孕妇应多食新鲜蔬菜和动物蛋白质，妊娠后期可补充叶酸。在营养性巨幼细胞贫血高发区，应积极宣传改进食谱。对慢性溶血性贫血或长期服用抗癫痫药者，应给予叶酸预防性治疗；全胃切除者应每月预防性肌内注射维生素 B_{12} 一次。

九、锌缺乏病

锌为人体重要的必需微量元素之一，作为多种酶的组成成分参与体内各种代谢活动。儿童缺锌引起的疾病是全身性的，包括食欲缺乏、味觉功能改变、异食癖、生长发育迟缓、性成熟障碍、免疫功能低下等症状。锌缺乏的儿童由于体内蛋白质的合成减少，身高明显低于正常儿童。

（一）病因

1. 摄入不足

素食者或不喜食动物性食物者，由于膳食中的锌易与植酸结合，导致膳食锌的吸收利用降低。感染、发热时需要量增加，但食欲减退，摄食量减少。

2. 吸收障碍

各种原因所致的腹泻，尤其是脂肪泻、吸收不良综合征等；婴儿长期牛乳喂养（牛乳锌的吸收率远低于母乳）。

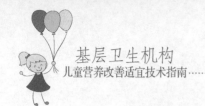

3. 需要量增加

快速生长发育阶段的婴儿、组织修复过程中、营养不良恢复期等锌需要量增多而相对锌缺乏。

4. 丢失过多

反复出血、溶血，长期出汗，大面积灼伤，蛋白尿以及应用金属螯合剂，使锌丢失过多。

（二）疾病表现

1. 消化功能减退

味觉敏感度下降，发生食欲减退、厌食、异食癖等症状。

2. 生长发育落后

生长发育停滞，体格矮小，严重者呈侏儒症；青春期发育延迟，男童睾丸与阴茎过小，女童乳房发育及月经来潮较晚。

3. 疫功能降低

容易发生感染，常见反复感冒、腹泻、肺炎等。

4. 智能发育延迟

表现为认知能力不良、精神萎靡、精神发育迟缓等。

5. 其他

如地图舌、反复性口腔溃疡、创伤愈合迟缓、视敏度降低等。

（三）诊断与鉴别诊断

1. 诊断

（1）病史与临床表现：有长期低锌食物不良喂养史或慢性腹泻史，有厌食、生长发育落后以及上述程度不等的症状和特征者。

（2）实验室检查：①空腹血清（浆）锌测定在正常低值 $10.0 \sim 10.7\ \mu mol/L$（$65 \sim 70\ \mu g/dl$）以下提示缺锌。②餐后血清锌浓度反应（PZCR）试验：空腹取血测血清锌（A_0）作为基础水平，然后按标准进食（总热量按全天的 20％计算，其中蛋白质、脂肪、糖类分别为 $10％ \sim 15％$、$30％ \sim 35％$、$50％ \sim 60％$），餐后 2 小时再测血清锌（A_2）后按公式 8-2 计算 PZCR 值，PZCR＞15％为缺锌。③血清碱性磷酸酶：缺锌时血清碱性磷酸酶下降，补锌后其水平上升。④试验性治疗：症状、体征与实验室检查为可疑者，经单一锌制剂试验性治疗较快取得临床效果时，可明确诊断。

$$PZCR = \frac{A_0 - A_2}{A_0} \times 100％$$

2. 鉴别诊断

（1）家族性体格矮小：其血清锌浓度显著高于锌缺乏病患儿。

（2）单纯性生长激素缺乏：生长激素（GH）激发实验显示 GH 完全或部分缺乏，用 GH 治疗后生长发育有明显改善。

（3）甲状腺功能减退症：表现为生长发育落后，少吃、多睡、排便困难且量少、皮肤粗糙等，血清甲状腺素（T_3、T_4）水平降低，促甲状腺素（TSH）升高，甲状腺素制剂治疗有效。

（4）维生素 C 缺乏病：有明显厌食、烦躁或萎靡、生长迟滞、反复感染等症状，易与缺锌相混淆，但本病有出血倾向和逐渐加重的特点，可见皮肤瘀斑、齿龈肿胀出血、鼻出血、血尿、血便等。

（5）维生素 B_1 缺乏病：精神萎靡、烦躁不安、食欲减退等症状与缺锌相似，但本病早期可出现下肢踝部水肿，甚至延及全身，或伴有心包、胸腔积液和腹水，可以鉴别，神经系统表现常见反应迟钝、哭声嘶哑、喂食呛咳、嗜睡，严重者发生昏迷或惊厥，部分患儿可出现口唇发绀、心率加快等心力衰竭的症状。

（6）其他：营养性疾病如营养不良、营养性缺铁性贫血也有厌食、生长发育迟缓等表现，但通过血红蛋白和血锌检查可以进行鉴别。

（四）治疗

1. 去除病因

积极正确治疗影响锌吸收和利用的原发病。

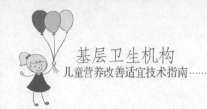

2. 饮食改善

鼓励多进食富含锌的动物性食物，如动物肝、禽蛋、牡蛎等。

3. 补充锌剂

葡萄糖酸锌，剂量为每日锌元素 0.5～1.0 mg/kg，相当于葡萄糖酸锌 3.5～7.0 mg/kg，疗程 2～3 个月。

（五）预防

对于有明显锌缺乏症状的儿童，在保健医生的指导下，可服用单独的锌补充剂、多种矿物质补充剂或多种维生素与矿物质补充剂。对于大多数没有明显锌缺乏表现的儿童，通过增加富含锌食物的摄入量，能够达到改善小儿锌营养状况和预防锌缺乏的目的。一般说来，贝壳类海产品、瘦肉、动物内脏都是锌的极好来源，干果类、谷类胚芽和麦麸都富含锌，奶酪、虾、燕麦、花生和花生酱等也是锌的良好来源，而一般植物性食物中含锌较低，过细加工可导致食物中的锌大量丢失。

十、婴幼儿患病期间的合理喂养

婴幼儿患病期间的合理喂养非常重要，良好的喂养不仅有助于促进身体康复，还可促使婴幼儿的体重恢复和预防营养不良。

（一）生病时要做到坚持喂养

孩子生病时，特别是腹泻或发热时，常常不爱吃饭，食物的吸收也可能减少，如果经常生病，孩子就会因缺少营养造成生长减慢。婴幼儿患病期间，必须要鼓励孩子继续进食和饮水。

母乳是患儿最好的食物，如果孩子还没有断奶，因患病虚弱不能自己吸奶时，母亲可将乳汁挤在一个干净的碗中，用小勺喂给孩子。已开始添加辅助食品和已断奶的孩子，可以为他们提供喜欢吃的食物，通常是细软的和容易消化的食物，每次宜少吃一点，尽可能多喂几次。

(二) 患病时的饮食选择

要根据孩子的病情和身体状况及时合理制作食物：幼儿的病情较重时，可喂些米汤、豆浆、菜汤、牛奶、蛋花汤等稀的食物，每日喂6～7次。待病情稍好些，可改为细软的食物，如稠粥、面条、包子、馄饨、鸡蛋羹（蒸鸡蛋）、瘦肉末、鱼肉、豆腐；还可给切得很碎的黄色或深绿色蔬菜，如胡萝卜、南瓜、菠菜、小白菜和水果等，每日喂5～6次为宜。

患病期间，小儿可能不想吃东西，但是应尽可能喂养以按年龄需要推荐的食物种类。即使如此，他们每次也可能吃得不多。12个月至2岁的幼儿，只要孩子想吃，可继续喂母乳；需要给孩子添加适宜的辅助食品，例如水果、稠米粥、软米饭、面条、馒头、牛奶、蛋羹、豆腐、肉、鱼、肝泥、血豆腐、水果、蔬菜（土豆、萝卜、豆芽）、香油、动物脂肪。2岁以上幼儿，每天给予正餐3次，在两餐之间给予加餐食物，例如饼或饼干、馒头、酸奶、鸡蛋、水果（苹果、桃、香蕉等）、红薯、胡萝卜、核桃等。

(三) 病愈后要注意及时增加食物量和补充营养

幼儿的父母或其他看护人应掌握的重要护理技能是：如何预防疾病对儿童正常生长发育的不良影响。病愈后，应给孩子额外的食物，以补充患病期间生长上的损失。一个好的方法是，病好以后至少1周内，每日给孩子增加一餐，直到孩子的体重恢复到生病前的水平。如果孩子的体重仍未恢复到病前水平，说明疾病还没有痊愈。如果疾病和食欲减退的状况持续数日，应去医院诊治。病后合理的喂养有助于防止孩子体重下降和营养不良。

参考文献及书目

[1] 白晓玲，郑楠. 实用基层医生儿科诊疗手册［M］. 郑州：郑州大学出版社，2010.
[2] 葛可佑. 中国营养学科全书［M］. 北京：人民卫生出版社，2004.

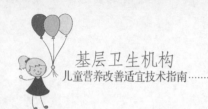
第九章 儿童生长发育监测与评价

一、儿童生长发育的评价方法

儿童营养状况需要用生长发育和营养不良状况等指标综合反映，其中最主要的指标包括身高（长）和体重，通常用生长迟缓、低体重、消瘦和超重（肥胖）来反映。

生长迟缓是蛋白质和微量营养素长期缺乏的累积结果，主要表现为身高（长）低于正常水平，反映了儿童慢性营养缺乏；低体重是由于近期或长期蛋白质和能量等摄入不足导致，反映了儿童的急性或慢性营养不良；消瘦反映儿童急性营养缺乏。常用的评价方法如下：

1. Z 评分法

Z 评分法是进行学龄前儿童营养状况评价时最常用的方法之一。它的优点在于标化了年龄，可以分年龄组进行分析；在群体水平上，不但可以估计低于或高于某界值点的儿童比例，而且可以计算出群体 Z 评分的均数和标准差，可区分营养不良的严重程度。但在使用 Z 评分时要根据排除标准舍去不合理数据。

Z 评分计算公式为：Z 评分＝（测量数据－参考值中位数）/参考值标准差。以 Z 评分＜－2 和＜－3 为界值点来判断中、重度营养不良。

Z 评分法评价儿童生长发育的指标有 4 个：①年龄别体重 Z 评分（Weight for Age Z Scores，WAZ）：WAZ＜－2 为低体重，是判断儿童近期及长期营养状况的指标。国际上常用这个指标作为判断儿童营养不良患病率的依据，**但不用来判断儿童超重或肥胖**。②年龄别身高 Z 评分（Height for Age Z Scores，HAZ）：HAZ＜－2 为生长迟缓，主要反映儿童慢性营养不良。③身高别体重 Z 评分（Weight for Height Z Scores，WHZ）：WHZ＜－2 为消瘦，是急性营养不良的指标；WHZ＞2 为超重，WHZ＞3 为肥胖。④年龄别体质指数 Z 评分（BMI for

Age Z Scores，BMIZ）：这是 WHO 首次在婴幼儿生长发育指标中引入此项指标。体质指数（Body Mass Index，BMI）的计算公式：BMI＝体重（kg）÷身高（m）^{2}，单位为 kg/m^2。BMIZ＜－2 为消瘦，是急性营养不良的指标；BMIZ＞2 为超重，BMIZ＞3 为肥胖。利用 BMIZ 和 WHZ 得到的儿童营养不良率比较接近。目前，解决儿童营养不良问题已经从减少低体重转为预防生长迟缓。

评价群体儿童营养不良的指标主要有生长迟缓率、低体重率以及消瘦率三个指标。判断一个国家或地区儿童营养不良问题的程度，可以参照表 9-1 中的分类来确定。

表 9-1　国家或地区儿童营养不良问题程度分类

	低	中	高	非常高
生长迟缓率（%）	＜20	20～29	30～39	≥40
低体重率（%）	＜10	10～19	20～29	≥30
消瘦率（%）	＜5	5～9	10～14	≥15

2. 生长曲线法

目前，应用最广的是根据 WHO 公布的参数值绘制的生长曲线，以儿童的年龄和身高（长）、体重的测量值在曲线中的位置来判断个体时点的生长发育状况及变化趋势，主要优点是直观、简便、容易掌握。

世界卫生组织儿童青少年生长参考标准数据的由来

在评价体格发育状况时主要采用世界卫生组织（WHO）5 岁以下儿童生长标准（2006）和 5～19 岁儿童青少年生长参考标准（2007）作为参照。WHO 于 1997—2003 年期间进行了多中心生长标准研究，将一项从出生到 24 个月的纵向随访研究与一项对 18～71 个月龄儿童的横断面调查结合起来。最初的生长数据及其有关信息来自不同民族背景和文化环境（巴西、加纳、印度、挪威、阿曼和美国）的 8440 名健康的母乳喂养婴幼儿。本次国际性项目专门选择健康处于最佳状况的儿童，研究目的是创建一个显示儿童理想生长的参考标准。新的 WHO 儿童生长标准认为，在全世界任何地方出生并给予生命最佳开端的儿童，平均生长状况显著相似，这也是新的儿童生长标准在世界各地应用的依据。2007 年，WHO 利用原有的 1977 NCHS/WHO 国际生长参考样本，同时补充了 5 岁以下儿童生长标准数据，应用相同的统计方法构建了 5～19 岁儿童青少年生长参考。

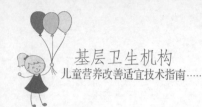

二、儿童体格测量方法

（一）身长和身高的测量

1. 身长的测量

（1）使用的工具及要求：2 岁以下儿童用身长测量计或量床测量身长。

使用前应把身长测量计放置在平坦的桌子或床上，不能倾斜和摇动，并检查有无接缝松动，头板是否与底板呈直角，足板是否倾斜，用钢尺校对两侧刻度是否一致。

（2）测量方法

1）将量板放在平坦地面或桌面。

2）让母亲脱去儿童鞋帽和厚衣裤，使其仰卧于量板中线上。

3）助手固定儿童头部使其接触头板。此时儿童面向上，两耳在同一水平上，两侧耳郭上缘与眼眶下缘的连线与量板垂直。

4）测量者位于儿童右侧，在确定儿童平卧于板中线后，将左手置于儿童膝部，使之固定，用右手滑动滑板，使之紧贴儿童足跟，然后读取读数。

5）以厘米为单位，记录到小数点后一位。

（3）要点与注意事项

1）使用前应检查身长测量床有无裂缝，头板是否与底板呈直角，足板是否倾斜。

2）用钢尺校对两侧刻度是否一致。

3）使用时身长测量床应水平于地面，不能倾斜、摇动。

4）固定儿童头部的时候动作要轻。

5）把儿童的头部放正，并使眼眶下缘与耳郭上缘连线垂直于测量床底板（见图 9-1）。

6）儿童的双腿并拢并紧贴着底板。

7）足板应接触两个足跟。

8）两侧标尺的读数应一致，助手在测量者读数后一定要复诵并在测量者听清认可后再记录。

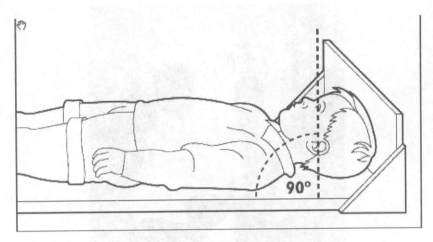

图 9-1 儿童头部位置示意

2. 身高测量

(1) 使用器材及要求：身高计，用于 2 岁及以上儿童的身高测量。

身高计应选择平坦靠墙的地方放置（安全），立柱的刻度尺应面向光源（便于读数）。测试人员测试前应检查校正身高计。方法是以钢尺测量立柱标尺的刻度是否准确，一般测量 10.0 cm，误差不得大于 0.1 cm。同时应检查立柱是否垂直，连接处是否紧密，有无晃动，零件有无松脱等情况并及时纠正。

(2) 测量方法及要点（图 9-2）

1) 测量前校正：保证立柱与踏板垂直，靠墙置于平整地面上。滑测板应与立柱垂直。

2) 测量时，要求儿童脱去鞋、帽、外衣，解开发辫。取立正姿势，站在踏板上，收腹挺胸，两臂自然下垂，脚跟靠拢，脚尖分开约 60°，双膝并拢挺直，两眼平视正前方，眼眶下缘与耳郭上缘保持在同一水平。脚跟、臀部和两肩胛间三个点同时接触立柱，头部保持正立。

3) 测量者手持滑测板轻轻向下滑动，直到底面与颅顶点相接触，此时观察被测者姿势是否正确，确认姿势正确后读取滑测板底面立柱上所示数字。测试人员读数时要用手按住儿童双膝，使之贴紧立柱，注意测量者的眼睛与滑测板在同一水平面上。身高测量以厘米为单位，精确度为 0.1 cm。

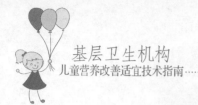
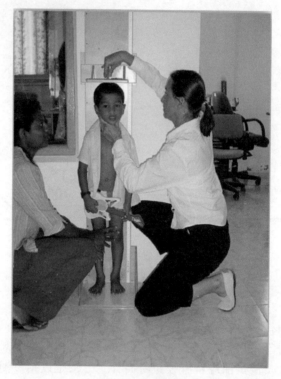

图 9-2　身高测量

（二）体重测量

1. 使用器材及要求

儿童体重测量宜采用精确度较高（例如精确到 0.01 kg）的电子秤（图 9-3）。使用 220 伏交流电或内置电池均可。当电池电量不足时，要及时插上电源。有的电子秤具有"去皮"功能键，可以用于母子共同测量。

在测量前必须调整零点，用标准砝码对体重秤进行校正，也可采取简单的方法：用量筒量取 10 L 水，倒于容器中，以 10 L 水为参考物，来判断体重秤是否符合标准。误差不能超过 0.1 kg。

2. 测量方法及要点

体重秤应放在水平、结实的地面上，且下盖的四个支脚与地面平稳接触，可以调节仪器的水平仪呈水平状态。

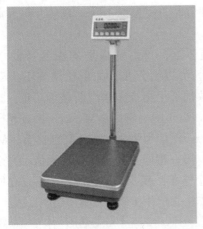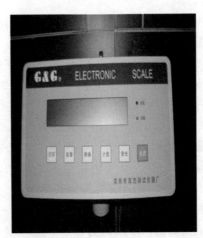

图 9-3　儿童体重秤

实施测量时，儿童应脱去鞋帽和外衣，仅穿背心和短裤。对于 2 岁及以上的儿童，可以自己站在体重秤上，读数并记录。测量结果为净体重，以千克（公斤）为单位，需将结果记到小数点后一位或两位。

对不配合或不能站立的儿童，建议采用两次测量方法：请儿童母亲先站于秤上，稳定后按去皮功能键。当显示"0.00"后，母亲站于秤上接过儿童，此时秤显示的即是儿童的重量。如果没有"去皮"功能，先让母亲抱着 2 岁以下的婴幼儿一同称量，将电子秤显示的数据记录下来，然后放下孩子，再称母亲的体重，两次称量的差值就是孩子的体重，记录到小数点后一位或两位。

寒冷的季节，在保证儿童不受凉的前提下应去掉厚的衣服、包被、尿布等，穿在身上的衣服的重量可以凭经验适当估计后再扣除；也可以在测量前一天将测体重时要穿的衣服先称重，再在测量时将衣服等重量从毛重中扣除。

三、儿童个体生长评价

儿童生长评价需要计算精确的年龄，通常根据儿童阳历的出生日期、测量时间来计算儿童的月龄，加上精确测量的身高（长）和体重，再依据相应的参照标准（WHO 标准见 http://www. who. int/childgrowth/standards/en/），进而评价儿童个体的生长发育状况。主要的方法有两种：

1. 生长发育表

根据儿童的性别、月龄和身高（长）及体重数据，查相应的儿童生长参考值

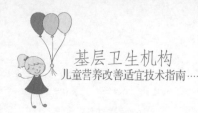
表［应用身高（长）别体重参考值进行评价时，应根据不同的测量方法选择相应
评价表］。

当儿童个体的年龄别身高、年龄别体重、身高别体重均在参考的中位数
（M）减去 2 个标准差（$M-2s$）之上时，可以认为儿童的生长发育不是营养不
良；进一步看身高别体重是否超过中位数加 2 个标准差来判断是否超重。当个体
的年龄别体重$<M-2s$ 时，评价为低体重；当年龄别身高$\geqslant M-2s$，再查相同身高
别体重参考值，当个体身高别体重$<M-2s$，评价为消瘦，当身高别体重$>M+2s$，
评价为超重；当个体年龄别身高$<M-2s$，再查相同身高别体重参考值，当个体身
高别体重$\geqslant M-2s$，评价为生长迟缓；当个体年龄别身高$<M-2s$，再查相同身高
别体重参考值，当个体身高别体重$<M-2s$，儿童存在慢性营养不良。

举例说明：小刚，男孩，年龄 3 岁 5 个月，身高 100.3 cm，体重 16 kg。通
过查询 WHO 男性儿童生长参考值表（年龄别身高参考值表见图 9-4），发现小刚
的年龄别身高在中位数和 $M+1s$ 之间，可以判定他的生长发育正常。

Year: Month	Months	-3 SD	-2 SD	-1 SD	Median	1 SD	2 SD	3 SD
2: 0	24	78.0	81.0	84.1	87.1	90.2	93.2	96.3
2: 1	25	78.6	81.7	84.9	88.0	91.1	94.2	97.3
2: 2	26	79.3	82.5	85.6	88.8	92.0	95.2	98.3
2: 3	27	79.9	83.1	86.4	89.6	92.9	96.1	99.3
2: 4	28	80.5	83.8	87.1	90.4	93.7	97.0	100.3
2: 5	29	81.1	84.5	87.8	91.2	94.5	97.9	101.2
2: 6	30	81.7	85.1	88.5	91.9	95.3	98.7	102.1
2: 7	31	82.3	85.7	89.2	92.7	96.1	99.6	103.0
2: 8	32	82.8	86.4	89.9	93.4	96.9	100.4	103.9
2: 9	33	83.4	86.9	90.5	94.1	97.6	101.2	104.8
2:10	34	83.9	87.5	91.1	94.8	98.4	102.0	105.6
2:11	35	84.4	88.1	91.8	95.4	99.1	102.7	106.4
3: 0	36	85.0	88.7	92.4	96.1	99.8	103.5	107.2
3: 1	37	85.5	89.2	93.0	96.7	100.5	104.2	108.0
3: 2	38	86.0	89.8	93.6	97.4	101.2	105.0	108.8
3: 3	39	86.5	90.3	94.2	98.0	101.8	105.7	109.5
3: 4	40	87.0	90.9	94.7	98.6	102.5	106.4	110.3
3: 5	41	87.5	91.4	95.3	99.2	103.2	107.1	111.0
3: 6	42	88.0	91.9	95.9	99.9	103.8	107.8	111.7

图 9-4　男孩生长参考值表（2～5 岁年龄别身高）

小丽，女孩，年龄 1 岁 5 个月，身长 72.5 cm，体重 9 kg。通过查询 WHO 女性儿童生长参考值表，发现小丽的年龄别身长小于 $M-2s$ 值（图 9-5），可以判定她的生长状况评价为生长迟缓。

Year: Month	Months	-3 SD	-2 SD	-1 SD	Median	1 SD	2 SD	3 SD
0: 0	0	43.6	45.4	47.3	49.1	51.0	52.9	54.7
0: 1	1	47.8	49.8	51.7	53.7	55.6	57.6	59.5
0: 2	2	51.0	53.0	55.0	57.1	59.1	61.1	63.2
0: 3	3	53.5	55.6	57.7	59.8	61.9	64.0	66.1
0: 4	4	55.6	57.8	59.9	62.1	64.3	66.4	68.6
0: 5	5	57.4	59.6	61.8	64.0	66.2	68.5	70.7
0: 6	6	58.9	61.2	63.5	65.7	68.0	70.3	72.5
0: 7	7	60.3	62.7	65.0	67.3	69.6	71.9	74.2
0: 8	8	61.7	64.0	66.4	68.7	71.1	73.5	75.8
0: 9	9	62.9	65.3	67.7	70.1	72.6	75.0	77.4
0:10	10	64.1	66.5	69.0	71.5	73.9	76.4	78.9
0:11	11	65.2	67.7	70.3	72.8	75.3	77.8	80.3
1: 0	12	66.3	68.9	71.4	74.0	76.6	79.2	81.7
1: 1	13	67.3	70.0	72.6	75.2	77.8	80.5	83.1
1: 2	14	68.3	71.0	73.7	76.4	79.1	81.7	84.4
1: 3	15	69.3	72.0	74.8	77.5	80.2	83.0	85.7
1: 4	16	70.2	73.0	75.8	78.6	81.4	84.2	87.0
1: 5	17	71.1	74.0	76.8	79.7	82.5	85.4	88.2
1: 6	18	72.0	74.9	77.8	80.7	83.6	86.5	89.4

图 9-5 女孩生长参考值表（出生至 2 岁年龄别身长）

2. 生长曲线法

WHO 提出了 Z 评分生长曲线，用来评价儿童个体的生长发育趋势。

根据被测儿童的体格测量数据，如身高（长）、体重，按月龄或年龄、性别选用适合的曲线。在横坐标轴、纵坐标轴上找到相应的年龄（月龄，3 个月以下儿童需要精确到周）和体格测量数据值，画一个圆点，这时图上的圆点就说明这个孩子在特定时间以及单次测量的结果。对于 6～12 月龄的婴儿，家长可以在家每个月测量一次身长、体重，并在曲线图上分别标出圆点，再将这些圆点连接起来，就可以反映出孩子的生长趋势。

Z 评分生长曲线图中有绿、红、黑三种颜色的五条曲线（有的图中有两条橙色曲线）。绿色线表示正常儿童生长的中位数水平（可理解为平均水平）；橙色线

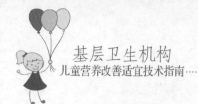

可理解为正常范围的上、下限，如果孩子实际测得数据在两条橙色线之间的范围，属于正常；处于两条橙色线和红线之间表示偏离正常的情况为轻度（如果没有橙色线，两条红色线之间的范围表示正常范围）；红色线可理解为中度异常的界限，两条红线和黑线之间的范围表示体测数据偏离正常的情况为中等；两条黑线之外的范围表示儿童测量数据偏离正常的情况比较严重。

（1）5 岁以下儿童身高（身长）的监测和判断：将测量得到的儿童身高（身长）数据对照相应性别的身高（身长）曲线图，再根据儿童年龄（精确到月龄）和身高（身长）测量值画上圆点：

1）如果圆点在下侧的橙线和红线之间，表明轻度生长迟缓。

2）如果圆点在下侧红线和黑线之间，表明中度生长迟缓。

3）如果圆点在下侧黑线之下，表明重度生长迟缓。

4）如果圆点高于上侧的红线，表明儿童偏高，但是家长最好咨询医生，避免病理性的身材过高。

生长迟缓的原因可能与长期营养不良、家族性矮身材、体质性生长发育迟缓有关，特别是严重生长迟缓，还可能与内分泌功能异常、遗传性疾病有关。

举例：图 9-6 的生长曲线中女孩 1 岁 0 个月，身长 67.8 cm，位置在下侧红线和黑线之间，可以认为中度生长迟缓。

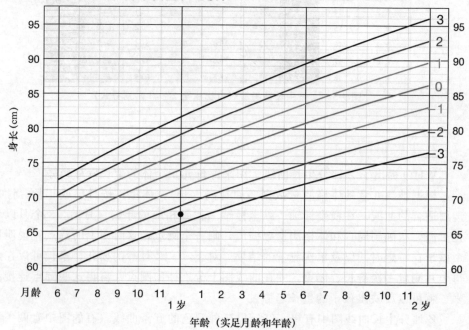

图 9-6　女孩身高生长曲线（6 月龄至 2 岁年龄别身高）

（2）5 岁以下儿童体重的监测和判断：将测量得到的儿童体重数据对照相应性别的体重曲线图，再根据儿童年龄（精确到月龄）和体重测量值画上圆点：

1）如果圆点在下侧的橙线和红线之间，表明轻度体重不足。

2）如果圆点在下侧的红线和黑线之间，表明中度体重不足。

3）如果圆点在下侧黑线之下，表明严重体重不足。

4）若圆点落在上侧的橙线之外的范围内，请采用身高（长）别体重参考值（kg）进行评价。

举例：图 9-7 的生长曲线中男孩 1 岁 1 个月，体重 7.5 kg，位置在下侧的红线和黑线之间，可以认为中度体重不足。

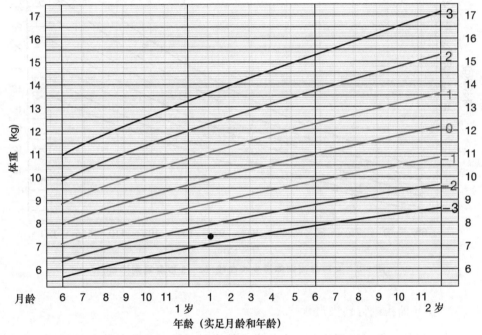

图 9-7　男孩身高生长曲线（6 月龄至 2 岁年龄别体重）

（3）5 岁以下儿童消瘦、超重/肥胖的监测和判断：利用测量得到的儿童身高（长）、体重数据，结合儿童的月龄，找到与孩子性别对应的身高（长）别体重曲线，在合适的位置画上圆点：

1）超重与肥胖的判断

①如果圆点在上侧的橙线和红线之间，可判定为有超重的风险。

②如果圆点在上侧的红线和黑线之间，可判定为超重。

③如果圆点在上侧黑线之上，则为肥胖。

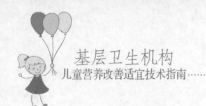

2) 消瘦的判断：消瘦代表了较急性的近期营养不良。

①如果圆点在下侧的橙线和红线之间，可判定为偏瘦。

②如果圆点在下侧的红线和黑线之间，可判定为中度消瘦。

③如果圆点在下侧黑线之外，则为重度消瘦。

举例：图 9-8 的生长曲线中女孩 4 岁 6 个月，身高 106 cm，体重 22 kg，位置在上侧的红线和黑线之间，可以认为超重。

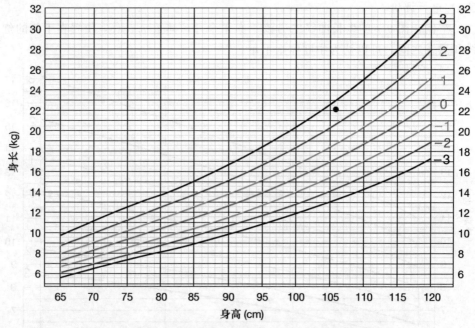

图 9-8　女孩身高别体重生长曲线（2～5 岁身高别体重）

3. 生长曲线进行趋势判断

单个测量结果可以评价儿童生长发育的现况，但由于没有考虑到身高、体重的历史变化，评价存在着一定的局限性，无法反映生长发育的趋势。要想了解儿童的生长发育趋势，需要观察儿童身高、体重、BMI 等同一个指标多个点连接形成的曲线。生长趋势可以表明儿童是否持续健康成长，还可以显示儿童生长发育过程中的问题或风险。

正常儿童的生长曲线通常平行于中间值和 Z 评分曲线。大部分儿童的生长曲线遵循这样一条轨迹：在 Z 评分曲线之间并且大致平行于中间值曲线，曲线可能在中间值的上方，也可能在中间值的下方。在分析儿童的生长曲线时，出现下列情况表示儿童的生长可能出现问题或存在风险。

（1）儿童生长曲线穿过一条 Z 评分线

生长曲线穿过一条 Z 评分线（不仅是图形中标记的 Z 评分线）表明可能存在风险。在正常生长发育的情况下，儿童指标的 Z 评分通常会在＋2 和－2 之间。在理想状态下，儿童同一指标多个值的 Z 评分会非常接近。

图 9-9 提供了两条生长曲线，一条曲线大致围绕着＋2Z 评分曲线的轨迹增长，并按照同一种模式多次穿过，表明没有风险。另一条曲线显示儿童的身体开始偏离期望的成长轨迹，尽管曲线保持在－1Z 和－2Z 评分曲线之间，但实际上这个儿童已经有规律地穿过了 Z 评分，这表明存在风险。

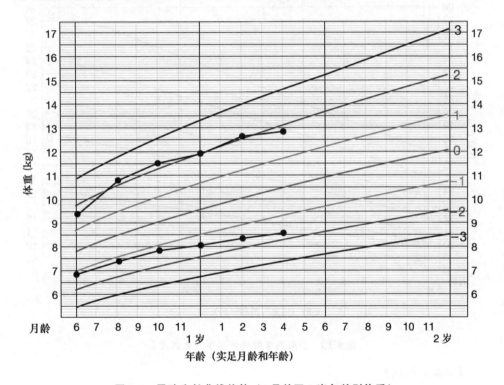

图 9-9 男孩生长曲线趋势（6 月龄至 2 岁年龄别体重）

风险解释要基于曲线趋势改变的位置（相对于中位数曲线）和儿童健康情况。如果曲线倾向于中位数曲线，这可能是一个好的变化；如果曲线倾向于偏离中位数曲线，这表示可能出现问题或风险。如果一个曲线倾斜或下降，导致有可能很快穿过一条 Z 评分线，就需要关注和确认。在图 9-10 中，如果下面的曲线继续保持生长趋势，它将很快穿过分界线（－2Z 评分线），表示体重不足。如果此时注意到一个生长迟缓的、超重或体重不足的趋势，这可能是采取干预并预防

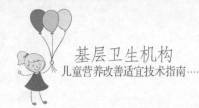

问题出现的最好时机。

【举例：小明】

图 9-10 为小明的年龄别体重生长曲线图，显示了其 2～4 岁的 5 次体重。小明的年龄别体重曲线两年来一直沿着－2Z 评分线增长，这表明他的体重增加正常，只是一个"瘦"小孩。同时也要看他的年龄别身高和身高别体重曲线，如果他是一个高的儿童，那么他的身高别体重曲线可能会出现问题。

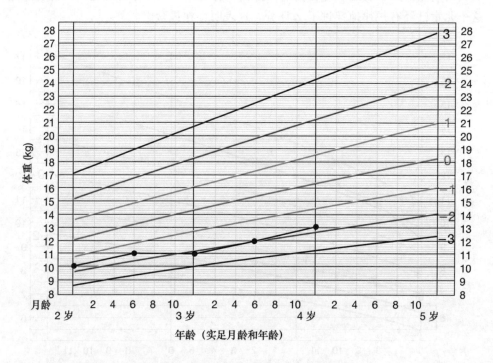

图 9-10 小明的年龄别体重生长曲线趋势

【举例：小花】

小花的年龄别身长曲线图（图 9-11）显示了其 6 个月到 1 岁 6 个月的 5 次测量值。她的年龄别身长曲线在 9 个月的时间里从－1Z 评分线的上面下降到－2Z 评分线的下面，穿过了两条 Z 评分标准线。可以看出，她身长增长已经缓慢，而这正是期望快速增长的年龄，表明目前她生长迟缓。

第九章 儿童生长发育监测与评价

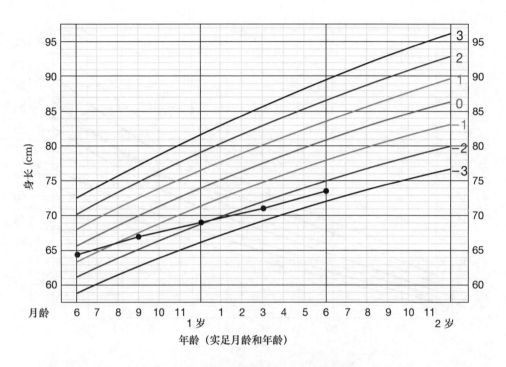

图 9-11　小花的年龄别身长生长曲线趋势

【举例：小杰】

图 9-12 显示了小杰在 2～5 岁期间 5 次测量的身高别体重。在第一次测量时，他的身高别体重在＋2Z 评分曲线的上面，表明他是超重的。随后，他体重的增加幅度相对于身高开始减慢，到第 5 次测量时，小杰的曲线已经快接近身高别体重的中位数曲线。可见，曲线穿过 Z 评分曲线向中位数靠拢，体重增长变缓，这是一种好的趋势。

（2）生长曲线大幅倾斜或下降：儿童生长曲线中出现任何倾斜或下降都应该引起重视。如果一个儿童生病或严重营养不良，在"重新进食"期间曲线会出现大幅倾斜，表明儿童正在进行追赶性生长。此外，持续大幅倾斜是不好的，因为可能提示饮食行为的改变会导致超重。

如果一个儿童的体重快速增长，也要看他/她的身高。如果仅仅体重增长，就是问题；如果儿童的体重和身高成比例增长，则可能是因为喂养改善或治疗作用，儿童从先前的营养不良转为"追赶性生长"。在这种情况下，年龄别体重和年龄别身高将显示出倾斜，同时身高别体重曲线将沿着 Z 评分曲线有规律地变化。

173

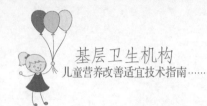

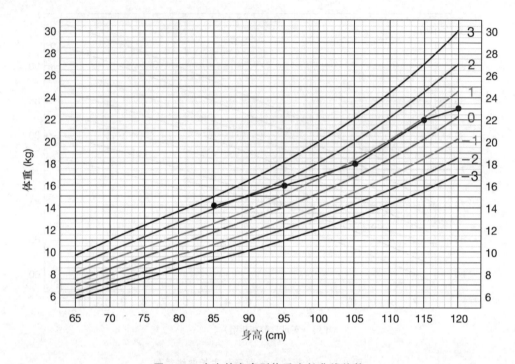

图 9-12　小杰的身高别体重生长曲线趋势

　　如果一个正常或营养不良儿童的生长曲线大幅下降，这提示我们需要了解儿童生长的问题并及时纠正。即使一个儿童超重，也不应该有大幅下降的曲线，体重快速下降是不好的。超重儿童应在身体长高的同时保持体重。

【举例：小风】

　　图 9-13 中，小风的年龄别体重曲线显示，在 10～11 周龄期间，他患了腹泻并且体重下降了 1.3 kg，可见曲线出现了一个急剧的下降。腹泻后，其体重曲线在"重新进食"期间明显上升，恢复了大部分失去的体重。

　　（3）儿童生长曲线扁平，即体重或身高没有增长：一段扁平的生长曲线通常表明儿童的生长发育出现了问题。如果一个儿童的体重保持不变，而身高或年龄不断增长，就提示问题出现了。如果身高在一段时间内没有变化，说明儿童没有生长。有一种例外情况，即超重或肥胖儿童能够在一段时间内保持相同的体重，儿童的身高别体重和年龄别体质指数更接近健康水平。如果一个超重儿童在一段时间内体重减轻，并且体重下降是适度的，儿童身高应该继续增长。然而，如果一个儿童在一段时间内身高没有增长，则提示出现问题，这将在年龄别身长/身

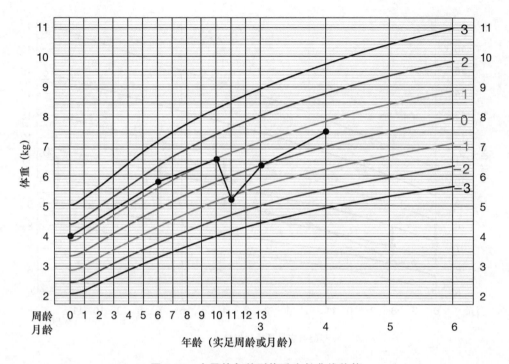

图 9-13　小风的年龄别体重生长曲线趋势

高的曲线图上形成一条明显的平的生长曲线。

　　快速生长期的儿童会有一条陡的生长曲线（例如从出生到 6 个月），在此期间即使有一个月停滞也表明可能存在问题。

　　【举例：小妮】

　　小妮的年龄别体重曲线（图 9-14）显示，从 6 月龄至 8 月龄、1 岁 4 个月至 2 岁曲线是扁平的（停滞）。在相应的生长停滞时间里，小妮患了疟疾（箭头所示）。从 8 个月到 1 岁 4 个月期间，她的生长发育是正常的。生长停滞使小妮的年龄别体重曲线将要穿过 −2Z 评分曲线。

　　【举例：小迪】

　　与小妮的曲线不同，小迪扁平的身高别体重曲线却显示了一个好的趋势。图 9-15 中第一个测量结果显示小迪超重，但在身高增长的同时，体重基本保持不变，第三个测量结果显示，她已经不再超重。

　　（4）年龄别体质指数（BMI）趋势：年龄别体质指数（BMI）不会像体重和身高那样随着年龄增加而增长。儿童年龄别 BMI 曲线图在出生后前 6 个月内，

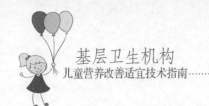

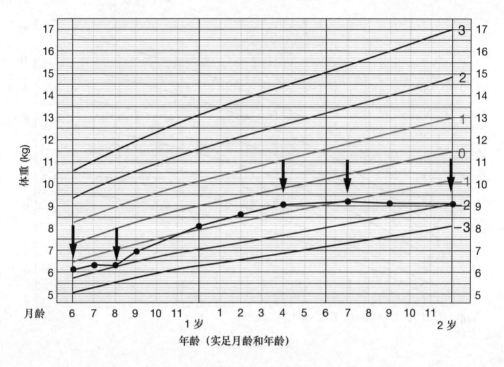

图 9-14 小妮的年龄别体重生长曲线趋势

由于相对于身高，体重增加更快，婴儿 BMI 会快速增长，在婴儿后期 BMI 曲线
会回落，并在 2～5 岁之间保持相对稳定。

与身长/身高别体重类似，BMI 通常用于筛选儿童的超重和肥胖。当分析儿
童超重风险时，参考儿童父母的体重是有帮助的；尤其要注意，儿童超重和肥胖
可能与生长迟缓并存。

【举例：小虎】

小虎的 BMI 生长曲线图（图 9-16）显示他有超重风险。如果他的曲线穿过
了 +2Z 评分线，则提示他超重。

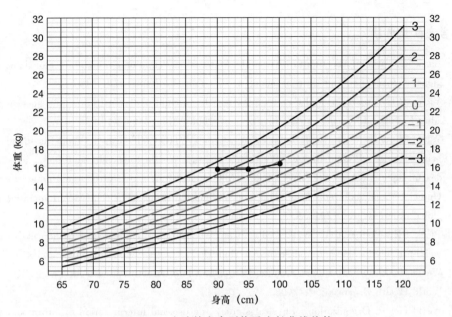

图 9-15 小迪的身高别体重生长曲线趋势

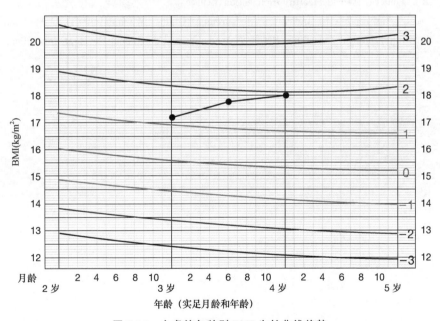

图 9-16 小虎的年龄别 BMI 生长曲线趋势

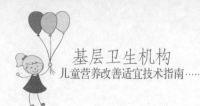
参考文献及书目

［1］ Black RE，Allen LH，Bhutta ZA，et al. Maternal and child undernutrition：global and regional exposures and health consequences ［J］. Lancet，2008，371：243-260.

［2］ Victora CG，Adair L，Fall C，et al. Maternal and child undernutrition：consequences for adult health and human capital ［J］. Lancet，2008，371：340-357.

［3］ WHO Multicentre Growth Reference Study Group. WHO Child Growth Standards：Length/height-for-age，Weight-forage，Weight-for-length，Weight-for-height and Body mass index-for-age：Methods and Development ［M］. Geneva：World Health Organization，2006.

［4］ United Nations Children's Fund. Improving Child Nutrition：The achievable imperative for global progress ［R］. 2013.

［5］ Black RE，Victora CG，Walker SP，et al. Maternal and child undernutrition and overweight in low-income and middle-income countries ［J］. Lancet，2013，382：427-451.

［6］ World Health Organization. Training Course on Child Growth Assessment ［M］. Geneva：World Health Organization，2008.

［7］ World Health Organization. Physical status：the use and interpretation of anthropometry ［R］. Geneva：World Health Organization，1995.

［8］ Cogill. Anthropometric Indicators Measurement Guide. Washington（D. C.）：Food and Nutrition Technical Assistance Project，Academy for Educational Development，2003.

第十章　膳食调查

一、膳食调查的目的和意义

膳食调查是通过各种不同的方法对个体的膳食摄入量进行评估，从而了解在一定时期内某个人群的膳食摄入状况以及人们的膳食结构、饮食习惯，进而评价正常营养需要得到满足的程度。

膳食调查是营养调查与监测的基本组成部分，其本身又是相对独立的内容。膳食调查得到的结果可为国家政府、相关机构制定政策和从事研究等提供科学证据。

二、膳食调查的方法

在膳食调查中，估计每日膳食摄入情况可根据调查目的、不同人群、对方法精确性要求、经费以及时间长短来确定不同的调查方法。膳食调查方法有多种，表 10-1 给出了膳食调查方法的选择依据。

表 10-1　膳食调查方法的选择依据

关注重点	内　容
研究人群	（1）个体 （2）家庭 （3）其他团体
调查操作方式	（1）记录法：通过调查对象进行摄入食物记录，可经过或不经过检查核对 （2）询问法：可通过电话、直接面对面、计算机、平板电脑（Pad）等进行询问
研究时限	（1）调查被调查者通常的膳食情况 （2）调查被调查者刚刚吃过的膳食情况
食物量的测量方法	（1）称重：通过称量得到所摄入食物的量 （2）估计：通过估计，可能有或没有模型帮助估计
食物量向营养素转化的方法	（1）利用营养素数据库 （2）直接应用化学法进行分析测定

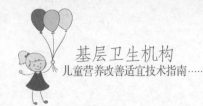

总体来说，膳食调查方法可分为两大类：①记录法：对当时吃的食物量等数据进行记录，又称为称重/估计的食物记录法；②询问法：询问调查对象刚刚吃过的食物或过去一段时间内吃过的食物的情况。询问法又根据是最近吃过的食物还是习惯性膳食分为 24 小时回顾法、膳食史法与食物频率法。这三种方法都要通过询问的方式获得信息，没有一种方法对所有目的都适合。实际调查时采用多种方法的组合，互相取长补短。

（一）称重法

称重法是用食物秤对食物量进行称重或估计，从而了解某家庭当前食物消费情况；通常由住户成员在一定时间内协助完成。

调查者要亲自实施或指导住户成员在每顿正餐食用前对各种食物称量并记录，吃完后也要将剩余或废弃部分称重，这样可以得出个人每种食物准确的摄入量。调查时还要对三餐之外的水果、饮料、酒类、糖果、点心、花生、瓜子等零食进行称重记录。

优点：通过称量能够获得准确的食物摄入量。对所摄入的食物能计算能量和营养素摄入量，能准确地分析每人每天食物摄入变化，是个体膳食摄入调查的较理想方法。

缺点：这种方法对调查人员的技术要求高，而且被调查对象必须有一定的文化且能较好配合，这可能会产生应答偏倚。另外，在外就餐食物的调查准确性差；食物记录过程可能影响或改变个体日常的饮食模式；随着记录天数的增加，记录的准确性可能降低；可能发生食物摄入漏报现象；因为记录时间长，会给被调查者带来麻烦，有的甚至拒绝合作，影响应答率，不适合大规模调查。

（二）记账法

记账法是最早、最常用的方法，由调查对象或研究者称量记录一定时期内的食物消费总量，研究者通过这些记录并根据同一时期进餐人数，计算每人每日各种食物的平均摄入量。例如：在集体伙食单位（如托幼单位、学校和部队）可以不称量个体摄入的食物熟重，只称量总的熟食量，然后减去剩余量，再除以总进餐人数，即可得出平均每人的食物摄入量。这种方法可以调查较长时期的膳食，如 1 个月或更长。

1. 记录食物消耗量

开始调查前称量结存或库存的食物（包括厨房内、冰箱内所有的食物），然后详细记录每日购入的各种食物和每日各种食物的废弃量（包括喂动物、丢弃等）。调查周期结束后，称量剩余食物（包括库存、厨房及冰箱内食物）。将每种食物的最初结存或库存量，加上每日购入量，减去每种食物的废弃量和最后剩余量，即为调查期间所摄入的该种食物量。注意不要漏掉对各种小杂粮和零食等的登记。

在调查过程中，注意要称量各种食物的可食部分；如果调查的某种食物为市品重量（毛重），计算食物营养成分应按市品计算，按食物成分表中各种食物的可食部分百分比转换成可食部分重量。

2. 登记进餐人数

要了解住户、幼儿园食堂等同一时期的进餐人数，然后计算总人日数。为了对调查对象所摄入的食物及营养素进行评价，还要了解进餐人的性别、年龄、劳动强度及生理状态。

优点：操作较简单，费用低，耗费人力少，适用于大样本；适合于家庭调查，也适用于托幼机构、中小学校或部队的调查。在记录精确和每餐用餐人数统计确实的情况下，能够得到较准确结果。与其他方法相比，可调查较长时期的膳食，适于进行全年不同季节的调查。伙食单位的工作人员经过短期培训可以掌握这种方法，能定期自行调查。此法较少依赖记账人员的记忆，食物遗漏少。

缺点：调查结果只能得到全家或集体中人均的摄入量，难以分析个体膳食摄入状况。

（三）化学分析法

化学分析法不仅要收集食物消耗量，而且要在实验室中测定调查对象一天内全部食物的营养成分，准确地获得各种营养素的摄入量。样品的收集方法有两种，最准确的是双份饭法，即制作两份完全相同的饭菜，一份供食用，另一份作为分析样品。要求收集样品在数量和质量上一定与实际食用的食物一致。

优点：容易收集样品。能够检测得到食物中各种营养素的实际摄入量。

缺点：对测试对象要求较高；在质量和数量上，收集的样品与食用的可能不完全一致；费用高，仅适于较小规模的调查；操作复杂，很少单独使用。

（四）询问法

询问法是目前比较常用的膳食调查方法。通过询问，得到调查对象的膳食情况，对其食物摄入量进行计算和评价的一种方法。此方法适于个体调查及特种人

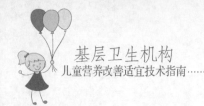

群的调查，如散居儿童、老人和病人等。询问法通常包括膳食回顾和膳食史法。

1. 膳食回顾法

由受试者尽可能准确地回顾调查前一段时间，如前一日至数日的食物消耗量。询问调查前一天的食物消耗情况，称为 24 小时膳食回顾法。24 小时膳食回顾法是目前最常用的一种膳食调查方法，是通过询问被调查对象过去 24 小时内实际膳食的摄入情况，对其食物摄入量进行计算和评价的一种方法。在实际工作中，一般选用三天连续调查方法。

优点：调查时间短，应答者不需要较高文化。2 天或更多天的回顾可提供个体的和个体间的膳食摄入量变异数据，开放式询问可得到摄入频率较低的食物的信息。常用来评估大的人群组的平均摄入量。能得到个体的膳食营养素摄入状况，便于与其他相关因素进行分析比较，这种膳食调查结果对于人群营养状况的原因分析也是非常有价值的。

缺点：如果回顾膳食不全面，可能对结果有很大的影响；当样本较大，膳食相对单调时，误差将被分散。应答者的回顾依赖于短期记忆，对调查者要严格培训，不然调查者之间差别很难标准化。

2. 膳食史法

用来评估个体每日总的食物摄入量以及在不同时期通常的膳食模式。理论上，该膳食史可能覆盖过去的任何时期，但通常是指覆盖了过去的 1 个月、6 个月或 1 年。膳食史法与 24 小时回顾法相比是一种抽象的方法，对被调查者提出了更高的要求，该法对那些每天饮食都有较大变异的个体是不适宜的。膳食史可以用来评价通常的膳食模式和食物摄入的详细情况。

优点：可以进行具有代表性的膳食模式方面的调查，并且样本量大、费用低、使用人力少，一般不影响被调查者的膳食习惯和进餐方式。在慢性病的流行病学调查中具有价值。

缺点：要求应答者对通常食物摄入和食物量做出判断，回顾时间难以有准确概念。需要应答者有一个比较规律的膳食模式，且还要有较好的记忆力，这些都可能妨碍我们得到具有代表性的人群样本。调查需要有很好社会经验与工作技巧的营养专家，而且要认真培训，以实施调查。

（五）食物频率法

食物频率法是估计被调查者在指定的一段时期内消费某些食物及其频率的一

种方法。食物频率指在各种食物都比较充裕的条件下，被调查个体经常性的食物摄入量，以问卷形式进行膳食调查，在膳食与健康关系的流行病学研究中较多使用。根据每日、每周、每月甚至每年所食各种食物的次数或食物的种类来评价膳食营养状况。

食物频率问卷随着所列食物的不同、参考时间的长短、指定频率间隔的不同、估计食物份额的方法不同、食物频率法的管理方式不同而有所差别。食物频率法的问卷应包括两方面：一是食物名单；二是食物的频率，即在一定时期内所食某种食物的次数。

定性食物频率法通常是指每种食物特定时期内（例如过去1个月）所吃的次数，而不收集食物量、份额大小的资料。而定量食物频率法可以粗略得到不同人群食物和营养素的摄入量。

优点：应答者负担轻，因此应答率高。容易实现自动化，且费用低。能够迅速得到平时食物摄入种类和摄入量，反映长期食物摄取模式；可作为研究慢性病与膳食模式关系的依据；其结果也可作为在群众中进行膳食指导宣传教育的参考。

缺点：应答者对食物份额大小的量化不准确；编制、验证食物表需要一定时间；不能提供每天之间的变异信息；不能完全考虑特定文化习俗地区人群的食物特殊性；较长的食物表、较长的回顾时间经常会导致调查所得的摄入量偏高；膳食回顾易受当前饮食影响，回忆易产生偏倚，准确性差。

（六）其他方法

1. 电话膳食调查方法

电话调查即通过电话询问的方式就所关心的膳食营养问题对受访者进行提问。电话调查是国际上已广泛采用的调查手段，并已开发出计算机辅助调查软件用于筛查和深入调查。国际上越来越多的国家在全国性的膳食与健康调查中采用该方法。

电话调查在24小时回顾法、食物频率法等调查结果上与面对面调查结果具有很高的一致性，且不受年龄、性别、职业、种族等因素的影响；在应答率、回答的质量上与面对面调查也十分接近。开展住户电话调查必须基于较高的电话拥有率。

优点：所用时间短、费用低、使用灵活便捷、高效。

缺点：此调查方法覆盖人群少、可造成结果偏倚。调查时间受限，对收集信息的真实程度需要更深入论证。

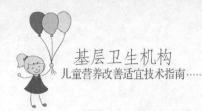
2. 食物营养素补充剂的膳食调查

当前有很多人食用膳食补充剂、强化食品、功能食品，这些补充品对个体膳食营养也是有贡献的。当前许多研究很关注膳食补充剂、强化食品、功能食品的摄入情况，例如食用产品名称、类型、剂型、食用频率、数量等。

三、儿童常用的膳食调查方法

当前中国实施的居民营养与健康状况调查（监测）中，适用于儿童的膳食调查方法有三种：连续 3 天家庭食用油和调味品称重、连续 3 天 24 小时回顾法和食物频率法。

（一）连续 3 天家庭食用油和调味品称重

1. 方法

用于家庭食用油和调味品调查，针对整个住户进行，连续 3 天入户。每个家庭成员的食用油和调味品消费量依据各成员摄入的能量百分比进行分配，但是此调查方法不能得到在外就餐的食用油和调味品消费量。

2. 调查基本步骤

（1）入户前对调查户内所有食用油和调味品的结存量进行称重。

（2）详细记录调查期间各种食用油和调味品的购进量、废弃量。

（3）调查结束时对所有食用油和调味品逐一称重剩余量。

（4）计算调查户在调查期间食用油和调味品的实际消费量。

（5）记录家庭成员每人每日用餐情况（包括一起消费食用油和调味品的客人和保姆），并了解就餐人的性别、年龄、劳动强度及生理状况，计算个人人日数和全家总人日数。

（二）连续 3 天 24 小时膳食回顾法

1. 方法

针对住户中的个体，采用面对面询问的方式，连续 3 天入户，请被调查人回顾每一个 24 小时的膳食摄入情况，包括在家饮食、在外就餐食物，也要询问正餐及两次正餐间的零食等。但是，此方法不能得到食用油、调味品的消费信息，必须与连续 3 天家庭食用油和调味品称重法相结合，才可以得到被调查人的食物和营养素摄入量。儿童的食物摄入信息需要父母或其他看护人协助完成。

2. 调查基本步骤

（1）熟悉 24 小时回顾法膳食调查表格，做好面访前的准备。

（2）对被访问者进行动员，说明调查目的和调查方法，以便被调查者配合。

（3）面对面进行 24 小时膳食回顾调查，询问和记录被调查者的食物名称、消费量，消费量的估计可以参考食物重量折算参照表（表 10-2）。

（4）依据食物成分表提供的食物类别，计算 24 小时各类食物的摄入量。

（5）依据食物成分表提供的食物能量、营养素数据，计算每人每日能量和营养素摄入量。

表 10-2　食物重量折算参照表

食物名称	单　位	重量（生重）		备　注
		克	两	
大米饭	1 小标准碗	75	1.5	碗直径 12 cm
	1 大标准碗	150	3	碗直径 16 cm
大米粥	1 小标准碗	30	0.6	
	1 大标准碗	50	1	
馒头	1 个	100	2	自制品需看大小折算
面条（湿切面）	1 小标准碗	100（湿面重）	2（湿面重）	每斤湿面折合面粉 0.8 斤，3
	1 大标准碗	150（湿面重）	3（湿面重）	两湿面可折算成面粉 2.4 两
面条（干切面）	1 小标准碗	75	1.5	干面条按面粉重量计算
	1 大标准碗	100	2	
包子	1 个	50	1	小笼包：3～4 个/两（50 克）
饺子	平均 6 个	50	1	面粉重量，不包括馅
馄饨	9～10 个	50	1	面粉重量，不包括馅
油条	1 根	50	1	
油饼	1 个	70～80	1.4～1.6	
炸糕	1 个	50	1	江（糯）米粉 35 g，红小豆 15 g
豆包	1 个	50	1	面粉 35 g，红小豆 15 g

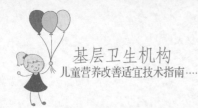
（续表）

食物名称	单位	重量（生重）		备注
		克	两	
元宵	3个	50	1	每个含糖 3 g
烧饼	1个	50	1	
鸡腿	1个	约220	约4.5	含骨头
鸡翅	1个	约200	约4	含骨头
香肠（广式）	1根	约27	约0.5	
炒蔬菜	1标准盘（9寸盘）	约500	10	指白菜、油菜、豆角、藕片等蔬菜的生重
牛奶	1标准杯	约250	约5	不包括含乳饮料
酸奶	1标准杯	约250	约5	指固体类发酵奶，非酸奶饮料
奶粉	1标准勺	10	0.2	
鸡蛋	1个	60	1.2	
鸭蛋	1个	70	1.4	
鹌鹑蛋	5个	50	1	
豆腐脑、豆浆	1小标准碗	约250	约5	
	1大标准碗	约300	约6	
啤酒	1标准杯	250	5	
花生（带壳）	1小标准碗	约120	约2.4	
花生仁	1小标准碗	约200	约4	

（三）食物频率法

1. 方法

以问卷形式调查儿童在过去 1 年、1 个月或 1 周内经常性的食物摄入情况。根据每日、每周、每月甚至每年吃各种食物的频次或食物的种类来评价膳食营养状况。实际使用中可分为定性、定量和半定量方法。询问儿童的食物摄入信息则需要父母或其他看护人协助完成。

2. 调查基本步骤

（1）根据调查目的和调查人群设计适合长度的调查表格。
（2）规定好食物摄入量的估计方法。
（3）对被访问者进行动员，说明食物频率法调查目的并介绍方法。

（4）面对面逐条询问，对被调查者进行食物频率法调查，最重要的是协助估计消费量。

四、膳食调查结果的计算与评价

以目前中国在开展营养与健康调查或监测中的膳食调查为例，大概给出膳食调查结果的计算与评价流程（图 10-1）。

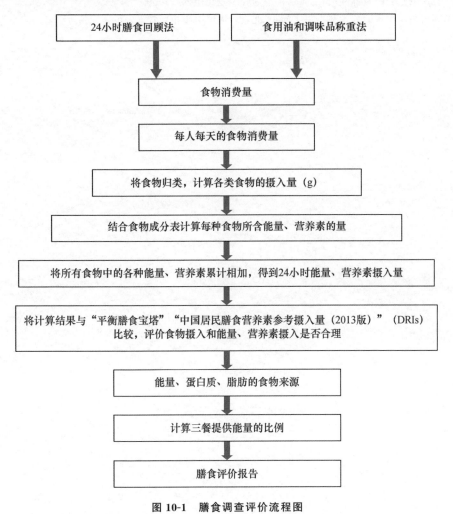

图 10-1 膳食调查评价流程图

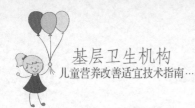

参考文献及书目

[1] 中国营养学会. 中国居民膳食指南［M］. 拉萨：西藏人民出版社，2007.

[2] 王慧卿. 中国营养师培训教材. 长沙：湖南科学技术出版社，2009.

[3] 中国就业培训技术指导中心组织. 公共营养师（基础知识）［M］. 北京：中国劳动社会保障出版社，2012.

[4] 中国就业培训技术指导中心. 公共营养师（国家职业资格四级）［M］. 北京：中国劳动社会保障出版社，2012.

[5] 翟凤英. 公共营养［M］. 北京：中国轻工业出版社，2009.

[6] 葛可佑. 中国营养学科全书［M］. 北京：人民卫生出版社，2004.

附录：膳食调查表

附表 10-1　连续 3 天家庭食用油和调味品称重登记表

食物名称														
食物编码 D1														
结存量 D2（克）														
	购进量或自产量（克）D3	废弃量（克）D4	购进量或自产量（克）D3	废弃量（克）D4	购进量或自产量（克）D3	废弃量（克）D4	购进量或自产量（克）D3	废弃量（克）D4	购进量或自产量（克）D3	废弃量（克）D4	购进量或自产量（克）D3	废弃量（克）D4	购进量或自产量（克）D3	废弃量（克）D4
第 1 日														
第 2 日														
第 3 日														
第 4 日														
总量（克）D5														
剩余总量（克）D6														

附表 10-2　连续 3 天家庭调用餐人次数登记表

姓名																					
个人编码 A1																					
年龄 D7a																					
性别 D8																					
生理状况 D9																					
劳动强度 D10																					
时间	早 D11	中 D12	晚 D13	早 D11	中 D12	晚 D13	早 D11	中 D12	晚 D13	早 D11	中 D12	晚 D13	早 D11	中 D12	晚 D13	早 D11	中 D12	晚 D13	早 D11	中 D12	晚 D13
第 1 日																					
第 2 日																					
第 3 日																					
第 4 日																					
用餐人次总数 D14a																					
餐次比 D14																					
人日数 D15																					

注：1. A1：家庭成员要与家庭成员 A 表一致，在家同进餐的保姆或客人的个人编码填 1～9

2. D8：1 男　2 女

3. D9：生理状况　1 正常　2 孕妇　3 乳母

4. D10：劳动强度分级　职业工作时间分配　工作内容举例（劳动强度，尤其是农民劳动强度的确定）

　　1 轻　75%时间坐或站立，25%时间着着活动　办公室工作/修理电器钟表/售货员/酒店服务员/化学实验操作/讲课等

　　2 中　25%时间坐或站立，75%时间从事中等强度职业活动　幼儿园儿童或学生日常活动/机动车驾驶/电工安装/车床操作/金工切割等

　　3 重　40%时间坐或站立，60%时间从事特殊高强度职业活动　非机械化农业劳动/炼钢/舞蹈/体育活动/装卸/采矿等

　　儿童活动强度可以根据实际坐或站立，活动时间来确定

5. D11—D13：用餐记录　1 在家用餐且至少有一种食物在家烹调　0 在外用餐或虽在家用餐但不是家庭烹调　×不吃该餐

附表 10-3　24 小时正餐回顾询问表

姓名＿＿＿＿＿＿＿＿　　　　　　　　　　　　　　　个人编码□□A1

当日人日数：　　　　　　　　　　　　　　　　　　　□.□E1

调查日：1. 第一天　2. 第二天　3. 第三天　　　　　　□E2

编号	食物名称	原料名称	原料编码 E3	原料重量（克）E4	市售品或可食部 E4a	进餐时间 E5	进餐地点 E6	制作方法 E7	制作地点 E8
1									
2									
3									
4									
5									
6									
7									
8									
9									
10									
11									
12									
13									
14									
15									
16									
17									
18									
19									
20									
21									
22									
23									
24									
25									
26									
27									

注：E4a：1 市售品　2 可食部

　　E5：1 早餐　3 午餐　5 晚餐

　　E6：1 在家　2 单位　3 饭馆　4 亲戚/朋友家　5 学校/幼儿园/早教机构　6 摊点　7 其他

　　E7：1 煮　2 炒　3 炸　4 蒸　5 烙　6 熟食　7 烤　8 生吃　9 其他

　　E8：1 在家　2 单位　3 饭馆　4 亲戚/朋友家　5 学校/幼儿园/早教机构　6 摊点　7 其他

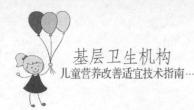
附表 10-4   正餐以外的零食、饮料和营养素补充剂的消费询问表

姓名 ＿＿＿＿＿＿＿＿＿＿   个人编码 □□A1

调查日：1. 第一天   2. 第二天   3. 第三天   □E2

	编码	时间 E5	食物名称	原料编码 E3	原料重量（克）E4	市售品或可食部 E4a	进餐地点 E6
零食和饮料	1						
	2						
	3						
	4						
	5						
	6						
	7						
	8						
	9						
	10						
	11						
	12						
	13						
	14						
	15						

		时间 E5	品名	原料编码 E3	服用单位 E9	数量 E10	每单位重量（克）E11
营养素补充剂	16						
	17						
	18						
	19						
	20						

注：E4a：1 市售品   2 可食部

E5：2 上午   4 下午   6 晚上

E6：1 在家   2 单位 3 饭馆   4 亲戚/朋友家   5 学校/幼儿园/早教机构   6 摊点   7 其他

E9：1 片/粒   2 勺   3 毫升   4 滴   5 袋   6 瓶   7 其他

第十一章 儿童营养与健康教育

一、概　述

儿童的营养和健康状况与我国未来人口素质、社会经济发展、国际竞争实力息息相关，对成年期慢性病、劳动能力和社会适应能力等也有着不可逆的重要影响。原世界卫生组织总干事哈夫丹·马勒博士曾指出："儿童健康的投资，对于推动社会发展、提高生产力和改善身体素质，是一个直接的突破口。"儿童，尤其是婴幼儿的组织器官发育尚不成熟，对食物类型、营养成分等都有特殊的要求。此外，由于缺乏判断能力，他们的认知和饮食行为很容易受文化背景、家庭生活环境、看护人喂养态度及自身个性等外在因素影响。

近年来，随着社会和经济的飞速发展，我国儿童的营养与健康状况逐年改善。但是，儿童营养不良依然存在，以长期慢性营养不良为主，贫困地区尤为严重。2010 年贫困地区尚有 20% 的 5 岁以下儿童生长迟缓；6～12 月龄农村儿童贫血患病率高达 28.2%，13～24 月龄儿童贫血患病率为 20.5%。同时，营养过剩导致的超重和肥胖率呈现明显上升趋势，大城市和经济较发达地区这一现象尤为明显。微量元素如铁、钙、锌、维生素等的缺乏也是我国城乡儿童共同面临的营养问题。不良饮食行为也广泛存在。因此，向儿童、家长、教师及基层妇幼保健人员普及营养健康知识是十分必要的。

（一）儿童营养与健康教育的定义和目的

世界卫生组织（WHO）将营养教育定义为"通过改变人们的饮食行为而达到改善营养状况目的的一种有计划活动"。即通过传播营养科学知识来促进人们自觉地建立有利于健康的饮食行为，从而达到改善机体营养状况及防治疾病的目的，是健康教育的重要组成部分。

儿童营养健康教育以保护和增进儿童健康为目标，不仅传播营养知识，还通

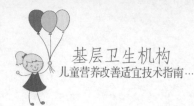
过一系列有计划、有组织、有系统和有评价的社会教育活动，向儿童及看护人提供改变不良膳食行为所必需的知识、技能和社会服务，提高各类人群对儿童营养与健康的认识，消除或减少不利于健康的膳食影响因素，使人们具备合理营养和平衡膳食的概念，养成有益于健康的膳食行为与生活方式，在面临营养与食品卫生方面的健康问题时，懂得如何做出有益健康的抉择，以利于儿童健康水平和生活质量的提高。

（二）儿童营养与健康教育的对象

营养健康教育的主要对象可以分为以下四个层面：

1. 个体层：儿童、家长、幼儿教师、供餐人员、保健/医护人员等。

2. 各类组织机构层：托幼机构、配餐中心、儿童食品生产企业等。

3. 社区层：食品店、餐馆、社区卫生服务中心/乡镇卫生院/妇幼保健院等初级卫生服务机构。

4. 政策和传媒层：各级政府部门、大众传媒等。

（三）儿童营养与健康教育的形式

根据教育对象不同，可以将营养健康教育分为以下几种形式：

1. 有计划地对餐饮、农业、商业、轻工、医药卫生、疾病控制、计划、教育等部门的工作人员进行营养知识和技能培训，增强营养意识，提高业务素质。

2. 将营养健康知识纳入托幼机构、中小学的教育内容，安排一定课时的营养知识教育、游戏或实践操作，帮助儿童形成正确的饮食观念，懂得平衡膳食的原则，培养良好的饮食习惯，提高自我保健能力。

3. 将营养工作内容纳入初级卫生保健服务体系，提高初级卫生保健人员的营养知识水平，根据居民需要开展多种形式的营养健康服务，指导居民合理利用当地食物资源改善营养状况，促进健康。

4. 利用宣传栏、报刊、网络、广播、电视等多种宣传媒介，广泛开展大众营养宣传活动，倡导合理的膳食模式和健康的生活方式，纠正不良饮食习惯等。

（四）进行儿童营养与健康教育的基础

1. 儿童营养健康教育具有多学科性，其构建在营养学、食品学、微生物学、公共卫生学、哲学、社会学、传播学等多种自然和社会学科的基础上，因此教育工作者不仅应当掌握营养学的专业理论知识，具备其他相关学科的基础，还应适当了解经济、社会、文化等因素对儿童营养状况的影响。

2. 营养健康教育不是简单的知识宣传，需要传播与教育、普及与提高、指导与评价并重。营养健康教育工作者应具有营养知识传播技能，能够将理论知识转化为浅显易懂的道理，并与实际生活相结合，以便教育对象理解和接受。

3. 儿童营养健康教育的对象具有多样性，认知水平、性格特征都不尽相同，因此，教育工作者要具有社会心理学、认知、教育以及行为科学的基础，能够及时准确地把握教育对象的心理和行为特征，才能使教育更有针对性和有效性。

4. 有效开展营养健康教育需要与多部门合作，争取各级机构的合作与支持，动员宣教对象积极参与，进行各种资源的开发利用等。因而相关工作者需要有一定组织协调现场和研究能力，懂得合理利用资源，善于交流和合作。

5. 营养健康教育工作者应具有一定的研究能力，能够通过社区诊断、流行病学调查等手段获取社区人群营养健康状况，确定目标人群和干预策略，并运用定量、定性等技术对干预效果进行评价和解释。

6. 作为儿童营养健康教育工作者，还应当掌握国家相关政策规划，了解政府营养改善项目，明确各机构的主要工作任务和具体目标，认真履行自身义务，使教育工作符合国家要求。

二、儿童营养健康教育的发展概况

（一）国外儿童营养健康教育概况

营养健康教育的核心是改变人们的饮食行为，作为健康促进与疾病预防的重要手段日益受到各国政府和营养学家的重视。日本、美国等发达国家制定了营养相关立法和从业人员管理体系，将国民营养教育和咨询纳入政府工作范畴，也已形成较为完善的营养教育体系。

1. 美国

美国的营养教育政策是以第二次世界大战为契机启动的。征兵时许多青壮年由于膳食相关疾病而无法应征入伍，营养问题与国家安全问题的紧密联系凸显，从而引起政府高层的重视。在这一背景下，1946年罗斯福总统签署了《学校午餐法》，1947年世界上最早的一部儿童营养立法《儿童营养法》颁布，随后《妇

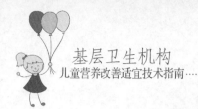

女、婴幼儿特殊营养补充规划》《儿童夏季食物供应规划》等也相继出台。

为了向公众推广营养知识和提供良好的营养专业技术服务，美国通过大学教育培养了大批高素质的营养专业人员，尤其是营养师的培养非常严格，采用注册登记制度。到 2010 年，美国已有注册营养师 6 万人，与人口比例为 1∶4200。报考资格审核严格，并且考试合格后仍需不断进修，每 5 年内要接受 75 小时的再教育，否则将被免去资格。这确保了营养师知识水平的不断提高，便于为国民提供及时、准确的教育信息。营养师的工作范围也十分广泛，覆盖医院、社区、研究机构、立法部门、传播媒介、教学、企业、酒店、餐厅和健康推广中心等。

美国也积极推动大众营养健康知识普及。1967 年设立了营养教育学会，将营养教育纳入中小学健康课程，从小学一年级到中学都有，且每一年级的营养教育中都规定了明确的教学目标。幼儿园的教学科目中也设立了食品品尝、营养吸收相关课程，在吃饭的过程中让孩子体会食物的特性。1980 年由美国农业部和卫生部共同发布了《美国人的膳食指南》，每 5 年修订和发布一次，并于 1995 年根据法律规定正式发布；1992 年制作了"食物指导金字塔"；开设多家网站为市民提供营养知识和咨询指导；对重点人群进行直接营养干预和营养教育，改善目标人群的营养状况。

美国的早期营养教育也存在不足，如在倡导减少脂肪摄入量时忽略了降低整体能量的摄入，没有将身体活动列入营养健康的范畴，导致超重、肥胖等问题突出。近年来，针对营养过剩的实际情况，美国农业部、卫生部对膳食指南进行了进一步修订，并将体力活动放到了显著的位置。

2. 日本

作为世界经济强国，日本的营养政策极为发达，其突出特点是将营养教育列为改善营养状况的基本措施，通过职业教育和社会普及教育实现全民注重营养，养成健康生活习惯。

第二次世界大战结束后，日本经济面临巨大困难，国民的健康和营养状况较差，政府认识到营养对国民素质，尤其是下一代的生长发育具有重要意义，对营养政策进行了全方位规划，并在随后的 50 余年里采取各项措施开展营养教育、营养干预，推广学生午餐等，从而促进了日本国民营养健康状况的显著改善。2005 年制定了《饮食营养教育基本法》，这是第一个为个人饮食及饮食习惯制定的法案。2007 年 4 月设立了以学校为基础的"饮食与营养教师"系统。

日本的营养健康教育分为四大类，即营养师教育、中小学生营养教育、老年人营养教育和其他社会成员营养教育，尤其重视对营养师的教育和培养。同美国一样，日本政府制定了严格的营养师制度。1947 年出台《营养师法》，从法律角度对营养师的基本技能要求、职业资格认证、社会地位及工作性质进行规定，确保从业人员的职业素质。到 2009 年，日本拥有营养师 90 余万人，注册营养师近 15 万人，工作岗位职责分明，能够为全社会及时提供营养指导，在各种场合扮演着重要的角色。

在社会教育方面，日本国民从儿童时期就开始接受营养相关知识的教育。政府要求包括幼稚园、保育园、中小学校在内的每个食堂都必须配备营养师和调理师，并将营养教育内容列入从小学到高中的"理科""保健"和"家庭"课程中，不仅学习营养知识，还学习营养配餐、饭菜烹调、饮食设计和计划等内容。此外，还有针对孕产妇的孕期、哺乳期营养教育以及面向家庭主妇的营养课程，可以有效确保胎儿及幼儿的营养健康状况。家政课也是日本妇女普遍都要接受的一门教育课程，从中学到正确的营养知识和食品知识，能够为儿女准备营养丰富的平衡膳食，这对整个民族的营养改善起到了关键作用。日本的公众宣传做得也很到位，有大量的营养工作者从事宣传工作，消费者协会、营养指导员和营养咨询室等经常通过电视、广播和出版物普及营养知识。营养教育书籍不仅有丰富的图解展示，还会对各种营养元素的含量进行标示，便于读者了解。学校食堂也会宣传和实施黄、红、绿三色食品的营养管理，指导学生合理进行膳食搭配。

如今，日本国民预期寿命位居世界首位，平均身高比上一代增加 11 cm，体重增加了 8 kg，智力也明显改善，其成效被国际公认为"人类体质的发展奇迹"，而这一切，可以说就是通过一系列营养健康教育实现的。

（二）我国的儿童营养健康教育概况

我国的营养健康教育在建国初期相对滞后，直到 20 世纪 80 年代后才逐渐发展起来。20 世纪 70 年代开始，我国经济的发展和人民生活水平有了较大改善，人民的食物状况和营养结构显著改善，主要营养素的膳食摄入得到较快增长。与此同时，食物结构和食物消费的不合理状况也日益显露，营养过剩与营养不良并存的状况呈现加剧的趋势。儿童缺铁性贫血、北方佝偻病以及缺乏多种维生素病的发病率较高。1963 年中华医学会提出我国建国后第一个营养素供给量建议（RDA），1988 年由中国营养学会最后一次修订；2000 年中国营养学会从预防慢性病的角度提出了中国居民膳食营养素参考摄入量（DRIs），2014 年发布修订版；1989 年和 1997 年先后提出了《我国的膳食指南》《中国居民膳食指南》《中国居民平衡膳食宝塔》，2007 年对《中国居民膳食指南》和《中国居民平衡膳食宝塔》进行修订，2015 年再次对《中国居民膳食指南》中的《6 月龄由婴儿母乳喂养指南》和《24 月龄婴幼儿喂养指南》进行了修订和发布。

在政府层面，国务院先后制定了三部关于食物与营养发展的纲领性文件，分

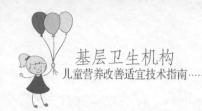

别是 1993 年《九十年代中国食物结构改革与发展纲要》、2001 年《中国食物营养与发展纲要（2001—2010）》、2014 年《中国食物营养与发展纲要（2014—2020）》，提出"加强教育工作，加快人才培养，要积极创造条件，逐步实行按一定的人口比例培养和配备食物营养方面的专业技术人员，设立营养师专业职称系列"，"将食物与营养知识纳入中小学课程，加强对教师、家长的营养教育和对学生食堂及学生营养配餐单位的指导"，"全面普及膳食营养和健康知识"。在 1997 年颁布的《中国营养改善行动计划》中，也将加速、加强营养人才培养及营养教育列入行动目标的策略与措施之一。这些都为开展全民营养健康教育提供了支持。原卫生部于 2010 年发布并实施《营养改善工作管理办法》，这是我国首次出台的营养管理办法，是营养工作迈出的一大步，其中将营养教育列为营养改善工作的主要内容之一，为促进营养健康教育的顺利开展奠定了坚实基础。

中国营养学会、世界卫生组织（WHO）、联合国儿童基金会（UNICEF）、卫计委（原卫生部）、中国疾病预防控制中心、高校及研究所等机构开展了一系列儿童营养健康教育实践，包括婴幼儿营养改善、育龄女性营养与健康宣传、孕妇营养教育、膳食指南营养教育等。受原卫生部委托，中国疾病预防控制中心营养与健康所（原营养与食品安全所）和中国营养学会于 2007 年编制了《中国儿童青少年零食消费指南》。2010 年 5 月开始，由雀巢支持，中国营养学会和中国疾病预防控制中心营养与健康所联手开展"中国儿童营养健康教育项目"，针对儿童、部分家长、教师及各级教育卫生管理人员进行营养教育，发放书籍、折页等宣传材料，并于 2013 年发布了我国首家权威儿童营养健康教育网站——"中国儿童健康教育网"（www.children-health.org），面向更大人群的线下培训和教育活动也在陆续展开。

我国的儿童营养健康教育发展到今天取得了很大的进步，正在走向正规化，但和发达国家相比，仍存在一定的差距和不足：

1. 营养和健康知识普遍缺乏，尤其是贫困农村和边远地区，多数家长虽然有较为积极的儿童喂养态度，但缺少基本的营养健康知识，这是导致儿童营养不良的主要影响因素。

2. 对大众营养教育，尤其是儿童、孕产妇等重点人群营养教育缺乏应有的重视，人力、物力投入不足，缺少广泛、持久的工作。

3. 各类营养培训班或营养指导机构层出不穷，缺乏宏观调控和统一管理，教育信息混乱，其中不少以追求商业利益为主要目的的推销产品，导致受教育民众产生错误的营养观念，权益也受到一定危害。

4. 由于营养工作不能创造直接经济效益，许多地方和部门领导不重视营养工作，营养专业机构和队伍得不到支持，专业机构萎缩，人力、财力和物力都得不到保障，开展宣教工作困难。

5. 政府行政机构设置中没有专门管理营养工作的部门，营养管理和指导范围有限，很难开展全国性的营养教育工作。

6. 缺乏国家常规性的法律、政策和法规，导致相关部门和人员的权力和责任不明确，营养健康教育管理体系不完善，教育工作队伍良莠不齐。

三、儿童营养与健康教育的方法

儿童营养教育是有关营养知识和技能的信息在儿童个体或群体中的一种传播活动，要实现教育目标，必须明确教育目标，抓住主要问题并采取合适的方式。联合国儿童基金会（UNICEF）推荐的"传播金字塔"可以为我们提供一个形象化的基本框架（图 11-1）。

传播金字塔从塔底到塔顶分为八层：

第一层是"评估危险因素"，即对目标人群进行调查和评估，摸清某种健康问题的危险因素有哪些，相当于进行健康诊断。这一步如果没做好，容易使我们的营养健康教育陷入盲目。

第二层是"确定和细分目标人群"，即弄清营养健康教育所面对的对象，了解该人群的特征，确定有针对性的传播信息。分得越细针对性就越强，若营养信息适应目标人群的特殊需要，则可以使传播更为有效。

第三层是"确定可转变的行为及态度"，即了解通过教育可转变教育对象的何种态度和行为。这项工作可以帮助我们确定干预的教育目标和行为目标的先后顺序，根据优先度安排工作。

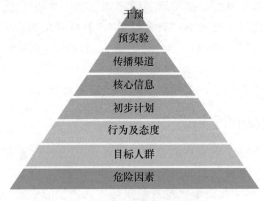

图 11-1　UNICEF 传播金字塔

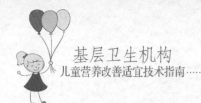

第四层是"制订初期计划",即制订初步的传播/教育计划。应考虑确定行为改变的目标是什么,如何达到该目标,采取什么方法,转变的原因何在等。

第五层是"制订有效的核心信息",即制订有效的教育传播信息。

第六层是"选择有效的传播渠道",即选择进行传播/教育的有效途径。这是教育工作中非常关键的一个环节,决定我们的教育信息是否能最大限度地传递给教育对象。应优先考虑教育对象乐于接受、易于接受的媒介。

第七层是"进行预实验",即在开始传播/教育工作前,对初步确定的计划、核心信息和传播渠道进行小规模尝试,为进一步修改提供依据,以确保信息与媒介能达到预期效果。

第八层是"行为干预",即按照最终确定的方案,正式进行营养健康教育等干预活动。

传播金字塔为我们提供了一种标准化的设计思路和框架。在教育传播的具体实施过程中,我们通常将工作简化为五个步骤:设计营养健康教育计划、选择教育传播途径、材料制作和预实验、实施营养健康教育、评价营养健康教育效果。

(一) 营养健康教育计划的设计

为确保某项营养教育活动有依据、有针对性、有目标地进行,首先必须制订一个好的营养教育计划。可以通过专题小组讨论、访谈、问卷调查等方式,了解教育对象的需要和接受能力,有针对性地设计营养教育计划。目前很多教育工作可能更多的是按照实施者自己的想法来开展,较少考虑方案设计是否符合对象的真正需求、如何实现效果最大化等问题,结果往往是投入很多,但没能实现预期目标。因此,掌握教育计划设计概念和方法,可以在一定程度上保证即将开展的教育工作的实效性和针对性,推动营养健康知识和技术的传播。

设计计划时,我们需要考虑"教育对象""教育对象的特征""教育计划的目的""哪些知识应该宣传给教育对象""教育对象对这些知识掌握的现况""教育对象还需要了解哪些信息""衡量教育项目成功与否的指标有哪些""如何进行评价"等方面。针对这些问题,按照以下七个步骤完成设计:

1. 社区诊断、发现问题

通过流行病学及定性和定量调查,对辖区内儿童进行营养与健康现状评估,了解存在哪些与营养健康有关的问题,确定营养性疾病在辖区内的流行病学特征(包括发病率、患病率、死亡率以及对健康与生活质量的影响和危害等),并确定需要优先干预的问题。如某乡镇 0~6 岁儿童的贫血患病率为 24.3%,而超重率为 15.0％，那么在资源有限的情况下，应优先针对贫血问题进行干预。

2. 原因分析

对营养健康问题进行原因分析，确定主要不良膳食行为和危险因素。应重点分析这些营养健康问题与儿童及其看护人（家长、幼教等）的知识、态度、行为之间是否具有明确的因果关系，明确需要重点宣教的内容。

3. 资源分析

了解项目参与人员（包括出资方、教育对象、项目实施合作单位、相关行政管理部门等）的时间、资金和设备、数据信息以及现有的政策规定等，明确核心人员、项目执行时间、可供利用的资源明细、数据收集和处理，此外还需要预先想到可能出现的问题以及应对决策。

4. 确定目标

目标可以分为总体目标和具体目标。总体目标也称为目的，是指最终达到的目标。如果项目周期较长（如两年以上），还可以根据阶段性工作需要设定短期目标和长期目标。目标应该具有明确、具体、可测量、适当、合理、有时限性等特征。

5. 制订实施措施

进一步确定目标人群（如某个特定年龄段的儿童及其看护人），选择能实现既定目标的最佳途径和方法，明确组织机构、资金设备管理办法、工作组成员、培训教程、质量控制方法及活动日程等具体内容。这一步是制订详细计划并实施的关键，能够帮助我们制订切实可行的计划并更好地完成。

6. 制订评价方案

包括评价方法、评价指标、实施评价的机构和人员、实施评价的时间及评价结果的分析报告等，用于评价教育计划是否顺利实施并达到预期目标。通常包括过程评价和总结评价。过程评价一般是对项目计划的执行是否到位、工作任务是否完成等进行评价，如是否按照计划开展工作，举办多少期学习班，培训了多少人；总结评价又称最终效果评价，主要包括教育对象"知-信-行"的改变、参与教育的人群数量、患病率的改变、成本效益分析等，能够客观真实地反映出营养健康教育是否有效，是否达到预期目标。

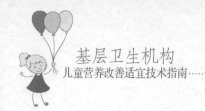
7. 规划经费预算

在设计经费预算时需要尽可能全面地考虑到开展项目所需的所有费用，通常包括方案和问卷的印刷费、场地费、宣传材料设计制作费、设备费、现场协作费、交通费、评估费、劳务费以及餐费等。

（二）儿童营养健康教育的途径

营养健康信息传播是营养健康教育的基本策略和手段。按照信息传播的规模，可以将其分为人际传播、群体传播、组织传播和大众传播。国内外实践表明，综合运用多种传播途径和手段，是营养健康教育最有效的干预措施之一。因此在进行营养健康教育时，我们可以在调查研究的基础上，根据教学计划和人群特征选择适宜的交流途径并交互使用，使信息的传播更加广泛和高效。

1. 人际传播

人际传播指个人与个人之间的信息交流，可以是面对面地直接进行，也可以借助电话、邮件、书信、网络通讯工具等传播媒体。营养健康教育常用的人际传播形式有咨询、个别访谈、劝服、指导。人际传播的特点是：

（1）用视、听、说等多种感官来传递和接受信息，不受机构、媒介、场地等条件的限制，简便易行且节省人力、物力资源。

（2）交流双方互为传者和受者，可以及时了解对方对信息的接受情况和自己的传播效果，从而能够及时根据对方的反应调整传播策略和交流方式。

（3）交流充分、反馈及时，教育人员可以根据教育对象的具体情况和即时反馈随时调整教育内容，具有良好的针对性。

（4）可以通过形体语言和情感表达来传达信息，是最真实的传播，可以获得较完整、全面、真实的信息，这一点是其他任何传播形式都无法代替的。

人际传播是进行说服教育、劝导他人改变态度的良好途径，是营养健康教育工作中使用较为广泛的一种教育方式，多用于进行健康观点的传播和卫生行为的干预。美国从 20 世纪 60 年代末开始，将人际传播用于营养教育，由居住在社区的经过培训的营养教育助理入户或在教堂等公共场合对社区居民进行营养指导。在我国，城市及部分农村地区也针对儿童、老年人、慢性病患者等特殊人群开展了一系列面对面或入户的教育工作。这些活动均取得了显著的效果。

但人际传播也存在信息覆盖范围较小、传播速度较慢的局限性。此外，由于教育对象的接受度、理解能力、知识背景以及记忆力等因素影响，容易导致教育信息在人际传播活动中，特别是多级的人际传播活动中发生走样。因此，以人际传播进行营养健康教育时，对教育工作者的专业水平、沟通技巧要求较高，还应特别注意对信息质量进行监控，确保教育对象能够充分理解、记忆和掌握。

2. 群体传播

群体传播指组织以外的一般群体（非组织群体）的信息交流活动，通常在群体与成员、成员与成员之间进行。这种传播方式的信息流向是双向的，具有较好的民主性，从而能形成统一、稳固的群体意识、群体规范和群体目标等。群体内成员的凝聚力和共同性也会对个人的态度和行为产生制约作用，有利于目标的实现。因此，群体传播可以作为一种促进个人和群体成员态度、行为改变的工具。

在营养健康教育中，群体传播是实现社区动员的常用策略，适用于各种不同目的的教育活动。我们可以利用家庭、工会小组等社会生活中自然存在的群体开展工作，也可以将某一特定目标的人群（家庭主妇、门诊患者等）组织起来形成小群体，以专题小组讨论等形式开展活动，通过群体成员的互动来进行营养信息的传播，依靠群体成员的语言鼓励、行为示范和群体规范等来营造良好的社会心理环境，帮助参与者改变错误认识和不良行为习惯。

3. 组织传播

组织传播也称团体传播，是以组织为主体，在组织成员之间或组织与组织之间的信息传播活动。与一般群体不同，组织是在一定的组织目标下建立起来的结构严密、制度明确、管理严格的社会结合体，包含政党、军队、机构、社团等。组织的特性决定了组织传播有别于群体传播，是有组织、有领导、有一定规模的信息传播活动。

组织传播的特点是：

（1）以组织的名义发布信息，并依照组织的结构进行传播。

（2）信息传播内容与组织有关。

（3）信息大多具有指令性、教导性和劝服性。

（4）有明确的目的和目标，并且要求受者必须给出反馈。

现代社会的组织化高度发达，营养健康教育在实施中需要与社会环境中的其他组织、机构、团体和公众发生联系，因此同样也会以组织传播的形式进行信息的传递与交流，例如以组织机构的名义设立大众传媒、举办大型公益活动、举行新闻发布会等。

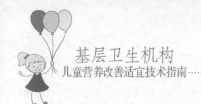

4. 大众传播

大众传播是指职业性传播机构通过报刊、广播、电视、书籍等大众传播媒介，以一般社会大众为对象，进行大规模信息生产和传播的过程。这是目前人类社会最重要的一种传播形式，是人们获得外界信息的主要渠道，也是社会信息的主要提供者，具有非常鲜明的特点：

（1）由专业化的传播机构和人员对信息传播的过程和内容进行掌控。

（2）具有公开性和公共性，传播速度快、覆盖范围广，能够在相对较短的时间内带来广泛的社会影响。

（3）可以用先进的传播技术和产业化手段进行信息的生产、复制和传播，确保信息的标准化和规范化。

（4）传播对象为社会上的一般大众，能够满足大多数人的信息需求。

（5）受众类型丰富，社会地位、职业、文化层次、年龄等信息不可知。

（6）信息既具有商品属性，又具有文化属性。

（7）属于单项性很强的传播活动，传播过程中缺乏及时而广泛的反馈，互动性较弱，信息反馈缺乏即时性和直接性。

（8）是一种制度化的社会传播，具有强大的社会影响力，能够在维护特定的社会秩序方面发挥重要作用。

进入信息化社会以来，人们越来越多地选择从大众传媒上获取健康信息，大众传播已成为普及营养健康知识不可或缺的方式之一。健康教育工作者利用广播、电视、报纸、网络等开展了形式多样的宣传教育工作。1994 年 9 月，在全国妇联等机构的主办下，我国启动了"心系新生命"活动，针对孕期至产后妈妈和 3 岁前的宝宝，通过发放科普手册、张贴宣传画、开设媒体宣传专栏、开展"世纪宝宝追踪教育"系列活动等形式，开展各项宣教工作；还开设空中课堂，以"《中国妇幼》手机报""心系孕婴 APP""空中课堂微博和微信"等新媒体手段，为婴幼儿家长提供营养健康、心理素养、智力体能等方面的先进理念和科学方法。还有 2003 年启动的"心系好儿童——儿童营养健康教育"活动（3～6 岁儿童）、2010 年启动的"中国儿童营养健康教育项目——雀巢健康儿童全球计划"（6～12 岁儿童）等。这些项目开展的同时，不仅大量制作并发放宣传手册、视频和光盘，开设营养健康教育网站，还积极邀请媒体参与，定期在报刊、杂志和网络上发表儿童营养健康知识和项目进展报道，吸引了更多儿童和家长的关注，激发群众参与热情。这些都有力地推动了我国营养健康教育的发展，也为我们今后开展工作提供了营养健康教育与大众传播结合的成功范例。

总体来看，大众传播能够向社会大众公开、迅速、大量地提供信息，正确、适当的运用可以有力推动我国营养健康教育的发展。但同时也需要注意，由于这种传播方式具有自由性和商业性，如果管理和利用不当，也可能会产生一定的负面社会影响。影视节目中对吸烟、饮酒等镜头的美化是现在很多青少年不健康生活的重要诱因，零食、奶粉、保健品等商业广告的泛滥也对儿童及其看护人的营养健康知识、消费意识、饮食行为造成一定影响。近年来，网络的普及使大众传媒进入自媒体时代，信息传播的交互性、自主性显著提高，但同时也滋生了"碘盐防辐射""绿豆可以抗癌"等不实信息，这些信息的快速传播一度造成不同程度的社会震荡。因此，在运用大众媒体进行信息传播时，相关部门应完善管理制度，明确信息传播机构的责任和义务，加强网络监控，对传播内容加以控制，及时、迅速地公开权威信息。

（三）儿童营养健康教育材料的制作与使用

1. 儿童营养健康教育材料的分类

营养健康教育材料是指进行教育活动时，为提高传播效果而使用的印刷和声像等传播材料。

按照材料的形式，通常分为印刷材料、视听材料和实物材料。

（1）印刷材料：如折页、招贴画、小册子、传单、期刊、书籍、标语、广告、路牌等。这类材料成本相对较低，内容详细，具有可选性和可留性。

（2）视听材料：如电影片、录像带等音频、视频。这种传播方式信息直观，传播范围广，具有即时性，适用于不同类型的受众，具有较好的感染力和冲击力。

（3）实物材料：如模型、挂历、扇子、水杯、钥匙扣、围裙等。这类材料实用性强，易于吸引受众的注意，可以在日常使用中传递健康信息。

近年来，随着网络的普及，计算机和智能手机的推广，以及微博、微信等交流工具的不断发展，新型网络传播渠道也在不断涌现。这类传播形式具有全时、全域、全民、全速、全媒体、全渠道、全互动等特点，教育工作者也需要与时俱进，充分利用这些广大群众使用率高的信息传播工具，不断开发和制作新型媒体教育材料。

根据教育对象的不同，分为面向个体、群体和社会三种类型：

（1）面向个体的材料：通常发给个人或家庭，供教育对象自己学习使用，如卡片、手册、折页、活页、台历、书签、视频短片等，多以动画、图片和通俗易懂的文字组成，形象直观、生动有趣，便于儿童、家长理解和接受。

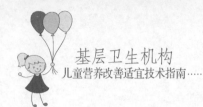

（2）供群体学习的材料：多用于专题讲座或组织培训时，包括录像带、幻灯片、影视片、展板等，一般由教育工作人员向教育对象演示和讲解。

（3）向社会传播的材料：指在公共场所张贴的材料，如公益广告、宣传画、网络信息、视频等。这类材料多用于广泛的宣传，没有明确的受众，需要选择人流量相对较大且易于驻足观看的地方（或网站、播放时段等），还应定期更换和维护。

2. 教育材料的设计

（1）分析需求：一项营养健康教育活动往往会涉及多种不同的目标人群，如儿童、儿童家长、幼教老师、媒体、管理机构等，对信息的兴趣、关注点、理解和接受能力存在一定差异，对教育材料的形式和内容也有不同需求。因此在活动开始前，需要对有关政策、组织机构能力、媒介资源、受众特征及其需求进行调查分析，初步确定健康传播材料的主题、内容和核心信息。

（2）制订计划：在需求分析的基础上，根据信息内容和其他条件制订材料制作计划，应包括确定目标人群、材料的种类和数量、使用范围、发放渠道、使用方法、时间安排、预实验与评价方法、经费预算等。

（3）形成初稿：初稿的设计过程就是信息形成过程，需要有专业人员和材料设计人员共同根据确定的信息内容和制作计划设计出材料初稿，并根据目标人群的类型、文化程度和接受能力决定材料种类、信息复杂程度和信息量的大小。应避免使用单调的表达形式和过于专业的文字表述，要使信息充满吸引力，能够激发教育对象的学习兴趣。通常一则好的信息材料应具有以下特征：

1）明确的目标和主题，内容准确具体、清晰易懂，文字简练、语言生动，切合实际且实用性强。

2）使用图片信息时要选择能够突出主体的画面，简洁写实、便于理解。

3）符号恰当、色彩协调，避免过度夸张。

4）材料整体设计符合目标人群的社会文化背景、风俗习惯和信仰。

5）多以正面表现手法为主，具有文学性、艺术性和幽默感。

6）使用人物肖像时一定要事先征得本人的同意，使用他人设计或拍摄的图片时也要获得版权许可。

3. 教育材料的预实验

传播材料的预实验是指在材料最终定稿和投入使用前，在目标人群的典型代表中进行试验性使用，系统收集目标人群对该信息的反应，并根据反馈意见对材料进行反复修改的过程。这有助于加强专业人员与群众之间的沟通，了解教育主题和内容是否能满足目标人群的需求，以及材料的吸引性、易读性、可信性、可接受性、实用性、趣味性等。主要采取定性研究的快速评估方法，包括专题小组讨论、个人访谈、中心场所拦截式调查、邮寄调查、专家咨询、影像资料观摩等方法。印刷、视听、实物等各式营养健康教育材料均可以作为预实验的对象。需要收集下列信息：

（1）教育内容是否符合教育对象的营养健康需求。

（2）教育对象对这些资料的反应，有什么意见和要求。

（3）教育对象能否理解和接受这些信息，能否记住宣传的要点，能否认可这种宣传形式。

（4）是否存在与教育对象的文化、宗教信仰等相违背的内容或形式。例如宣教材料的发放地区是否有忌食猪肉的民族，如果有，需要及时对猪肉类食物的文字描述和图片进行调整。

（5）根据教育对象的反应，需要对教育资料的内容和形式做出哪些修改。

（6）这些信息如何推广，材料如何分发，如何追踪执行情况。

4. 生产发放与使用

预实验结束后，确定和落实材料发放渠道和数量，按照计划安排制作与发放。必要时对材料的使用人员（社区医生或积极分子、营养健康教育人员、医疗工作者等）进行培训，使他们懂得如何有效地使用这些材料。

5. 使用评价

评价是教育材料设计、制作和使用过程中重要的质量控制手段，其目的是总结经验，用以指导新的传播材料的制作计划。包括过程评价和效果评价。其中过程评价指对材料的实用性和可操作性、生产质量、发放情况、使用情况、经费的使用情况做出评价；效果评价则是在材料发放和使用后，对教育对象的接受度以及健康信息的传播效果，如知识知晓率、行为改变率等进行评估。

（四）儿童营养健康教育活动的实施

实施营养教育计划是指按照已经确定的目标和方案，通过所确定的传播途径和材料，把计划中要宣传的营养内容传播给教育对象。项目或活动的实施需要落实到每个细致的活动，让每个参加者都明白自己的工作任务。

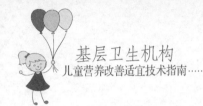

1. 实施的流程

（1）制订时间表：时间表是实施项目的进度表，各阶段工作都应依照时间表的安排有序进行。在设计时间表时，应充分考虑各分项工作内容、实际操作程序、可能出现的问题等因素，合理安排各分项活动的时间。同时，在项目实施过程中，也要随时依据时间表检查各项工作是否按计划进行，以确保整体工作的顺利完成。

（2）工作人员：工作人员的数量和质量是营养健康教育工作取得成功的必要条件。管理者需要对工作量和工作人数做出适当的平衡，避免人员过剩或不足。通常情况下，初期应当以精简为原则，根据活动规模大小、目标人群数量、活动内容等因素来安排，实施过程中根据情况及时进行补充或调动。

工作人员应具备疾病控制、公共卫生、营养健康教育等方面的专业知识，掌握基本技能。实施开始前需要对所有人员进行培训，使他们熟悉工作内容并掌握所需的基本技能，包括工作方案、数据收集和分析方法、教育工作中的基本沟通技巧、教育材料使用方法、设备使用方法等。

（3）教育实施：按照方案和计划，通过所确定的传播途径和材料，将营养健康内容传播给教育对象。在教育传播过程中，要随时观察教育对象对宣传材料和教育内容的反应，及时发现并解决问题，必要时进行适当的调整。

（4）质量控制：教育实施中各个环节都需要进行持续的质量控制，包括总体进度、各分项工作的执行情况、经费开支、资料收集与保存、数据分析等，确保工作按计划进行，保证各环节工作实施的质量。

（5）部门协调：教育活动的实施需要各部门的广泛参与和协作，尤其是跨机构的综合性教育。可以邀请相关人员、相关部门代表共同组成工作组，如儿童家长代表、社区领导、幼教老师、卫生部门代表、非卫生部门代表等。不仅可以提高资源分配的合理性和利用率，提高相关人员的参与程度，还能促进信息交流及问题的及时解决，使教育工作能持续开展。

2. 实施的技巧

在实施儿童营养教育时，不仅要唤起目标人群的营养健康意识，使其掌握知识和技能，还需鼓励他们积极尝试并坚持养成良好行为。这就需要广大教育工作者针对儿童、家长、教师等不同人群的生理和心理特点，灵活运用各种传播渠道和技巧，使教育效果能够持续。

（1）大力开展宣传动员活动：在组织和实施儿童营养健康教育时，需要善于利用教育对象的社会关系开展动员。国内外有效教育经验均显示，开展社区动员是将儿童营养教育目标转化为目标人群（特别是儿童看护人）行为的有效做法之一。动员对象不局限于卫生和教育系统，应包括当地有影响力的社区领导、社会团体或文化和宗教人士、妇幼保健人员等专业人士、幼教、儿童家长等。

可以通过电视、广播、标语、传单、动员会等宣传活动，来动员教育工作开展地区群众积极参与。由教育对象的亲友、邻居进行动员劝说，或请接受过营养教育并取得满意效果的居民现身说法也是很好的动员方式。

（2）生动形象的图片或视频：儿童营养健康教育的目标人群应包含儿童。儿童漫画图片和动画视频是深受儿童、家长喜爱的信息传播形式，彩色印刷和生动有趣的卡通形象可以吸引儿童的注意，配以简单的拼音、文字等，具有较好的趣味性，儿童自己翻看或家长陪伴玩耍时便可潜移默化地将知识传达给儿童，教导其建立良好的营养健康意识和行为习惯。

（3）朗朗上口的语言信息：要将抽象的理论概念转化为生动的文学语言，易记易诵。我国的营养教育工作者在工作中创造了不少群众喜闻乐见的儿歌、顺口溜等，如"一把青菜一把豆，一个鸡蛋加点肉，五谷杂粮要吃够""白米饭呀喷喷香，蔬菜水果味道好，豆奶制品不可缺，畜禽肉类要适量，早睡早起勤锻炼，身体健康长得高"等。这些短小精悍、朗朗上口的语言不仅方便记忆，也蕴含营养健康的基本道理，适用于各种年龄段、文化层次的教育对象，能起到较好的教育作用，是群众教育尤其是儿童教育的重要方式。

（4）善用名人效应：邀请政府官员、社会贤达、宗教领袖、明星等知名人士到场、演说或示范不仅可以促进传播，吸引相关机构和媒体的重视，还能激发参与者的依从性，起到积极的推动效果。要根据教育对象的年龄段、喜好、文化水平等进行选择，以适应教育对象的心理需要。如在有少年儿童参与的健康教育活动中，邀请他们所熟悉的少儿节目主持人、儿童剧演员或童星共同参与；在儿童家长等参与的教育活动中，则可以选择形象温和亲切、有育儿经验的演员、专家与教育对象一起交流。此外，所选择的名人还应具有良好个人声誉和公众形象，整体气质与教育活动氛围相符，并且关注营养健康信息、热衷公益活动。

（5）加强交流、示范和参与：将理论教育与实践相结合，针对不同人群开展相应的参与式教育，确保教育对象对知识和技术的掌握。例如：在幼儿园开设营养健康教育课程，通过橱窗、网络交流等方式向家长和儿童宣传营养和保健知识；组织儿童参观食堂，向儿童介绍营养菜谱的制作过程，讲述各种菜肴的营养成分，帮助他们认识到偏食和挑食的坏处；以游戏的形式，让儿童根据模型/新鲜食物认识各类食物，尝试给自己或同伴配餐。还可以组织学习班或讨论小组，召集年轻父母一起交流各自的育儿经验，以讨论和分享的形式学习科学育儿、营养健康知识和技能；现场示范辅食制作及营养配餐方法，包括调味品的用量、食

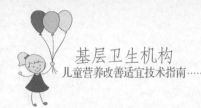
物的加工方式等，并邀请儿童家长或幼儿园配餐人员动手参与，及时纠正、点评和答疑。

（五）儿童营养健康教育效果的评价

效果评价指逐步分析营养健康教育计划每一步的实施情况，把已取得的成绩与既定的目标相比较，包括：该计划的目标是否达到；实施该项教育产生了什么效果；每一阶段的执行情况如何；该计划有效或无效的原因是什么；取得了那些成功的经验；根据执行中存在的问题，今后进行类似项目时需要哪些改进等。这种评价方式能够相对客观和真实地反映出营养健康教育的实际效果。分为过程评价和总结评价两个主要类型。

1. 过程评价

过程评价关注营养健康教育计划各个环节的实施情况，其目的在于评估项目实施是否符合计划设计要求，以及是否取得预期的效果，以便及时发现计划执行中的问题，有针对性地对计划进行修订，使之更符合客观实际情况，保证计划实施的质量和计划目标的实现，并为总结评价提供依据。

评价方法以定性研究为主，较常使用的四种定性研究方法为观察法、访谈法、小组讨论法和记录材料检查法。有时也需要用调查、审计等定量研究。由于实施过程中的许多效果都是无形的，不能直观反映，所以我们通常会将实施过程中的某些情况量化进行评价，常用的指标包括项目执行率、营养健康教育活动的覆盖率/暴露率、教育材料拥有率、经费执行率等。

2. 总结评价

总结评价用于评价项目取得的成效，确定项目目标实现的程度，其主要内容包括：教育对象的营养健康知识、态度、信息和行为的变化，接受教育的人群数量，政策或环境的改变，生活质量的改变，成本效益分析等。

总结评价可以分为近期效果评价、中期效果评价和远期效果评价。

（1）近期效果评价：近期效果即目标人群知识、态度、信息、服务的变化，包括影响某种行为的内因变化情况、营养知识水平提高情况、技能掌握情况、态度和信念的正向改变情况等。常用的近期效果评价指标有知识知晓率、知识均分、信念改变率/持有率、技能掌握率等。

（2）中期效果评价：中期效果是指行为和危险目标因素的变化，常用指标包括行为具有率、行为改变率等，如食物消费行为的改变、食物烹调行为的改变等。

（3）远期效果评价：远期效果指目标人群营养健康状况、生活质量和环境的改变，也可以评价结果与规划成本之间的关系。反映营养健康状况的远期评价指标有：

1）生理指标：身高、体重、心率、智力及行为发育等。

2）生化指标：血红蛋白、血糖、血脂等。

3）生命质量指标：发病率、患病率、生活满意度等。

4）成本指标：卫生保健医疗成本、成本效果分析、成本效益分析等。

一般情况下，营养健康教育远期效果的实现需要一个较长的过程，社会经济、文化发展等教育外因素的变化也会对其造成一定的影响。因此，对健康教育项目计划进行远期评价时，需要全面、谨慎地进行分析，尽可能排除或控制其他影响因素，确保评价结论的客观性。

3. 评价方法及影响因素

营养健康教育效果评价属于前瞻性研究，在选定目标人群后，一般先进行基线调查，经过一段时间的教育，再对其进行中期和末期调查，与基线调查结果作对比进行评价；也可以将目标人群分为对照组和干预组，比较教育后两组的情况。

多种定量或定性研究都适用于健康教育活动的评价，如问卷调查、小样本半定量抽查、小组讨论、观察法等。在进行效果评价时，通常会同时采用几种不同的方法进行系统综合的评价，这种方式可以使评价结果更具客观性。

在理想情况下，评价可以作为一个持续提高质量的工具，不仅能够用于判断工作是否有效，是否达到了预期目标，是否满足了教育对象的需求，还能为进一步提高和改进工作方法提供经验，以便教育工作更广泛、有效地持续开展。

四、儿童营养健康教育的基本沟通技巧

儿童营养健康教育以儿童、儿童家长和幼教老师为主要对象。教育对象作为独立个体，每个人都有自己的性格特点、理解力和接收度。不论采用哪种形式，其本质都是以人际传播为主，都需要在对话中进行信息的交流和分享。因此，每一位营养健康教育工作者都应当具备并能够良好运用基本沟通技巧，在教育过程中取得教育对象的信任，唤起他们对教育信息的关注，引起特定的心理和行为反应，从而有效实现教育的预期目的。

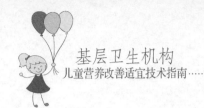

1. 人际关系建立技巧

人际关系作为教育的主要关系形式，是教育工作能否有效开展的前提。良好的人际关系往往建立在接纳、了解、信任、支持和合作的基础上，影响因素主要有以下几点：

（1）共同语言：在开展教育活动时全面了解教育对象的文化水平、知识结构、理解能力，寻找共同理解、相互沟通、达成共识的经验范围，可以帮助我们选择适当的语言、案例和沟通方式开展交流，获取对方的好感和接纳。

（2）仪表举止：人们在首次接触新的社会情境或个体时，往往通过第一印象来进行归类和定义，因此教育工作者展现给教育对象的第一印象非常重要。庄重的仪表、得体的举止、整洁的服饰更易赢得对方的信任。

（3）态度：以亲切和蔼的态度面对教育对象，使用恰当有礼的称谓称呼对方，并主动介绍自己，耐心对教育活动进行介绍。眼神接触、微笑、自然的面部表情有助于消除教育对象紧张、焦虑等不良情绪，使之进入良好的心理状态，易于交流。

（4）尊重：在交谈中应充分尊重教育对象，建立民主平等的关系，营造和谐的交流氛围。给予教育对象提问、讨论的机会，对于对方拒绝回答的问题也不要勉强，避免使用讥笑、指责等影响交流的语言和手段。

（5）专业素养：在信息传播时要树立良好的信誉和专业形象，其主要体现为教育工作者的工作态度、专业知识水平以及所传播信息的可信性、准确性和权威性。

2. 语言沟通技巧

语言交流与沟通是儿童营养健康教育最基本的方法，通过讲解、宣传营养与健康知识来影响或改变教育对象的认识、知识结构、态度和行为。在这个过程中，语言的交流是双向的，教育工作者不仅需要做一个好的讲解者，还需恰当运用倾听、提问、反馈等交谈技巧，营造和谐的交流气氛，从而有效提高信息传播的效果。

（1）讲授的技巧：讲授是指教育工作者通过口头语言连贯地向教育对象阐述理论、解释概念、叙述案例，并使对方理解和接受的过程。

1）准备充分：在讲述教育内容时，应对内容有全面的了解和把握，熟悉理论概念和相关的图标，理清思路，力图流利、清楚地将信息展现给教育对象。

2）焦点集中，内容具体：围绕一个主题集中开展教育工作，避免涉及面过广。根据具体问题给予有针对性的营养健康知识教育。内容越具体，越容易理解、记忆和实践。

3）概念准确，科学严谨：教育传播的信息应该具有权威性，概念准确，案例真实，讲授时使用描述严密的语言和恰当的词汇。模棱两可的语言易导致教育对象思维混乱，甚至导致认识错误。

4）语言简洁，通俗易懂：言简意赅的语言往往更能加深印象。根据教育对象的年龄特征、经历、文化层次、知识基础等选择语言、词汇和案例，要尽可能选择对方习惯、熟悉的词汇和事物进行描述，使他们容易理解和吸收。

5）语调、语速具有和谐性：讲解和沟通时要做到音量适宜、咬字清晰，语调平和自然，使教育对象能够清楚地听到每一句话且不会觉得不适。适当进行停顿，不仅可以吸引注意，还能给教育对象思考和提问的机会。

6）善用加强语气和重复：对于需要重点关注的内容，适当改变语音、语速，对重要的概念应重复2～3次，以吸引教育对象的注意，加强理解和记忆。

7）及时给予回应和肯定：关注教育对象的表情、动作等肢体语言，及时根据对方的感受、情绪做出恰当的反应，并对其正确的行为给予积极鼓励和肯定，这将有利于正确了解和深入交流。

此外，还应注意防止出现下列不良的交谈方式：突然改变话题；对教育对象做出不适当的保证或不负责任的承诺；过分表述自己的意见，缺乏双向交流；表达方式具有压迫性和强制性；对交流对象的问题答非所问；表现出不耐烦、轻蔑的态度或使用生硬、命令、教训式的语言；过早下结论。

（2）提问的技巧：提问是交流中获得信息、引导交谈和加深了解的重要手段，也是教育工作者与教育对象进行沟通的主要方式。有技巧的提问可以引发对方交流的意愿，从而获得期望的信息。在教育过程中，常用的提问方式可分为以下三种类型：

1）封闭式提问：这种提问方式比较具体，将应答限定在特定的范围内，对问题的回答要求简单确切，如询问年龄、名称、数量等，或者要求对方根据问题直接回答"是"或"不是"，"有"或"没有"等。这类问题易于迅速获得目标信息，交流相对较少，多用于收集简明的事实性资料。

2）开放式提问：这类问题涉及范围较广，没有明确的答案，可以引导和鼓励教育对象说出自己的观点、认识、态度和感觉，如"你平常给孩子添加哪些辅食""你觉得你家孩子的健康状况怎么样"等。有助于真实情况的反映，花费时间较长，但可以从中获得更全面、深入的信息。

3）探索式提问：又称探究式提问，是指为了解教育对象存在的问题或某种认识、行为产生的原因，在其给出回答后，围绕这个回答进行更深层次的提问，如询问儿童母亲"为什么没有进行纯母乳喂养"等。

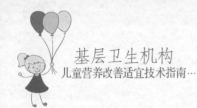

以上三种提问在交谈中可以交替使用，同一个问题也可以用几种不同的方式反复询问，以尽可能获取全面准确的信息。提问时建议多用简单句子，尽量避免偏向式和复合式提问方式。问答过程中随时观察对方的情绪和反应，在出现注意力不集中或不耐情绪时不要指责或者批评，适当切换话题以调节气氛，吸引关注。

（3）倾听的技巧：倾听是指教育工作者有意识地观察、感受教育对象在谈话过程中所表达的语言和非语言信息，分析其真正含义和感情，进而达到认知和理解的过程。只有全面了解了教育对象存在的问题、对问题的想法及其产生的根源，才能有效地进行健康教育工作。倾听与提问相辅相成，共同促进教育信息交流的延续。

倾听时要集中注意力，耐心仔细听取对方的讲话，不轻易下结论，不急于评价对方的观点，也不要急切地表达建议；及时给予讲述者积极的应答，表明自己对对方的关注和理解。对于不确定是否理解准确的信息，尽量不要打断对方的讲话，但对于思维跳跃、偏离主题或不善表达者，应适时给予引导。

（4）反馈的技巧：反馈即教育工作者在接收到信息的过程中或过程后，及时对教育对象的情感或言行做出恰当回应。掌握反馈技巧可以使对方得到激励和指导，消除表达和倾听过程中可能存在的误解和失真，使对话能够进一步深入。常用的反馈方法有：

1）肯定式反馈：对对方的正确认识或行为予以赞同和支持。例如在交谈时适时地插入"是的""很好"之类的评价，或用点头、微笑等非语言形式予以肯定。这会使对方感到愉快，受到鼓舞而易于接受。在技能训练、健康咨询、行为干预时，运用肯定性反馈尤为重要。

2）否定性反馈：对对方不正确的言行或存在的问题提出否定性意见。使用这种反馈方式时应注意对方的心理接受度。通常应首先肯定对方值得肯定的一面，然后再以建议的方式指出问题所在，提出改进的意见。例如使用"你这样说有一定道理，但是……"之类的句式。

3）模糊性反馈：多用于暂时回避某些敏感或难以回答的问题，不表现出明确的态度和立场。

4）鞭策性反馈：指营养健康教育者向教育对象提出更高的要求和行为目标。这种反馈方式首先对对方的言行做出客观的评述，然后说明这种言行给你的印象，接着向对方提出要求，最后请对方做出答复。这种反馈既指出了问题所在，提出了改变的方向，又以征求意见的方式要求对方自己做出抉择，很有激励性。

3. 非语言沟通技巧

非语言沟通又称肢体语言，是指人们在沟通过程中，不采用语言作为表达的工具，而是借助动作、手势、眼神、表情等媒介，以自身所呈现的静态及动态的信息符号进行信息传递的方式。非语言传播形式融会贯通在说话、倾听、反馈、提问等技巧之中，是心理活动的自然反映，能够提供丰富而真实的信息内涵。

（1）面部表情：面部表情和神态对人们所说的话起着解释、澄清、纠正和强化的作用，是测量人的情绪的客观指标之一。表情亲切自然、面带微笑，可以使教育对象有愉快和安全感，进而缩短双方的心理距离，易于谈话的展开。

（2）仪表形象：包括仪表服饰、姿态、气质等。进行营养健康教育时，衣着整洁大方，举止稳重，会使人易于接近和信任。同时，教育对象的着装和姿态也可以为教育工作者提供诸如社会地位、经济状况、文化习俗、健康状况等信息。

（3）眼神和身体语言：眼神的交流能够体现出对对方的重视和尊重；适当的触碰可以表达出关心、理解、安慰和支持等情感；手势等动态体语不仅可以起到强调的效果，还能赋予语言以动感，使表达更加生动。

（4）人际距离：人际距离可以反映出交流双方的心理感受、态度等，不同的距离适用于不同的教育形式。一般情况下，个人访谈或交谈时以 50～120 cm 为宜，小组讨论或做健康评估时以 1.2～4 m 为宜；而进行大型营养健康教育时，适宜的交流距离可以大于 4 m。

（5）环境安排：环境对教育对象的心理状态有很大影响，良好的交流环境可以稳定情绪，促进沟通。因此要尽量安排适宜的交谈环境，保持光线柔和、安静整洁，让人有舒适感。

参考文献及书目

[1] 翟凤英. 公共营养 [M]. 北京：中国轻工业出版社，2009.

[2] 翟凤英. 中国营养工作回顾 [M]. 北京：中国轻工业出版社，2005.

[3] 胡俊峰，侯培森. 当代健康教育与健康促进 [M]. 北京：人民卫生出版社，2005.

[4] 蒋与刚. 美国的营养教育计划及其特点 [J]. 中国食物与营养，2006，（9）：45-47.

[5] 李里特. 国外营养教育与管理 [J]. 中国食物与营养，2004，5：4-7.

[6] 李里特. 日本的健康营养教育与管理 [G] // 达能营养中心第六届学术研讨会会议论文集 [C]，2003.

[7] 国家营养规划研究课题组. 世界各国政府开展营养工作的政策、措施及对我国的启示 [J]. 经济研究参考，2005，（59）：2-9.

[8] 柴巍中，赵尔萍. 国外营养教育和营养师发展概况 [J]. 中国食物与营养，2004，（12）：

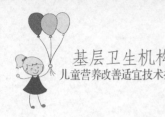
11-13.

［9］常莹. 公共营养现场工作指南. 香港：中华科技出版社，1992.

［10］田本淳，董蕾. 平面健康教育材料设计制作使用与评价［M］. 北京：北京大学出版社，2011.

［11］杨珺丽. 健康教育中的沟通技巧［J］. 医学信息（手术学分册），2007，20（10）：921-923.

［12］徐仁发，徐毅雯，马昱. 大众传媒应用于健康教育的意义与作用［J］. 中国健康教育，2010，（1）：67-69.

［13］钮文异. 常见慢性病社区综合防治管理手册（健康教育分册）［M］. 北京：人民卫生出版社，2007.

［14］钮文异. 儿童营养教育的方法与技巧［G］//儿童营养与健康学术研讨会论文汇编，2005.

［15］王亚伟，常莹. 营养教育的方法、效果及评价［J］. 国外医学（卫生学分册），1992，（2）：90-95.

［16］Miyoshi M. School-based "Shokuiku" program in Japan：application to nutrition education in Asian countries［J］. Asia Pac J Clin Nutr，2012，21（1）：159-162.

［17］Contento IR. Nutrition education：linking research，theory，and practice［J］. Asia Pac J Clin Nutr，2008，17（Suppl 1）：176-179.

第十二章 儿童的口腔卫生

　　口腔是人类正常获取食物、维持生命的重要通道，但牙齿的作用不仅仅是咀嚼食物，它与人体的生长发育、全身的健康状况有着密不可分的关系。乳牙是儿童时期的咀嚼器官，只有乳牙健康、齐全、才能保证食物在口腔内充分咀嚼，完成消化的第一步，以提供儿童生长发育所需要的充足营养。咀嚼运动还可对面部肌肉、颌骨和牙弓的生长发育起到一定的促进作用，从而使恒牙排列整齐，面容丰满美观。乳牙还是辅助发音的器官，借助牙齿的作用，发出清楚的声音。多个乳前牙的龋坏缺失，会影响儿童的面部美观及准确发音，给孩子造成心理压力。因此，口腔及牙齿健康对儿童身心的健康发育有着极大的影响，应引起广大儿童保健医师和家长的重视。

　　儿童口腔生长发育的状况随年龄增长在不断变化，不同年龄阶段的儿童在口腔保健、饮食管理、常见疾病及处理方法上都有各自的特点，下面将分阶段详细介绍。

一、0～1岁儿童的口腔卫生

　　婴儿的口腔清洁可以从长牙之前就开始。在乳牙萌出前清洁和按摩牙龈有助于建立一个健康的口腔生态环境，易于牙齿萌出；在牙齿萌出过程中按摩牙龈也会缓解因长牙造成的不适。此外，坚持清洁牙龈和牙齿，可以让孩子适应并习惯清洁口腔，为今后养成健康的生活方式打下基础。家长可在手指缠上湿润的纱布，轻轻按摩孩子的牙龈和牙齿，每日一次，也可使用专门的指套牙刷。

　　乳牙在婴儿6个月左右开始萌出，一般先长出两颗下前牙，再长两颗上前牙，以后陆续长出两侧的牙齿。乳牙萌出时，婴儿喜欢咬东西，如哺乳时咬奶头，或将手指放入口内，这时可给孩子一个能咬的玩具或磨牙棒，以便刺激牙龈，使牙齿穿透牙龈黏膜顺利萌出。牙齿萌出时刺激三叉神经，引起唾液分泌量增加，但由于婴儿还没有吞咽大量唾液的习惯，口腔又浅，唾液往往流到口外，形成所谓的"生理性流涎"。这种现象会随年龄增长自然消失。牙齿萌出后就要

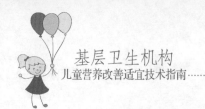

开始刷牙，此时无须使用牙膏，家长可选择指套牙刷或纱布手绢擦拭牙面。应注意在孩子睡前喝奶后刷牙，如果夜间喂奶，应在喝奶后给婴儿喂少量白开水漱口。

0～1 岁儿童常见的口腔发育异常及口腔疾病如下：

1. 上皮珠

婴儿牙槽黏膜上出现的类似牙齿的白色球状物，米粒大小，一个或数个，质地硬、无痛，俗称"马牙子"。如果出现这种情况，家长不要擅自抠挑以免引起感染，可观察其自行脱落。

2. 诞生牙、新生牙

婴儿出生时已萌出的牙齿或出生后不久萌出的牙齿。因牙齿发育不良而无牙根，多表现为松动或极度松动。松动的牙齿会影响哺乳或有自行脱落吸入呼吸道的危险，建议及时拔除。

3. 萌出性囊肿、萌出性血肿

牙齿即将萌出时由于摩擦刺激或咬硬物硌伤，牙冠和表面牙龈黏膜之间液体或血液蓄积，形成隆起的囊肿或血肿。若囊肿较大影响进食，可穿刺或切开排出囊液。这类囊肿或血肿在婴儿牙齿萌出后即会消失。

4. 舌系带过短

舌系带附着于舌尖，抬舌不高，伸舌呈"W"形且无法伸出唇红以外。这种情况可能会影响发音，可在半岁之前进行舌系带延长术，一般直接剪开即可，无须缝合。

5. 李–弗病

由于下前牙边缘过锐或舌系带过短，哺乳时伸舌摩擦造成舌系带两侧溃疡。如果出现这种情况，可对牙齿过锐的边缘进行调磨，并适当改变喂养方式，减少吸吮动作，以促进溃疡愈合。

6. 贝氏口疮

婴儿上腭黏膜较薄，常因吸吮拇指或使用过大、过硬橡胶奶嘴而造成摩擦性损伤。可进行局部涂药，避免吸吮拇指等不良习惯，更换合适奶嘴，短期改变喂养方式，以促进创面愈合。

7. 急性假膜型念珠菌口炎

俗称"鹅口疮"，为白念珠菌感染所致，0～6个月的婴儿最易患此病。表现为口内多处黏膜表面白色凝乳状斑块，不易擦去。出现这种情况，可用1%～2%碳酸氢钠溶液擦洗口腔，使口腔保持碱性环境，从而抑制白念珠菌的生长。

二、1～3岁儿童的口腔卫生

儿童的20颗乳牙到3岁时会全部萌出。牙齿的萌出具有一定的规律：随着儿童年龄的增长，牙齿按照一定的顺序逐一萌出，每颗牙都有其特定的萌出时间；左、右侧相对位置的牙齿会对称萌出；下颌牙萌出略早于上颌同名牙；女孩略早于男孩。

乳牙的萌出顺序和平均萌出时间见表12-1。

表 12-1　乳牙萌出时间顺序表

萌出序号	牙齿名称	平均萌出时间（月龄）
1	下乳中切牙	7.8
2	上乳中切牙	9.6
3	上侧切牙	11.5
4	下侧切牙	12.4
5	下第一乳磨牙	15.1
6	上第一乳磨牙	15.7
7	下乳尖牙	18.2
8	上乳尖牙	18.2
9	下第二乳磨牙	26.0
10	上第二乳磨牙	26.2

牙齿的发育经过生长期、钙化期和萌出期三个阶段。全部乳牙硬组织形成从胎儿期开始，最晚在婴儿出生后1年内完成。恒牙在婴儿出生后开始钙化，3岁之前恒牙表面的釉质已钙化完成。因此，牙齿萌出后再补钙对已萌出的牙齿是没有作用的，只能对正处于釉质钙化期的牙胚产生作用。要想让孩子有一口发育良好的牙齿，要从母亲的孕期开始补钙，注意营养均衡，多补充蛋白质、维生素、钙、

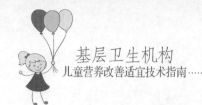

磷、铁等微量元素，多进食肉类、鸡蛋、豆制品、牛奶和蔬菜、水果等，促进孩子牙齿硬组织的形成和钙化。增强儿童抵抗力，防止全身疾病，特别是病毒感染性疾病的发生，以免对发育中的恒牙胚造成不良影响，在 3 岁之内尤为重要。

1～3 岁的儿童饮食以黏软、精细的食物为主。此类食物易长时间附着于牙面，不易被唾液冲刷掉，加之不良的喂养习惯，如含奶瓶入睡，牙齿萌出后喂夜奶，延长母乳或奶瓶喂养时间，用秋梨膏、乳酸菌饮料、放糖的梨水、绿豆汤等含糖饮料代替白开水等，易使牙齿出现龋齿。

不良的喂养习惯和（或）延长母乳或奶瓶喂养（即延长的时间超过孩子从停止母乳喂养或戒掉奶瓶过渡到固体食物的正常时间），可导致较早的甚至猖獗的龋患。这种低龄儿童龋称为"喂养龋"或"奶瓶龋"。孩子在吃奶或使用奶瓶时上前牙完全浸泡在奶液或含糖饮料里，一些家长还会给孩子养成吃奶睡觉或夜里只要孩子一醒就喂奶的习惯。这些喂养方式和生活习惯使黏稠的奶液、甜的果汁长时间附着在牙齿表面，孩子入睡后上牙唇面和上唇之间的唾液流量减少，流速减慢，对牙齿的冲刷清洁作用减弱，为细菌发酵产酸致龋提供了条件。

预防奶瓶龋首先要讲究科学的喂养方法。奶瓶中不要放糖，应抱着孩子喂养，且喂养过程中应注意轻拍孩子的后背，在奶完全咽下后，再让孩子躺在床上。喂食后应及时给孩子清洗口腔，如喂食白开水，去除乳凝块，以防其被细菌发酵破坏牙齿。孩子牙齿萌出后，家长即要开始给孩子清洁牙齿。此外，要讲究喂食时间，一般在孩子睡醒后为好，不要睡前喂，以免喂食后孩子很快进入睡眠状态。如果一定要在睡前喂食，请将喂奶时间稍提前，并在喂食后给孩子刷牙以清洁口腔。建议 2 岁以上的孩子停止使用奶瓶，不要用任何饮料替代白开水。

进行口腔清洁时，应根据儿童的年龄选择适宜的牙刷，刷头要小，两三排刷毛即可，刷毛也要软，这样既能在孩子口内运动灵活，又不易损伤牙龈。3 岁以前的儿童可能会吞咽牙膏，因此可仅用白开水刷牙。若要使用牙膏，用量一定要少并选择标明可吞咽的牙膏使用。大部分孩子喜欢模仿父母，要求自己刷牙，但仅靠孩子自己是不能够将牙齿清洁干净的。因此，在鼓励孩子简单刷牙的同时，家长要帮助儿童进行彻底细致的刷牙，不能完全让其独立进行。

婴儿时期的一些习惯如果长时间延续，如长期使用安抚奶嘴、吐舌、吮指、咬上（下）唇，或由于鼻部的疾患使孩子必须张口呼吸，常常会造成牙齿排列不齐，颌骨发育异常，甚至面型改变。因此在日常生活中家长应细心观察，一旦发现孩子的不良习惯，必须尽早破除，以免影响面部发育。

疱疹性龈口炎是 6 个月至 3 岁儿童常见的急性感染性炎症，由单纯疱疹病毒引起，可通过接触和呼吸道传染，潜伏期为 1 周。发病前 3～4 天可有低热、咽痛、类似感冒的前驱症状，起病急，口腔黏膜出现成簇的小水疱，易破溃，周围充血疼痛，常伴急性龈炎，舌背有明显的白苔，患儿拒食、流涎、烦躁不安等。此病有自限性，症状随机体产生抗体而缓解，7～14 日逐渐消失。治疗方法主要为局部对症治疗。由于具有传染性，在儿童聚集的场所，一旦出现此病，应立即做好消毒隔离工作。

三、4～5 岁儿童的口腔卫生

这个年龄阶段的儿童进食食物种类广泛，一天当中各种零食及含糖饮料进食频繁，而且孩子的自主意识增强，若不能配合认真刷牙，乳磨牙患龋率将明显提高。最初可能只是牙齿表面出现小黑点，牙刷无法去除，随后短期内快速扩大形成龋洞，若不及时治疗，可能出现牙齿疼痛、牙龈肿胀的症状。

与恒牙龋相比，乳牙龋有其特异性：龋率高、发病早，龋齿多发、龋蚀范围广，龋蚀发展速度快，自觉症状不明显。由于乳牙会替换，乳牙龋坏有时不能引起家长的重视。其实不然，乳牙龋坏对儿童生长发育常造成不良影响，还可使继承恒牙发育及萌出异常，因此不能忽视，应早期预防、定期检查，早发现、早治疗。本部分将会向读者详细阐述其危害。

（一）局部的危害性

1. 影响咀嚼功能

乳牙冠被破坏，或是龋齿造成牙冠缺失，使咀嚼力下降，咀嚼功能降低（图 12-2）。

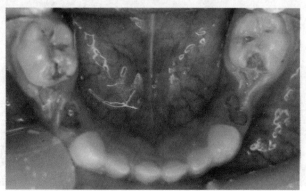

图 12-2　乳磨牙牙冠缺失

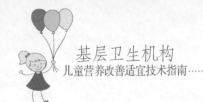
2. 影响颌骨和颜面发育

乳牙龋病可造成多个牙齿的丧失，使相邻的牙齿向缺隙处倾斜、移位，上、下牙的咬合关系改变，功能紊乱，影响颌骨及颜面的发育。

3. 影响恒牙胚

乳牙长期慢性根周病变会影响继承恒牙胚的发育，出现发育障碍，釉质矿化不良，有的会引起恒牙胚形成囊肿，使恒牙不能正常萌出（图 12-3 和图 12-4）。

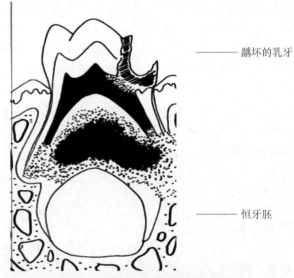

——— 龋坏的乳牙

——— 恒牙胚

图 12-3　乳牙根尖病变影响恒牙发育

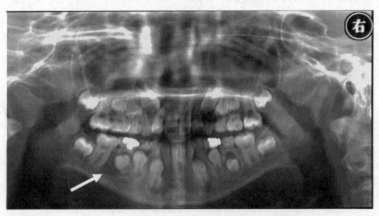

图 12-4　乳牙根尖病变导致恒牙含牙囊肿

4. 损伤口腔黏膜

残破的牙冠和牙根可刺激口腔软组织形成溃疡。

5. 诱发恒牙龋

龋坏乳牙和相邻恒牙之间很容易积存食物，好发龋病。

6. 助长不良口腔习惯

患儿常因疼痛而不愿使用患侧牙齿咀嚼食物，患侧颌骨缺少生理性刺激，长时间会导致两侧颌骨发育不对称。

（二）全身的危害性

1. 影响生长发育

多个乳牙受累时，则食欲减退，消化不良，影响全身生长发育。

2. 病灶感染引起其他身体疾病

龋齿所致的慢性根尖周炎可成为病灶，当身体抵抗力下降时，细菌可转移到身体其他部位致病，如引发心肌炎、关节炎、肾炎等。

3. 造成心理障碍

前牙的龋齿看上去很不美观，也影响发音，会对孩子造成心理压力（图 12-5）。

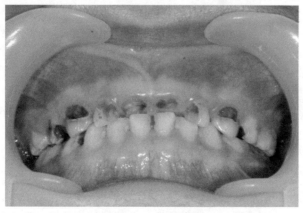

图 12-5 前牙龋齿

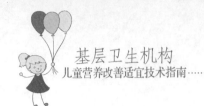

（三）预防龋齿的途径

有效预防龋齿有四个基本途径：合理饮食、使用氟化物、窝沟封闭和控制菌斑。

1. 合理饮食

控制蔗糖的摄入量及进食频率。在一日的饮食中应严格控制糖果、点心等零食以及饮料的摄入量，减少吃含糖食物的次数。多吃淀粉类食物，新鲜水果、蔬菜以及含钙、磷、维生素等较多的食物，尽可能多吃一些粗粮，喝白开水。

2. 使用氟化物

建议 3 岁以上儿童每半年使用一次氟泡沫或氟凝胶防龋。平时使用含氟牙膏刷牙。

3. 窝沟封闭

用封闭性材料将乳磨牙、恒磨牙的𬌗面窝沟及颊、舌面窝沟点隙等易患龋的部位予以封闭，能起到较好的防龋作用。

4. 控制菌斑

使用正确的刷牙方法，即竖刷法：将牙刷放在牙龈部位，与牙齿长轴呈 45°，上牙往下刷，下牙往上刷，并按照一定的顺序刷牙，从后向前，从左到右，刷完牙齿外侧刷内侧，再刷咀嚼面，刷完上牙刷下牙，每个牙面刷 6～8 次，刷完全口牙齿需要 3 分钟。除刷牙外，家长还可使用带持线柄的牙线（超市有售）为孩子进行牙齿邻接面的清洁。牙齿邻接面牙刷很难进入，食物残渣、菌斑、软垢长期滞留极易造成牙齿邻接面龋坏。每日刷牙后，使用牙线通过牙齿邻接面接触点进入牙间隙，上下刮 4～6 次，清除牙缝间的食物残渣和软垢，保持牙齿邻接面清洁，防止龋坏。

家长应教会孩子正确的刷牙方法，并帮助其建立早晚两次刷牙的卫生习惯。由于 4～5 岁的儿童年龄较小，自觉性差，家长应督促并协助孩子每天早晚刷牙。3 岁以后的儿童也要注意控制牙膏的用量，每次只用豌豆大小就可以了。

地图舌是这一时期儿童常见的黏膜病，又名"游走性舌炎"，表现为舌背圆形、椭圆形或不规则形红色斑块，边缘可见白色或黄白色隆起边界，可不断变化形状和位置。这种疾病多发生于体质虚弱的儿童。其发病与疲劳、营养缺乏、消化功能不良、牙齿萌出期的局部刺激、牙齿病灶有关。病程可长达数年，随年龄增长可逐渐消失。如果症状不明显，一般无须治疗，建议加强营养，提高免疫力即可。

四、6 岁儿童的口腔卫生

（一）第一恒牙的萌出及保护

6 岁是乳恒牙开始替换的重要时期。第一恒磨牙的萌出预示混合牙列的开始。在牙列的最后端即在第二乳磨牙后萌出的牙齿称为第一恒磨牙，上、下、左、右各一颗。因其在 6 岁左右萌出，所以习惯称为"六龄齿"（图 12-6）。

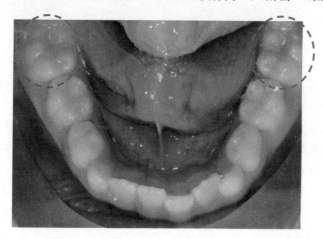

图 12-6　第一恒磨牙

六龄齿是萌出最早的恒牙，将陪伴孩子一生，在口腔中起着非常重要的作用。作为恒牙列中最强壮的多根牙，其牙根分叉角度大而特别结实，牙冠最大，牙尖最多，咀嚼面积最宽，承担的咬合力和咀嚼功能比其他恒牙都大。六龄齿位于整个牙弓的中部，成为牙弓的主要支柱，对保持上下颌牙齿正常的排列、维持正确的咬合关系以及保证颌面部的正常发育都具有重要的意义。

六龄齿如保护不当造成脱落或拔除，可造成永久性缺牙。它的早失不仅会大大降低儿童的咀嚼功能，造成儿童营养不良，还会影响颌骨的发育和引起邻牙的倾斜以及对颌牙的伸长，造成咬合关系紊乱，对儿童身心健康有很不利的影响。

防止六龄齿龋坏最有效的方法即进行窝沟封闭。将牙面清洁后，在牙齿表面的点隙裂沟上，涂一层高分子粘接性树脂材料，隔绝口腔的致龋环境，从而保护牙齿不受细菌及代谢产物侵蚀。这一方法在六龄齿完全萌出、没有牙龈覆盖后即可进行（图 12-7 和图 12-8）。

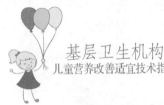

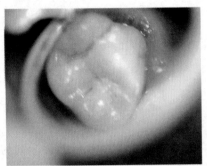

图 12-7　窝沟封闭前

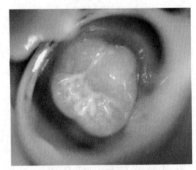

图 12-8　窝沟封闭后

（二）乳恒牙的替换

牙齿替换时，恒牙随着乳牙牙根吸收脱落而萌出，脱落的乳牙没有牙根。正常的乳恒牙替换也依照一定的规律进行，通常从下前牙开始，四颗下前牙全部替换完毕后，上前牙才会萌出。恒切牙一般从乳切牙的舌侧萌出（图 12-9）。但由于现在孩子的饮食环境过于精细，家长常常连水果都削成片给孩子吃，乳前牙使用率低，生理磨耗少，往往造成乳牙牙根吸收不全甚至不吸收，出现恒牙萌出、乳牙不脱落的"双排牙"现象，称为乳牙滞留。这种情况家长需要多加注意。若乳牙有明显松动，可观察其自行脱落；若乳牙不松动或恒牙萌出较多，则需要拔除乳牙（图 12-10）。

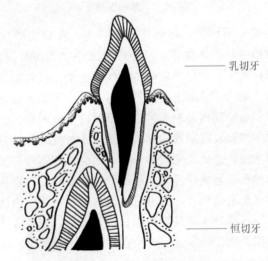

———— 乳切牙

———— 恒切牙

图 12-9　恒切牙萌出结构图

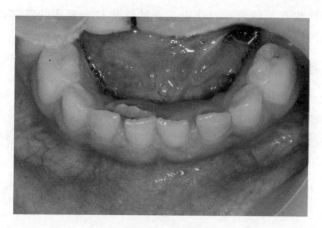

图 12-10 恒切牙萌出

新萌出的恒切牙切端呈波浪形或锯齿状，这是因为牙齿在发育时由几个发育结节相互融合而成，为自然现象。成人的牙齿切端较平是长期使用磨耗的结果。由于脱落的乳牙体积较小，萌出的恒牙较宽，可能会暂时出现牙齿萌出间隙不足、排列不齐的现象。遇到这种情况，家长不用过于担心，随着孩子颌骨不断发育变宽（牙齿的大小不会变化），有足够的间隙后，牙齿的位置可能自行调节变整齐。若牙齿拥挤有遗传因素，需要等到所有乳牙替换完毕后再接受正畸矫治。此外，颌骨的发育需要咀嚼刺激，若想获得整齐的牙列，可让孩子适当吃一些粗粮，以及富含纤维或有韧性的食物，多使用牙齿咀嚼，以刺激颌骨生长发育。

每一颗乳牙的脱落到恒牙萌出都有相应的时间范围。在乳牙正常脱落后，大部分恒牙可随后萌出，但有时恒牙也不会马上萌出。因为恒牙是在牙根发育过程中产生萌出力，使恒牙向龈方移动逐渐萌出的，这需要一个过程，上前牙尤为明显。上前牙替换较早，孩子在开始替牙时颌骨正处于发育期，牙弓窄小。而恒牙萌出后体积将不再变化，因此它的体积要比乳牙大很多。乳前牙脱落后缺牙间隙的宽度不够恒牙萌出的位置，恒牙可能不会萌出。随着颌骨的发育，牙弓变宽、有足够的间隙后，恒牙就会萌出，这个过程有时需要半年到一年的时间。如果拍摄 X 线片检查恒牙发育正常，可不需处理，观察待其萌出即可。然而一些因外伤或严重龋坏而过早缺失的乳牙，其继承恒牙没有发育成熟，未到达萌出时间，也不会马上萌出。若为乳磨牙早失，其缺牙间隙易被两侧邻牙移动侵占，造成间隙变小，恒牙萌出空间不足。建议制作间隙保持器占位以维持牙列正常长度，防止牙列不齐的发生。

"牙好胃口就好，身体倍棒，吃嘛嘛香"，这个家喻户晓的广告词形象地说明了牙齿与全身健康的密切关系。0～6 岁是儿童快速生长发育的重要阶段，健康

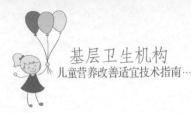
的牙齿为孩子吸收充足的营养，获得良好的体质打下坚实的基础，让人受益终生。让我们共同努力，关爱儿童从关爱口腔健康做起。

参考文献及书目

[1] 石四箴. 儿童口腔医学 [M]. 3 版. 北京：人民卫生出版社，2008.

[2] 孙正. 口腔健康 600 问 [M]. 合肥：安徽科学技术出版社，2006.

[3] 韩永成. 影响孩子一生的爱牙护牙习惯 [M]. 北京：农村读物出版社，2012.

第十三章　儿童的眼保健

人的眼睛是一个具有特殊结构与功能的视觉器官，80％～90％的外界信息是通过视觉获得的。婴幼儿正处于眼生长发育的关键时期，保护眼睛就显得尤为重要。

一、儿童眼保健的基本知识

（一）眼的解剖

眼为视觉器官，包括眼球、视路和附属器三部分。眼球和视路完成视觉功能，眼附属器则起保护、运动等辅助作用。

眼球是光学信号传入和视觉信号形成的部位。从解剖结构上来说，眼球分为眼球壁和眼内容两部分。眼球壁由外层的纤维膜、中间的葡萄膜和内层的视网膜构成，眼内容包括房水、晶状体和玻璃体（图 13-1）。

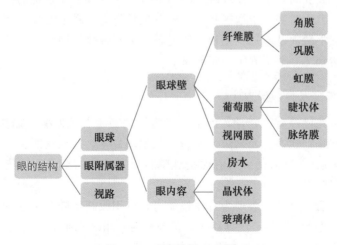

图 13-1　眼的结构示意图

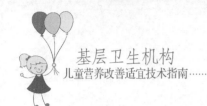
视路指从视网膜神经纤维层起到大脑枕叶皮质视中枢为止的全部视觉神经冲动传递的通路。

眼附属器包括眼睑、结膜、泪器、眼外肌、眼眶。眼睑分为上睑和下睑，覆盖眼球前面，同眼眶一起，起到保护眼球、防止外伤的作用。结膜分泌黏液湿润角膜。眼外肌共有 6 条，分别为 4 条直肌和 2 条斜肌，辅助眼球运动。

（二）儿童眼保健的定义

儿童眼保健是要通过眼保健宣传教育、视力评估和相关眼病的筛查，早期发现影响儿童视觉发育的眼病，及早矫治或及时转诊，以预防儿童可控制性眼病的发生、发展，保护和促进儿童视功能的正常发育，降低儿童视力残疾的发生率。

（三）儿童眼保健的概述

婴幼儿的眼睛一直在发育，年龄不同，眼保健的方式也不同。每个阶段都有相应的眼保健重点。

1. 婴幼儿眼的生长发育过程

婴幼儿眼的生长发育是随着母亲怀孕即开始的，因此孕妇妊娠期患病、接触有毒物质或有不良生活习惯等，均有可能影响胎儿眼的正常生长发育。

在胎儿出生后，眼的发育并没有停止。自出生到 3 岁，主要是完成眼的结构发育，而 4～12 岁间，基本完成眼功能的发育，主要是屈光系统的变化。正常情况下，婴幼儿出生时都处于远视状态，随着生长发育，眼轴增长，相当于向近视方向转化，至学龄前基本达到正视，该过程称为正视化。因此，儿童在学龄前期裸眼视力未达到 1.0 并不表示一定异常。

2. 儿童视觉发育与视力评估

（1）新生儿已经有了光觉，用手电光突然照新生儿的眼睛，新生儿会皱眉、闭眼；如果在睡眠状态，光刺激可使新生儿扭动身体，甚至觉醒。

（2）出生后 1～2 月龄，可有保护性瞬目反射，即如果有物体突然出现在眼前时，会闭目躲避。

（3）出生后 3 月龄，表现为有注视能力，可用眼睛追随一个移动的目标，如 15～25 cm 距离处的玩具；玩具移向儿童眼前时，出现双眼集合反射。

（4）出生后 4～5 个月时可识别物体的形状、颜色，认识母亲。

（5）出生后 6 月龄是视觉发育的关键期，此时出现任何类型的斜视均为异常。此时婴儿会伸手去拿玩具，当玩具离开视线时会去寻找玩具；可以在 30～60 cm 距离内追随做任何方向运动的悬挂着的小球。

（6）出生后 9 月龄，能准确抓到玩具；能专注观察 3～4 m 内人和动物的行为。

（7）出生后 1 岁，对图片感兴趣，可以手指感兴趣的物体。1 岁时眼轴形成的远视度平均为 3.75D。

（8）出生后 1～2 岁，此年龄组小儿注意力很易分散，视力测试比较困难，接近 2 岁的儿童可以使用儿童图形视力表。

（9）出生后 2～3 岁，可以使用匹配视力表。用国际标准视力表测试，视力应达到 0.4～0.6。

（10）出生后 4 岁，国际标准视力表测试应达到 0.6～0.8；而 2～4 岁 2.00D 以内的远视被称为生理性远视。

（11）出生后 5 岁，国际标准视力表测试应达到 0.8～1.0。

第 8 版《眼科学》中的不同年龄儿童正常视力的下限为：3～5 岁儿童正常参考值下限为 0.5，6 岁及以上为 0.7。因此，如果儿童视力在相应年龄段的低值，就应该建议家长带孩子到医院进行检查。

3. 儿童眼保健的检查时间

（1）健康儿童应当在出生后 28～30 天进行首次眼病筛查，分别在 3、6、12 月龄和 2、3、4、5、6 岁健康检查的同时进行阶段性眼病筛查和视力检查。

（2）具有眼病高危因素的新生儿，应当在出生后尽早由眼科医师进行检查。高危因素包括：

1）新生儿重症监护病房住院超过 7 天并有连续吸氧（高浓度）史；

2）临床上存在遗传性眼病家族史或怀疑有与眼病有关的综合征，例如先天性白内障、先天性青光眼、视网膜母细胞瘤等；

3）有巨细胞病毒、风疹病毒、疱疹病毒、梅毒或弓形体等引起的宫内感染病史；

4）出生难产、器械助产；

5）眼部持续流泪，有大量分泌物。

（3）妊周＜32 周、出生体重＜1500 g 的早产儿和低出生体重儿，应当在出生后 4～6 周由眼科医师进行首次眼底病变筛查以预防早产儿视网膜眼底病变。

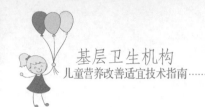
4. 检查婴幼儿的注意事项

（1）尽量不接触婴儿来完成大多数检查。孩子们常常不愿意他们的眼睛被扒开，检查者可用钥匙串或其他物件的响声诱使其睁眼，在孩子不注意的时候观察。

（2）准备一些玩具。婴儿会看向每个新玩具，这时可以进行快速检查。尽量使用鲜亮、会闪光的玩具。原则上一个玩具一次注视。

（3）为了能对婴儿进行更加详细的检查，可在其喝奶或喝母乳时进行检查。

（4）可以在获取父母的同意后把婴儿放在毯子或床单上，把手臂固定在旁边，腿放直，然后用毯子包裹身体和手臂，用拉睑钩拉开眼睑检查。

（5）即使婴儿在平静、清醒状态下进行了几项检查，但有时还需在全身麻醉的状态下做进一步检查。

二、0～6 岁不同时期的常见眼病与眼保健

儿童眼发育具有发育早、生长快、变化大的特点，且具有阶段性，因此，在不同发育时期，应有重点地关注儿童眼发育和眼保健的不同问题。0～6 岁儿童常见眼病或致盲的眼病有：早产儿视网膜病、先天性白内障、先天性青光眼、视网膜母细胞瘤、屈光不正、弱视等。

（一）胎儿期

此期眼保健的重点是母亲要避免受到不良因素的影响。自母亲怀孕起，就应该尽量避免可能受到的各种不良因素的影响，如宫内感染、母亲患妊娠中毒症、不适当使用药物、接触毒物和射线等。在妊娠 2 个月内风疹病毒感染所致的白内障、营养不良及代谢障碍是导致儿童先天性白内障的主要原因。

有先天性眼病家族史（如白内障、视网膜母细胞瘤）的母亲，怀孕时应进行遗传眼病的咨询。

（二）新生儿期（出生至出生后 28 天）

1. 新生儿眼炎

新生儿眼炎多经阴道分娩感染而来，也可发生于宫内，或出生后感染。按病

因分为淋球菌性眼炎和非淋球菌性眼炎两大类。淋球菌性眼炎一般出生后 2～3 天发病，双眼流泪，有大量脓性分泌物，眼睑、结膜水肿，可并发角膜溃疡和眼内炎。

美国疾病预防控制中心（CDC）推荐：新生儿出生后常规用 1％硝酸银、红霉素或四环素眼膏或滴剂滴入每只眼睛，以预防新生儿淋球菌性结膜炎。

2. 新生儿泪囊炎

新生儿泪囊炎是由于鼻泪管下端的胚胎残膜没有退化，阻塞鼻泪管下端，泪液和细菌潴留在泪囊内，引起继发性感染所致。婴儿出生后即可出现流泪，有黏性或脓性分泌物，泪道冲洗可见泪道阻塞，有分泌物被冲出；有时发现泪囊部有肿块。

对于半岁以内的患儿，用手指对泪囊肿块向下做按摩，适当应用抗生素眼液，一部分残膜可被挤破，进而痊愈。如经 6 个月以上的保守治疗，包括多次按摩仍不见效，可经冲洗及滴用抗生素后再用探针探通。

新生儿期的眼保健主要在于防治源于产道的感染性眼病、及早发现先天的异常。检查时应注意双眼的大小是否对称，眼睑外形有无缺损，是否持续溢泪，角膜、晶状体是否发白，是否有眼球震颤等。

（三）婴儿期（1 月龄至 1 岁）

婴儿期是小儿视觉发育最敏感的时期，因此，勿遮挡眼睛，如果有一只眼睛被遮挡几天时间，就有可能造成被遮挡眼永久性的视力异常。婴儿期应注意避免外界不良因素对眼的影响，如悬挂玩具应经常变换方向，防止眼内斜。一些先天性眼病经常在此阶段被发现。

1. 早产儿视网膜病变

早产儿视网膜病变指发生于早产儿及低体重儿的眼底视网膜血管发育异常的疾病。由于视网膜血管未发育成熟而引起视网膜缺血、增殖、脱离，最终视力丧失。

国际分类法将早产儿视网膜病变分为五期。一、二期的病变只需定期随访，部分三期病变需要激光治疗，四、五期病变应手术治疗。

早产儿视网膜病变早期很难被家长发现，一般到病变晚期瞳孔区发白时（白瞳症），家长才发现，但此时孩子已几乎丧失视力，失去治疗的机会。因此，对于妊周<32 周、体重<1500 g 的早产儿，出生后 4～6 周应该到小儿眼科检查眼

233

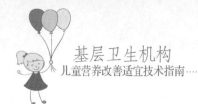

底；出生后持续吸高浓度氧也是早产儿视网膜病变的危险因素，提醒儿科医师注意吸氧的浓度和时间；已患有病变的早产儿一定要定期随访，如果病变进展，要及时治疗，如果病变无进展，则每 2 周复查。

2. 先天性白内障

先天性白内障的患儿主要表现为白瞳症（图 13-2，瞳孔区有白色反光）、眼球震颤、斜视。根据晶状体的混浊部位分为前极性、后极性、冠状、点状白内障等。

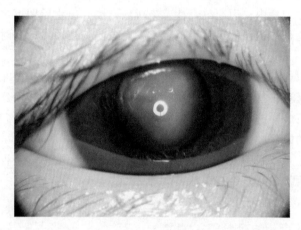

图 13-2　先天性白内障

不是所有先天性白内障都需要手术，如果晶状体混浊范围小，不影响中央视轴，可以随访观察；如果混浊范围严重遮挡视轴，影响视力，无论单眼、双眼，均应早期手术，以降低弱视的发生率。

单眼白内障手术越早越好，国内一般在出生后 2 个月行晶状体吸出术，植入人工晶状体的时间由眼科医师判断。虽然手术时间越早弱视可能性越小，但并发症越多。

对于儿童先天性白内障，手术固然重要，但手术后视力康复同样重要。如果术后没有进行合理的弱视治疗，即使是非常成功的白内障手术，患儿视力恢复也不理想。由于患儿年龄小，术后配镜、复查、弱视治疗完全取决于家长的理解与配合，因此，一定首先让家长明白白内障手术后视力康复的重要性。术后视力康复强调尽早完成光学矫正，配合弱视治疗。目前国内普遍采用的光学矫正方法是框架眼镜，手术后 1 周即可验配；其他的有角膜接触镜、贴膜眼镜。弱视治疗见下文内容。

3. 先天性青光眼

先天性青光眼是由于胚胎时期发育障碍,使房角结构先天异常或残留胚胎组织,阻塞了房水排出通道,导致眼压升高。主要表现为畏光、泪溢、角膜直径较同龄儿童扩大。正常新生儿角膜直径为 9.5～10.5 mm,直径＞12 mm 应高度怀疑青光眼(图 13-3),所以孩子的黑眼睛(角膜)不是越大越好。如果发现角膜水肿呈雾状(图 13-4),也高度怀疑先天性青光眼。早期手术治疗是争取较好预后的关键。

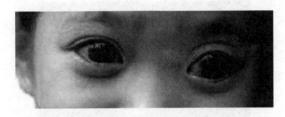

图 13-3 双眼先天性青光眼(大角膜)

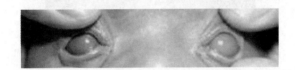

图 13-4 双眼先天性青光眼(角膜混浊)

(四)幼儿期(1～3岁)

1～3 岁的儿童活动范围越来越大,眼外伤的预防就显得尤为重要。应加强对孩子的安全教育,如不要拿着铅笔、筷子等尖物猛跑,以免摔倒时尖物扎伤眼睛。婴幼儿最常见的眼内恶性肿瘤——视网膜母细胞瘤经常在此期被发现。

视网膜母细胞瘤以单眼多见,发病年龄大约为 2 岁(通常＞1.5 岁),男、女发病无差别。视网膜母细胞瘤患儿大部分是由于家长发现孩子瞳孔区发白(白瞳症)而就诊的,其他症状有斜视、眼眶蜂窝织炎或眼内炎等(图 13-5 和图 13-6)。若眼眶 CT 发现 3 岁以下患儿眼内有钙化点,应高度怀疑视网膜母细胞瘤,肿瘤蔓延可引起视神经粗大、眶内包块、颅内转移。治疗包括化疗和手术,尽可能挽救生命、保留眼球。

需要强调的是,对于有阳性视网膜母细胞瘤家族史的儿童,出生后 3 个月内要首次检查,因为有阳性视网膜母细胞瘤家族史者,50％可能会发病。

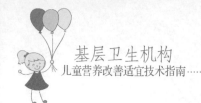

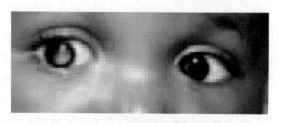

图 13-5　视网膜母细胞瘤外观

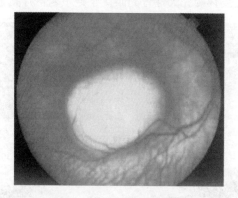

图 13-6　视网膜母细胞瘤眼底

（五）学龄前期（3～6 岁）

1. 屈光不正

（1）屈光不正的定义：是指眼的屈光系统无法使物体在视网膜上清晰地成像。近视、远视和散光是由于角膜形状与眼球前后径之间的不平衡而引起的。

近视占所有屈光不正患者的 80% 以上（图 13-7）。高度近视（大于 6 个屈光度）发生视网膜脱离的危险性增加。远视占屈光不正的 10%，一般出生时就存在。散光占屈光不正的 40%，经常伴随近视或远视发生。近视或远视可通过球镜矫正，散光需要柱镜矫正。

近视和散光的儿童通常诉说看不清远处，看清远处物体时常眯眼视物。

（2）屈光不正的眼保健：近视的发生受环境和遗传两大因素的影响，目前针对近视的预防，主要是从改变一些环境因素入手。近距离用眼、视野范围拥挤和光线昏暗等与近视发生相关。因此，增加儿童青少年的户外活动时间、多接触阳光、增加室内照明的亮度、减少近距离用眼的时间和适当间隔休息等有益于延缓近视的发生、发展。

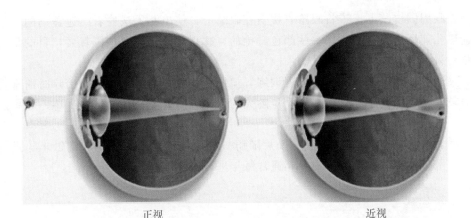

正视   近视

图 13-7　近视原理示意图

屈光不正的矫正方法最常见的为框架眼镜。近视绝大多数在学龄儿童和青少年时期发生，一旦发现，应及时矫正，给予散瞳验光。对于第一次就诊或 12 岁以下的儿童，应给予阿托品眼膏对睫状肌进行强力放松，一天使用两次，连续使用 3 天，否则容易导致验光度数不准确。散瞳后孩子怕光，看近处不清楚。散瞳将持续 3 周左右，因此很多父母不愿意给孩子散瞳，应该给家长做解释。

对于远视和散光，如果是导致儿童弱视的主要原因，应当首先矫正远视和散光，以促进视觉发育的快速恢复，同时配合弱视的相关治疗措施。

2. 弱视

弱视是指儿童期由于视网膜形觉或视觉剥夺而引起的矫正视力低于同龄儿童标准。弱视不会造成眼部结构的明显异常或临床体征，因此，弱视的诊断是通过排除其他造成视力低下的疾病，或者找到容易引起弱视的原因如斜视、屈光参差、角膜或晶状体浑浊等来协助诊断。

如果弱视能早期发现并及时治疗，特别是在视觉系统未发育成熟之前，发现年龄越小，预后越好。容易发生弱视和能恢复正常视力的年龄大约到 10 岁左右。

治疗弱视除积极进行屈光矫正外，遮盖治疗也是方法之一。患儿<5 岁则需每天遮盖 1 小时/岁，待双眼视力基本相等后停止遮盖；过度遮盖会引起遮盖性弱视及影响双眼立体视觉的形成。

遮盖治疗强调遮盖必须严格、彻底，这是遮盖治疗成败的关键。尤其是单眼弱视患儿，开始遮盖会很困难，因为患儿病眼视力很差，遮盖健眼会有反抗，也给日常活动带来很多困难，所以家长配合至关重要。一定要严格监督患儿遮盖是否彻底，避免患儿从框架侧面的空隙中偷看，必要时可以用无刺激黏胶布将眼罩贴在眼周围皮肤上，或将眼罩直接盖在眼睛上，使患儿无法偷看。遮盖期间尽量让患儿使用病眼，可以用一些颜色鲜艳的、感兴趣的玩具逗孩子玩耍，目的是尽量对视网膜有更多图像刺激。

遮盖期间可以同时进行弱视训练，加快患儿视力的恢复。开始治疗时通常视力较差，可以使用红光闪烁仪，年龄大的患儿可同时配合精细目力训练，如串珠子、画画等。

弱视治疗通常要求每 3～6 个月随访一次，不足 5 岁的患儿通常每半年进行一次散瞳检影，大于 5 岁的患儿通常每年进行一次散瞳检影。

3. 斜视

斜视是指双眼眼位异常，一般根据眼位偏斜的方向进行描述。例如内斜视是指眼球向内侧偏斜（图 13-8），外斜视是指眼球向外侧偏斜，上斜视是指眼球向上方偏斜（图 13-9）。

斜视不仅影响美观，还可引起弱视，影响立体视觉。眼位异常是最明显的体征，但其最重要的后遗症是弱视和立体视觉丧失。早期矫正斜视通常可避免这些后遗症。

斜视可通过角膜映光法和遮盖试验来诊断。治疗包括对病因治疗、弱视治疗以及行眼外肌手术纠正眼位。

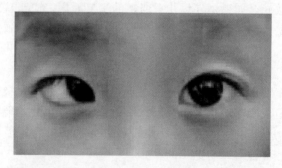

图 13-8　右眼内斜

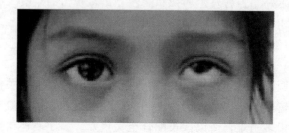

图 13-9　左眼上斜

4. 眼外伤

眼外伤是儿童致盲的主要原因之一，以眼球挫伤最为常见。由于激光技术的发展，由激光导致的黄斑病变日趋增加，应该引起家长的注意。

眼外伤治疗原则主要为抗感染及手术修复，尽可能保持视功能。一般来讲，局部皮肤开放性伤口，眼球破裂、内容物流出，眼内异物和视力下降者宜立刻送医院就诊，途中注意保持创面清洁，切勿用脏手或不洁的毛巾捂眼，以免引起感染累及眼球。不要对伤眼加压。对于插入眼球里的异物，原则上不应将其硬行拉出。伤口有眼内容物嵌顿时，不应将嵌顿物送回，只需让患儿躺下，在伤眼上加盖清洁敷料后即可抬送医院抢救；途中劝阻患儿哭闹，尽量减少颠簸以减少眼内容物的涌出。

急性化学性眼烧伤者，一经发生，立即用大量冲洗液冲洗，要彻底，避免残留。冲洗液可为大量的清水、生理盐水，酸性烧伤用3％的小苏打水，碱性烧伤用3％的硼酸水。送往医院后需再次冲洗，处理。

对于辐射性眼损伤中紫外线损伤者（电焊伤、日食伤），治疗主要为减轻疼痛、预防感染、减少摩擦和促进角膜上皮修复。可局部应用表面麻醉药、抗生素眼膏及眼药水等。

学龄前期（3～6岁）是眼结构与功能可塑性的关键时期，孩子的眼睛尚处于不完善、不稳定的阶段，长时间、近距离用眼会导致孩子的视力下降和近视眼的发生。因此在对孩子进行早教的同时，切不可不顾及孩子的视觉发育。特别要注意限制孩子的近距离作业时间，如看电视，应根据房间的大小选择合适尺寸的电视，人与电视的距离应在电视机对角线的5～7倍以外，每次20分钟左右。可以经常带孩子向远处眺望，引导孩子努力辨认远处的一个目标，这样有利于眼部肌肉的放松，预防近视眼的发生。

此时的孩子通过成人的帮助，能很快掌握用国际标准视力表或对数视力表来检查视力。应尽早开始对儿童视力进行监测，特别是要分别查两眼的视力，以便发现单眼的视力异常。

三、0～6岁儿童眼保健的技术

儿童眼病筛查的方法包含：①外眼检查（用手电筒）：观察眼表面和眼球周围组织有无异常，眼位是否正常（角膜映光法）。②检眼镜检查：检查红光反射以及视网膜和视神经。6岁以后则按成人标准进行眼科检查。

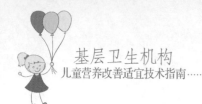

（一）视力检查

视力检查是眼科最基础的检查方法之一，目前所用视力表主要检查的是中心视力，即视网膜黄斑区中心凹视敏度，从而可简单迅速地了解视功能的初步情况，对眼病的临床诊断和治疗都有重要的意义。

1. 光照反应

检查者将手电灯快速移至婴儿眼前照亮瞳孔区，重复多次，两眼分别进行。婴儿出现反射性闭目动作为正常。

2. 瞬目反射

检者取顺光方向，检查者以手或大物体在受检者眼前快速移动，不接触到受检者。婴儿立刻出现反射性的防御性眨眼动作为正常。

3. 红球试验

用直径 5 cm 左右色彩鲜艳的红球在婴儿眼前 20～33 cm 距离缓慢移动，可以重复检查 2～3 次。婴儿出现短暂寻找或追随注视红球的表现为正常。

4. 强迫优先注视(FPL)视力检查法

检查者面对受检儿童，距离 1 m，将检查板快速放在儿童眼前，如果受检儿童能快速注视板上条栅，则为该条栅视力（图 13-10，视力在板背面显示）。条栅

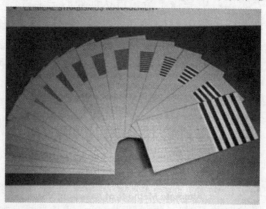

图 13-10　强迫优先注视检查板

越细，视力越好。适用于 1～2 岁的儿童。

5. 儿童匹配视力表检查法

检查者在 5 m 处指示屏幕上的图形，受检儿童手持匹配视力卡（图 13-11），用手指出与检查者所指相同的图形。适用于 2～3 岁不会识别"E"字视力表和言语表达不清的受检儿童。

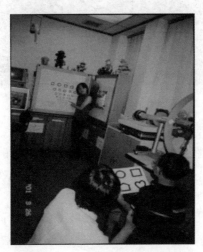

图 13-11　儿童匹配视力表检查法

6. 学龄前儿童图形视力表

孙葆忱教授等设计了图形视力表（图 13-12），适合于我国儿童使用。2.5 岁以上儿童使用儿童图形视力表，一般可以测得较为准确的视力。

图 13-12　儿童图形视力表

7. 远视力的检查方法

以国际标准视力表为例（图 13-13）。视力检查需要有正确的照度，我国原卫生部 1989 年颁布的《标准对数视力表标准》规定视力表照度 200～700 lux。

（1）检查距离是 5 m，被检者的视线要与 1.0 的一行同一高度。如果室内距

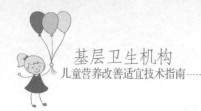

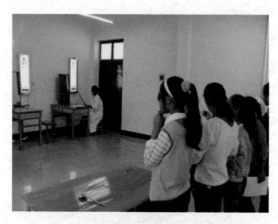

图 13-13　远视力检查

离不够 5 m，则应在 2.5 m 处设置镜子。

（2）照明合适，双眼分别检查，一般先右后左（先检查裸眼视力，后检查矫正视力）。检查一眼时，另一眼可用遮眼匙完全遮盖，不能压迫眼球。被检者眼睛必须睁大，不能眯眼、斜视或歪头。

（3）检查时由上而下指视标，回答正确再指点下一行视标。如能辨认，则自上而下、由大到小进行，直至能清楚辨认的最小一行。辨认速度为平均每字 3～5 秒。如果视力好，不必由最大一行查起。

（4）如果被检者能辨认最大的一行 E 的缺口方向，则记录视力为"0.1"；如果能看清第二行，记录为"0.2"。每行必须认清 3 个以上，依此类推。如果对某行部分认不出，如"0.7"行有 3 个不能辨认，记录为"0.7^{-3}"；如果"0.7"行有 3 个能看见，记录为"0.7^{+3}"。

（5）如果在 5 m 处不能看清"0.1"行视标，则应向视力表逐渐走近，将最初能看清"0.1"行视标的距离记下，按"视力＝0.1×被查者与视力表的距离（m）/5（m）"计算视力。例如在 2 m 处看清"0.1"行视标，则视力＝0.1×2/5＝0.04。

（6）如果距视力表 1 m 仍看不清"0.1"行视标，可改用辨认眼前手指的方法来测定视力，由远及近按照最初能看到手指数的距离记录视力。如在 20 cm 能看清手指数，则记录为"20 cm 指数"或者"CF/20 cm"。

（7）如靠近至 5 cm 仍不能看清手指数，则改为整手在眼前摆动，以 30 cm 到 5 cm 记录能看清手摆动的距离，则记录为"20 cm 手动"或者"HM/20 cm"。

（8）如不能辨别手动，则检查光感。光感的检查是在暗室内进行，先遮盖一眼，不得透光。检者持一烛光或手电在被检者的未遮盖眼前方，时亮时灭，让其辨认是否有光，能够辨认记录为"光感＋"。"光感＋"者，为进一步了解视网膜功能，尚须检查光定位，方法是嘱被检者注视正前方，在眼前 1 m 远处，分别将烛光或手电置于正前、上、下，颞侧上、中、下，鼻侧上、中、下共 9 个方向，嘱被检者指出光的方向，并记录之。能看到的记录为"＋"，不能辨认的记录为"—"。

检查视力应该先检查裸眼视力，然后查矫正视力。

针孔镜可以快速鉴别被检者的视力不佳究竟是由于屈光不正还是眼器质性病变。在没有复杂眼科设备的基层，针孔镜可作为判断眼部是否存在屈光不正的一种方法。

针孔镜是中间有一个直径为 0.5～1 mm 圆孔的黑色镜片，根据小孔成像的原理，可以增加物象在视网膜上的清晰度（图 13-14）。检查时遮盖一眼，将针孔镜放在被检者眼前，如果中心视力有所增加，即可确定该眼有屈光不正，但不能确定屈光不正的性质和度数，下一步应该转到眼科做进一步的屈光和眼科检查，被检者可能需要戴镜提高视力。

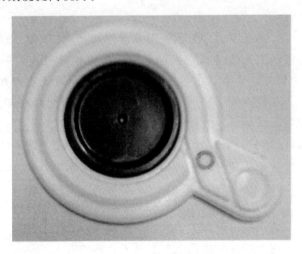

图 13-14 针孔镜

8. 近视力的筛查与评估

近视力检查用以检查调节状态下视力及测量近点距离，了解调节力的程度，协助诊断屈光不正或眼病。门诊常用国际标准近视力表和耶格（Jager）表查近视力。检查时应在良好的照明条件下，避免反光。测试距离为 30 cm。如果患者在此距离不能看清"0.1"行视标，可以移近距离，直至看清为止（图 13-15）。

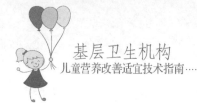

记录视力和测试距离：近视力/距离。正常近视力在 30 cm 处看清"1.0"一行即可，记录为"J1"（Jager 表）。

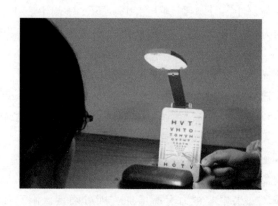

图 13-15　近视力检查

9. 其他测试视力的方法

智障患儿由于智力低下，常常不能用画或图片及"E"字测试视力，但对一些常见的玩具可以认出来或说出它们的名称，所以可用"配对"试验测试视力（检查者手中持一目标，受检儿童手边有许多目标，儿童认清检查者手中目标以后，可以找出一个与检查者手中所持同样的目标，称为配对）。弱智儿童可以使用小玩具做"配对"试验，以估计他们的视力。

巧克力 Smarty 试验：一种直径在 1.5～2 cm 的巧克力糖，外包以各种颜色的糖衣，圆形或椭圆形，如果受检儿童不能看到如此大小的巧克力糖，则表示视力较差。

"成千上万"试验：是将直径 7～8 mm 的各色糖球放在检查者手中，如果受检儿童不能取，则表示视力较差。

其他方法也可用于估计 2 岁或 2.5 岁以下儿童的视力。例如，在母亲或医生手中放上直径为 1 mm 的小珠子，距离为 30～33 cm，如果受检儿童能从母亲或医生手中取出小珠子，则估计其视力在 0.3 以上。如果使用直径为 3 mm 的小珠子，受检儿童可以取出，则估计其视力在 0.2 以上。

还有一种简单、粗略评估单眼视力的方法：遮盖受检儿童一眼后，儿童无明显反抗，说明未遮盖眼视力好；反之遮盖另一眼，患儿出现明显反抗，说明被遮盖眼视力好，未遮盖眼视力不好。

(二) 斜视检查方法

1. 角膜映光法眼位检查

根据角膜反光点位置粗略判断眼位的方法。嘱受检者注视 33 cm 处的手电筒光源，观察角膜反光点的位置，若两眼反光点位于角膜中央，则为正位。若反光点一眼位于角膜中央，另一眼位于角膜中央的鼻侧，则为外斜视（图 13-16）；反之，位于角膜中央的颞侧为内斜视。

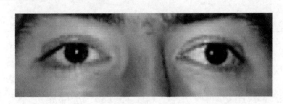

图 13-16　角膜映光示意图（左外斜）

2. 遮盖试验

通过遮盖判断是否存在斜视以及斜视的性质。受检者注视 33 cm 处的笔式电筒。遮盖右眼，观察非遮盖眼（左眼）的眼球运动方向；再从右眼直接遮盖到左眼，观察非遮盖眼（右眼）的眼球运动方向；最后还要再从左眼直接遮盖到右眼，观察非遮盖眼（左眼）的眼球运动方向。如有眼球移动，说明有眼位偏斜的趋势。

(三) 屈光不正的检查

屈光不正的检查有客观检查法和主观检查法两类。客观检查法主要包括检影法和自动验光仪法。主观检查法包括插片法、雾视法、散光表验光法、红绿视标测试、交叉柱镜和综合验光仪。

1. 检影法

检影法是利用检影镜观察眼底反光的影动情况来判断屈光不正的性质和度数。检查时注意要把检查者和被检者之间的距离考虑进去，一般两者相距 1 m，对应的屈光度为－1.0D。检影镜有点状光检影镜和带状光检影镜（图 13-17）两类，后者更为常用。

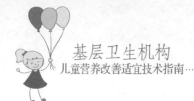
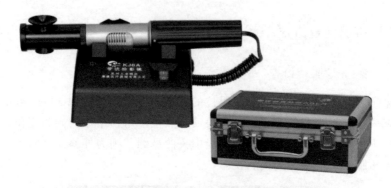

图 13-17 带状光检影镜

2. 自动验光仪法

自动验光仪法即利用电脑验光仪（图 13-18）进行屈光不正检测。优点是操作简单、快速、准确，适合大规模的屈光普查和门诊验光；不足之处在于存在一定的误差。尤其是当被检者为青少年或儿童时，由于其调节力强，采用散瞳药物麻痹睫状肌后所得结果更为准确。

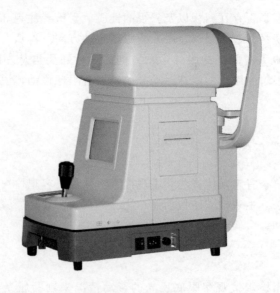

图 13-18 电脑验光仪

3. 插片法

在被检者眼前直接加减镜片，根据视力的主观感觉决定最适宜的镜片，以此来确定屈光不正度数。检查时遮挡一眼，一般先右后左。这种方法又称为显然验光，受调节的影响较大，尤其是当被检者为青少年或儿童时，由于其调节力强、睫状肌不能完全放松而容易出现偏差。

4. 雾视法

在被检者眼前放置一较高度数的正透镜，使其出现暂时性的近视，放松睫状肌而消除调节的影响。该方法尤其适用于青光眼和对睫状肌麻痹剂过敏者，但所得结果不如睫状肌麻痹后的结果准确。

5. 散光表验光法

怀疑被检者有散光时采用，但仅能测出有无散光及散光轴位，不能准确决定散光的类型和性质（图 13-19）。

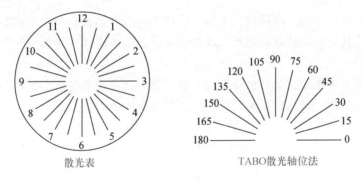

散光表　　　　　　TABO散光轴位法

图 13-19　散光表

6. 红绿视标测试

用于判断球镜是欠矫还是过矫（图 13-20）。当被检者看到红色视标和绿色视标亮度相近时，屈光状态为正视；当红色视标亮于绿色视标时，表明被检查眼处于近视状态，为近视欠矫或远视过矫；当绿色视标亮于红色视标时，表明被检查眼处于远视状态，为近视过矫或远视欠矫。

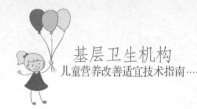

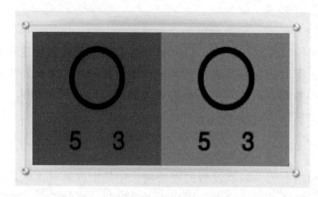

图 13-20　红绿视标测试

（四）常见眼科小操作

1. 滴眼药水法

（1）患儿取坐位或仰卧位，头稍向后仰并向患侧倾斜。令儿童将眼球转向上方，可以请其他人帮忙拿住玩具，或者也可以把玩具或色彩鲜艳的图片贴在天花板上。

（2）用左手示指或棉签拉开患者下睑，右手持滴管或眼药水瓶将药液点入下穹窿的结膜囊内。滴药时，滴管口向下，勿触及睑缘和睫毛，以免污染；滴药时勿压迫眼球。

（3）用手指将下睑轻轻提起，使药液在结膜囊内弥散。患者闭眼 5～10 分钟。

2. 冲洗结膜囊

【适应证】　结膜囊内有异物、酸碱化学物质或脓性分泌物，以及手术前清洁结膜囊。

【禁忌证】　眼球穿通伤及较深的角膜溃疡者禁忌冲洗。

【操作前准备】　玻璃洗眼壶或冲洗用吊瓶、受水器、消毒棉签、洗眼液。

【操作过程】

（1）患者取坐位或仰卧位，头偏向一侧。

（2）受水器紧贴患眼侧颊部或颞部。擦净眼分泌物及眼膏。

（3）用棉签分开上、下睑，冲洗液先冲洗颊部皮肤，再移向眼部冲洗，并嘱患者转动眼球，以便冲洗结膜囊各部。不要直接冲洗角膜。

（4）冲洗完毕后用棉签擦拭眼睑及颊部水滴。

（5）冲洗时，洗眼壶距眼 3～5 cm，不可接触眼睑及眼球，冲洗液也不可进入健眼。对酸碱腐蚀伤冲洗要及时，且反复冲洗。

【操作后护理】 将受水器内的污水到出，清洗消毒后再用。对于传染性眼病的用具应用消毒液浸泡，再冲洗消毒。

3. 泪道冲洗

【适应证】 泪道疾病的诊断、治疗及内眼手术前清洁泪道。

【禁忌证】 急性炎症和泪囊炎有大量分泌物时不应进行泪道冲洗。

【操作前准备】 物品包括注射器、泪道冲洗针头、泪点扩张器、受水器、丁卡因棉球、消毒棉签和冲洗用液体。

【操作过程】 图 13-21。

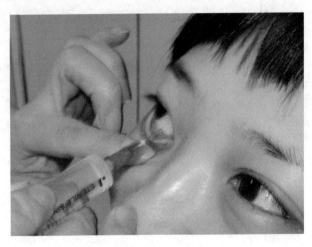

图 13-21 泪道冲洗

（1）患者取坐位或仰卧位。

（2）坐位，受水器放于口鼻之间，紧贴皮肤；仰卧位，受水器紧贴颊部。

（3）压迫泪囊将其中的分泌物挤出，然后将丁卡因棉球置于上、下泪点之间，闭眼 3 分钟。

（4）用泪点扩张器扩张泪小点。

（5）左手轻轻牵拉下睑，嘱患者向上方注视，右手持注射器将针头垂直插入泪小点 1～1.5 mm，在水平方向向鼻侧插入泪囊至骨壁。坐位，嘱患者低头；仰卧位，嘱患者头偏向患侧。将针稍向后退，注入药液。

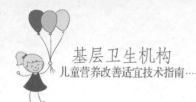

（6）如泪道通畅，注入液体自鼻孔流出或患者自诉有水流入口中。如注入液体通而不畅，有液体从鼻腔滴出，提示有鼻泪管狭窄。如进针时阻力大，冲洗液体从原泪点或上泪点溢出，说明泪总管阻塞；如针头可触及骨壁，但冲洗液体逆流，鼻腔内无水，提示鼻泪管阻塞。

（7）冲洗后，泪小点有脓性分泌物溢出，为慢性泪囊炎；冲洗时如发现下睑肿胀，说明发生假道，必须停止注水。如进针遇有阻力，不可强行推进；若下泪点闭锁，可由上泪点冲洗。勿反复冲洗，避免黏膜损伤或粘连引起泪小管阻塞。

【操作后护理】 点抗生素眼药水并记录冲洗情况，包括从何处进针、有无阻力、冲洗液的流通情况及是否有分泌物等。

参考文献及书目

[1] Patil B, Tandon R, Sharma N, et al. Corneal changes in childhood glaucoma [J]. Ophthalmology, 2015, 122 (1)：87-92.

[2] Fu J, Li SM, Li SY, et al. Prevalence, causes and associations of amblyopia in year 1 students in Central China：the Anyang childhood eye study（ACES）[J]. Graefes Arch Clin Exp Ophthalmol, 2014, 252 (1)：137-143.

[3] Arnold RW. Amblyopia risk factor prevalence [J]. J Pediatr Ophthalmol Strabismus, 2013, 50 (4)：213-217.

[4] 王宁利, 胡爱莲. 防盲手册. 北京：人民卫生出版社, 2014：136-154.

[5] 刘毅. 早产儿视网膜病变影响因素调查 [J]. 国际眼科杂志, 2014, 14 (11)：2074-2076.

[6] 王继红, 刘玉凤, 李吉日木图. 5039 例出生 42 天婴儿眼病筛查 [J]. 中国斜视与小儿眼科杂志, 2013, 21 (4)：30-31.

[7] 张佩斌. 0～6 岁儿童眼病的社区筛查 [J]. 中国斜视与小儿眼科杂志, 2012, 20 (1)：1-3.

[8] 赵堪兴, 杨培增. 眼科学. 8 版. 北京：人民卫生出版社, 2013：282.

第十四章 营养改善与儿童早期发展

一、儿童早期发展概述

（一）儿童早期发展的重要性

儿童是人类生存的起点，也是人类发展的未来。儿童早期发展最关键的阶段是幼年。俗话说"3 岁看到大，7 岁看到老"，这是中国人多年的育儿经验总结。幼年时期是人一生身心发育的奠基阶段，丰富的营养、良好的健康保健和温馨的社会与家庭环境会对孩子的大脑发育和身心健康产生终生的影响。世界卫生组织（WHO）和其他联合国机构都将儿童的身心健康和早期发展作为政策支持的重点。

2002 年 5 月，在联合国大会儿童问题特别会议上，"千年宣言"和"创造一个适宜儿童的世界"提出了新的目标——"让每个儿童拥有最佳的人生开端"，尤其应该关注 3 岁以下的儿童，并为此制定了促进儿童早期发展的一系列目标："提供恰当的服务和父母咨询，促进儿童早期发展……尤其加强孕期、围生期、婴儿期和儿童早期的指导，从而促进儿童生理、社会心理和认知的发展""通过改善服务，开展针对家庭、养育者和社区的支持项目，促进早期儿童的发展"（联合国大会特别会议，A/RES/S-27/2）。

自从 20 世纪 90 年代国务院颁布实施《中国儿童发展规划纲要》以来，中国政府一直将儿童早期发展列为重要议事日程。"母亲安全""儿童优先"正在成为全社会新的道德观念和维护人类健康及发展的行动准则。2011 年国务院又颁布了《中国儿童发展纲要（2011—2020 年）》（简称《纲要》）。《纲要》中进一步明确提出要以促进儿童发展为主题，以提高儿童身心健康为重点，以培养和造就21 世纪社会主义现代化建设人才为目标。

脑科学的研究进展向我们形象生动地展示了儿童早期发展的重要性。6 岁前

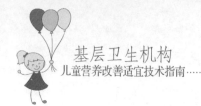
是儿童脑发育最快的时期，尤其是出生后头两年，脑发育的速度远远超过体格发育的速度。出生时，儿童体重仅占成人体重的 5.5％，而脑重占成人脑重的23.1％；到 3 岁时，儿童体重增长为成人体重的 1/4 左右，而脑重已经将近成人脑重的 3/4；到 6 岁时，儿童脑发育基本完成，脑重达到成人脑重的 90％以上（表 14-1）。基于脑科学的研究表明，儿童早期阶段是脑发育的关键时期，应该通过多种方式进行早期干预，充分开发儿童的大脑潜能，这对于将我国由人口大国转变为未来的人才大国具有重要战略意义。

表 14-1　儿童体重、脑重与成人相对比较

项目	出生	1 岁	3 岁	6 岁
体重（kg）[①]	3.30	10.16	14.42	20.97
占成人体重比例（%）[②]	5.50	16.95	24.03	34.95
脑重（g）	370	950	1150	1450
占成人脑重比例（%）[②]	23.1	59.4	71.9	90.6

注：[①] 以 2005 年男童体重为例。
　　[②] 成人体重按 60 kg 计，脑重按 1600 g 计。

（二）儿童早期发展的概念

儿童早期发展强调综合性的概念，因此，又称儿童早期综合发展（integrated early childhood development，简称 IECD），目标人群为 0～6 岁儿童（即婴幼儿和学龄前儿童）。儿童早期发展的内容涉及儿童的营养、健康、教育和环境保护等方面。由于这部分儿童还没有进入小学，他们的早期发展主要在家庭环境下进行，因此，0～6 岁儿童的早期发展在很大程度上与父母的科学育儿能力以及家庭、社区等环境因素有关。

（三）营养与儿童早期发展之间的密切联系

营养作为儿童早期发展的重要内容之一，对儿童发展发挥着关键性作用。研究表明，2 岁之前营养缺乏可导致婴幼儿身高将比其他正常同龄儿童平均矮 2 cm左右，并且无法扭转，这一身高差距将持续终生。根据循证研究结果提出的关于人类疾病起源的新概念——Dohad 理论（Developmental Origins of Health and Disease，健康与疾病的发育起源）也指出：如果人类在发育过程的早期（包括胎

儿、婴儿、儿童时期）经历不利因素（子宫胎盘功能不良、营养不良等），将会影响成年后糖尿病、心血管疾病、哮喘、肿瘤、骨质疏松、神经精神疾病的发病。因此，在儿童早期发展中，应该对儿童营养状况给予高度重视，基层卫生人员应该给予家长正确的科学喂养指导，传递科学的营养和喂养观念，并提高父母的科学养育能力。

（四）儿童早期干预效果研究

WHO 提出："健康不仅是躯体没有疾病，还要具备心理健康、社会适应良好和有道德。"儿童早期干预效果研究表明：对儿童营养进行早期干预可以促进儿童体格生长，但只有儿童营养干预与社会心理干预相结合时，才可以达到最佳的早期干预效果，即同时促进儿童智力水平和体格发育水平的提高。

1991 年，*Lancet* 发表一项对牙买加早期发育落后儿童开展的病例对照研究，结果表明，干预后的早期发育落后儿童的发育商按照从低到高的顺序依次为：对照组（没有任何干预的早期发育落后儿童）＜营养干预组＜社会心理干预组＜营养＋社会心理干预组＜正常同龄儿童。这一证据表明：营养和社会心理相结合的干预效果最好，可以让早期发育落后的儿童得到显著改善，并可接近正常同龄儿童的发育水平。

营养和社会心理干预也是改善儿童体格发育的重要措施。世界银行 20 世纪 80 年代曾在波哥达进行过一项早期干预研究，了解不同的早期干预方法对儿童身高和体重的影响。研究者通过家访教会母亲对儿童进行早期刺激。与前面在牙买加的研究结果相似，单纯的社会心理干预效果优于单纯的营养干预对儿童身高和体重的影响，而两者相结合的干预方法则获得最好的干预效果。

二、WHO 推荐的促进儿童早期发展的基本方法

随着年龄的增长，儿童在各方面的能力都得到了发展。他们开始学习说话、行走和跑跳，也开始学习思考和解决问题。这些学习的过程帮助他们更好地适应今后学校的生活，也帮助他们在长大成人后能对家庭和社会做出更多的贡献。这些能力的获得都是儿童发育过程中的关键步骤。

2005 年，WHO 推荐将指导家长与儿童交流和玩耍作为促进儿童早期发展的基本方法，这些对于儿童生长发育和学习是非常重要的。同时，这些指导也应该与指导喂养的方法相辅相成。研究发现，与积极进行喂养指导一样，关注儿童的

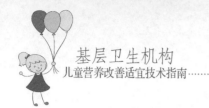
玩耍和交流能力同样也能促进营养不良儿童的生长。营养不良的儿童常有学习困难，他们可能胆怯、易哭闹、喂养困难及不爱玩游戏和进行交流。因为他们不是很活跃，所以常得不到母亲很好的关爱。其结果是随着时间的推移，母亲给孩子的喂养也可能不够，与孩子玩得也少，交流也差。因此，这些内容对出生低体重以及低体重的儿童显得尤为重要。

（一）关注儿童早期发展的原因

儿童出生时各不相同，出生时的差异会影响他们的学习能力。而儿童发育早期受关注程度也会影响他们的学习能力。母亲和其他抚养人在孩子出生后第一年的抚育方式将极大地影响孩子的成人时期。

母亲通过关爱以及给予孩子更多学习的机会来关注儿童的发育。通过与孩子玩耍和交流，母亲帮助孩子更加健康、茁壮地成长。

1. 小儿开始学习得越早，学会得就越多

大脑在出生前和出生后 2 年发育最快，所以在这一时期，小儿尤其需要良好的营养和健康的身体。母乳喂养在大脑的发育中起着极其重要的作用。母乳也使婴儿能抵御疾病而健康地去探索环境和进行学习。

从小儿出生起，他们就需要有学习的机会。为了大脑的发育，他们需要活动，需要听声音，需要有东西触摸和玩耍。他们也需要关爱。母亲在孩子出生时就应该开始和他/她说话，甚至在出生前就可以开始了。

2. 小儿学习时需要安全的环境

小儿总是不懈地探索新事物，学习新技能。在小儿学习时，母亲要保护他们，避免意外伤害。同时，他们也不应受到打骂和暴力的伤害。既要保护他们不受到体罚，也要帮助他们建立信心去继续探索和学习。

小儿通常喜欢将东西放到嘴里以进行探索，母亲要给孩子体积足够大的物品（以防其吞下），而不应给予细长和尖锐的东西。给孩子的任何物品都要是洁净的，如果掉到地上，应洗干净再给孩子。

当孩子想要玩的东西不安全或不干净时，应温和地对孩子说"不行"，但最好还是给孩子换一件安全和干净的东西。

3. 小儿需要有始终不渝的关爱

为使小儿感到安全，他们至少需要与一位成人建立稳定的依恋关系，该成人

能给他们慈爱和关怀。这种良好的亲子关系可以使他们与其他人很好地相处，也能使他们树立信心，很好地学习。

4. 母亲可以通过对小儿言语、行为、兴趣的应答帮助他们学习

母亲能帮助自己的孩子发展成为快乐而健康的人。即使孩子很小不会说话，也要与他/她对话，对孩子的一举一动有所应答，这些就是与孩子的交流。

5. 小儿通过游戏、观察和模仿行为进行学习

玩耍就是儿童的工作。玩耍给他们许多学习的机会，提高其思考及解决问题的能力。

儿童也通过模仿别人做事而学习。如果母亲想给孩子吃未吃过的食物，就应自己先吃给孩子看；要使孩子学习礼貌和尊敬别人，母亲就应对孩子礼貌并尊敬孩子。

（二）与不同年龄组儿童的交流和玩耍

与喂养推荐一样，只需要选择适合小儿年龄和本身状况的推荐意见。

如果小儿已快过该年龄组，可以与母亲讨论下一个年龄组的推荐意见。例如一名小儿快到 12 个月了，可以给 12～24 个月的推荐意见。又如，一个孩子很容易就完成了他所在年龄组中的推荐活动，就可以给他母亲建议下一个年龄组的内容。

小于 4 个月

▶**玩**：通过多种方式让孩子去看、听、感觉与运动。

▶**交流**：注视孩子的眼睛并且对着他/她微笑，尤其是在哺乳时，这是与孩子交流的最好时机。

小于 4 个月小儿的推荐意见

玩：健康的小儿在出生后即能看、听和闻东西。很快他们开始认识自己的母亲，然后别人对他们笑，他们也会笑，而且面部表情特别有趣。

该年龄的小儿通过玩耍学习看、听、触摸和活动。

交流：小儿很早就能交流了。当母亲看着孩子的眼睛，孩子笑，母亲也笑，孩子就在学习交流，母亲也开始看到了孩子对她的反应。

小儿也会交流他们的需求。他们通过别人对他们动作、声音、哭闹的关注而学习信任。小儿通过吵闹、将头靠向乳房表示他们需要母乳喂养。母亲应在孩子开始哭闹前学习识别孩子需要母乳喂养的信号而及时进行哺乳。

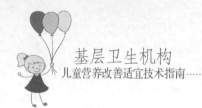
4～6 个月

▶ **玩**：用一些体积大、颜色鲜艳的东西让孩子抓取，并让他/她尝试去看一些新鲜的东西。

▶ **交流**：对着孩子讲话，尝试着用声音和手势与孩子交谈。

4～6 月龄组的推荐意见

玩：该年龄小儿喜欢伸手够物体和注视他们的手和脚，就像刚发现新奇的东西一样。因为他们可以通过嘴的尝味和舔吮而敏感地了解物体，所以喜欢把物体放进嘴里。

洁净、安全和家里的彩色东西，如金属茶杯或塑料碗可以给孩子玩弄和触摸。小儿也爱看人和脸，所以家长应抱或带着孩子和他/她面对面。

交流：小儿喜欢弄出新的声音，如尖叫声和笑声。他们对别人声音的反应是发出更多的声音，模仿他们听到的声音并学习如何与其他人对话。

所有家庭成员都应对孩子的声音予以反应，例如微笑、大笑或者讲话。

6～12 个月

▶ **玩**：给孩子一些干净、安全的家庭用具让他/她去抓、敲、扔。

▶ **交流**：对孩子的声音以及孩子感兴趣的东西作出反应，同时教孩子一些物品及人的名称。

6～12 月龄组的推荐意见

玩：小儿喜欢敲击杯子或其他物体弄出声响。他们可能会将东西从一只手放到另一只手或给其他人。他们也会将东西摔掉看看东西能否掉下去，能否发出声音或别人会不会去捡起来。一个忙碌的母亲可能会对这些活动给予阻止。如果母亲了解到孩子正在通过这样的玩耍进行学习，她们就会有耐心了。

交流：即使小儿在开始说话之前，他们也可以从家庭成员对他们所说的言语中学习并理解很多东西。他们也注意到别人生气的时候，自己会感到难受。

小儿模仿年长的兄姐及成人的声音和动作，喜欢别人对他们的声音作出反应。家庭成员可以通过与孩子交谈、告诉他们东西的名称帮助孩子学习说话。

12 个月～2 岁

▶ **玩**：给孩子一些东西让他/她叠高，同时让他/她学习从盒子里取出和放进东西。

▶ **交流**：问一些简单问题。对于孩子尝试学习说话的行为，应作出积极的应答。让孩子学习说"再见"。

12 个月至 2 岁年龄组的推荐意见

玩：该年龄段健康并且营养良好的小儿比较好动。他们到处走动并想探索一些事情。

他们喜欢家里或自然界一些简单的东西，而不一定需要商店买的玩具。他们喜欢将东西放进罐子里或盒子里，然后又拿出来。小儿喜欢堆叠东西直到掉落。母亲可以给他们一些安全的东西玩。

小儿在学习走路、玩新的游戏和学习新的技能时，需要鼓励。母亲可以通过观察孩子做事和告诉他们正在做什么而鼓励孩子学习，例如告诉孩子"你在往盒子里装东西"。母亲可以与孩子一起玩并提供帮助："让我们一起做，这儿有很多石头，可以放进你的盒子里。"小儿也通过模仿手的活动进行学习，如拍手。

　　交流：该年龄小儿开始理解别人说什么和遵循简单的指令。他们常能说某些词，例如"水"或"球"。该年龄的小儿学习说话和理解词非常重要。母亲应尽力理解孩子所说的词并核实孩子能否理解："你要水吗？""你想玩球吗？"

　　母亲可以提问简单的问题："你的脚趾在哪儿？"如果孩子不知道，可以告诉他们答案，然后再问。母亲用温和的话安慰受伤的孩子和表扬孩子所做的努力。

---

2 岁及 2 岁以上

▶ **玩**：教孩子数数，说出一些东西的名称以及比较事物间的不同。让孩子玩一些简单的家庭用具。

▶ **交流**：鼓励孩子多说话，多回答母亲的问题。可以教孩子讲故事、念儿歌及玩游戏。

---

2 岁及 2 岁以上年龄组的推荐意见

　　玩：2 岁以上的小儿可以学习说出东西的名称及数数。对周围东西的大小、形状及颜色进行比较和匹配。为帮助孩子学习，母亲可以问这样的问题："这是什么？""你的哥哥在哪里？""哪一个球大？""哪一个是红杯子？"

　　该年龄段小儿能学习比较简单玩具的颜色、形状和大小，如圆圈或用不同纸剪的东西。母亲可以问"这是多少"以帮助孩子学习数数，并和他/她一起数东西。开始的时候，孩子会数错，但可以多次重复做类似的游戏进行学习。

　　该年龄的小儿也喜欢与其他孩子玩，并向他们学习。他们喜欢玩简单的家制玩具。

　　交流：到 2 岁，小儿能理解语言。提简单的问题并倾听孩子的回答将鼓励孩子交谈。母亲也要尽量回答孩子提的问题。

　　开始学习说话的小儿会有很多错误，只有当他们听到别人正确说话时，他们说的话才会正确。

　　该年龄段的小儿会理解什么是正确的，什么是错误的。母亲可以通过讲传统的故事、唱歌或游戏教给孩子正确的行为方式。如果先告诉小儿什么是正确的，他们就会学得好些。应温和地纠正他们的一些错误，免得他们感到羞愧。

三、儿童早期发育迟缓的筛查方法

　　儿童发展水平测评方法一般指用于测评儿童早期神经心理发育水平的各类量

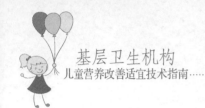

表。目前有多种量表用于测验婴儿和幼儿的发育水平，也可以称作发育商或者智力测验。然而和学龄前儿童的测验相比，这些量表的信度和效度较低。这可能与两点原因有关：一是婴幼儿的注意范围狭窄且容易疲劳和厌倦，也缺乏完成任务的动机；二是有时儿童并不把测验当作一种测试，他们的注意力可能更集中于获得主试的注意力和赞扬，而不是关注测验题目，因此他们可能因为注意力不集中而导致测验成绩比实际能力低。婴幼儿智力测验通常缺乏长期的预测效度，即对预测其成年期的智力水平通常没有作用。但婴幼儿测验对诊断智力低下和脑功能障碍经常有效，因此常被用来作为儿童早期发育迟缓的筛查方法。常用的婴幼儿智力发展量表有格塞尔发展量表、丹佛发展筛查测验、贝利婴儿发展量表等。

（一）格塞尔发展量表（Gesell Development Schedules）

由美国心理学家格塞尔及其同事编制。该量表主要诊断 4 个方面的能力：动作能、应物能、言语能、应人能。动作能分为大动作（身体的姿态、头的平衡、坐、立、爬、走、跑、跳等）和细动作（手指的运用等）；应物能是指对外界刺激物的分析和综合能力，是运用过去的经验解决新问题的能力；言语能是婴幼儿听、理解、表达言语的能力；应人能是婴幼儿与人交往的能力。该量表适用年龄为从出生至 36 个月的婴幼儿，在自然情境下对儿童进行观察，根据婴幼儿的实足年龄，参照各年龄段的行为表现进行相应的评价。格塞尔不赞成计算婴幼儿智商，认为应当分别对 4 个领域进行计算，得到 4 个方面的发展商数。发展商数（DQ）＝测得的成熟年龄/实际年龄。

（二）丹佛发展筛查测验（Denver Developmental Screening Test，DDST）

由美国学者弗兰肯堡与多兹于 1967 年编制，共有 105 个项目，分别涉及粗动作能、精细动作-适应性能、言语能、个人-社交能。DDST 适用于从出生至 6 岁的儿童，按儿童达到测验项目的水平，估价其发展情况。筛查结果分为正常、可疑、异常及无法判断四种。该测验较为简便，只需要 15～20 分钟即可完成。需要注意的是，该测验是一个筛查性问卷，用于发现儿童早期发育可能存在的问题，初步筛查出智力落后者，以便进一步检查，对儿童将来的适应能力及智力高低并没有预测作用。

(三) 贝利婴儿发展量表 (Bayley Scales of Infant Development, BSID)

该量表最初发表于 1933 年，1969 年再版，适用于 2～30 个月的婴幼儿。包括 3 个分量表：智力量表，着重于适应性行为、语言、探究活动等；运动量表，着重于大运动和精细动作项目；婴儿行为记录，记录各月龄儿童的个性特征，如情绪、合作性、对父母和实验员的反应、兴趣和注意的广度等。贝利婴儿发展量表的成绩是用智力发展指数分别评定智能水平和运动水平，平均数为 100，标准差为 16。贝利婴儿发展量表的信度和效度均较高，被认为是最好的婴幼儿测验之一。

四、技术操作规范

现有国家基本公共卫生服务规范明确指出，应该"按照儿童心理发展的规律和不同年龄阶段的心理行为特征，定期对儿童进行心理行为发育评估"，从而做到早期发现，以及有针对性地开展随访、干预和健康管理。

(一) 服务对象

辖区内 0～6 岁儿童，包括健康儿童、高危儿童、心理行为发育异常儿童。

(二) 内容与方法

在儿童健康检查的同时进行儿童心理行为发育监测与指导。

1. 监测方法

在健康检查时，根据社区卫生服务中心和乡镇卫生院的条件，结合家长需要，至少选择以下方法之一进行心理行为发育监测。

(1) 儿童生长发育监测图：监测 8 项儿童行为发育指标 (抬头、翻身、独坐、爬行、独站、独走、扶栏上楼梯、双脚跳)，了解儿童在监测图中相应月龄的运动发育情况。如果某项运动发育指标至箭头右侧月龄仍未通过，提示有发育偏异的可能。

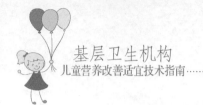

（2）预警征象：根据儿童心理行为发育问题预警征象（表 14-2），检查有无相应月龄的发育偏异，并在"□"内打"√"。出现任何一条预警征象，应及时登记并转诊。

表 14-2　儿童心理行为发育问题预警征象

儿童姓名＿＿＿＿＿＿＿　　测查月龄＿＿＿＿＿＿＿

年龄	预警征象		年龄	预警征象	
3 月龄	1. 对很大声音没有反应 2. 不注视人脸，不追视移动的人或物品 3. 逗引时不发音或不会笑 4. 持续头后仰 5. 俯卧时不会抬头	□ □ □ □ □	18 月龄	1. 不会有意识叫"爸爸"或"妈妈" 2. 不会按要求指人或物 3. 不会指身体部位 4. 不会独走 5. 与人无目光对视	 □ □ □ □ □
6 月龄	1. 发音少，不会笑出声 2. 紧握拳不松开 3. 不会伸手及抓物 4. 不能扶坐 5. 扶腋下站立时下肢呈剪刀样或不能站	□ □ □ □ □	2 岁	1. 无有意义的语言 2. 不会扶栏上楼梯/台阶 3. 不会跑 4. 不会握笔乱涂 5. 不会用匙吃饭	□ □ □ □ □
8 月龄	1. 听到声音无应答 2. 不会区分生人和熟人 3. 不会双手传递玩具 4. 不会翻身 5. 不会独坐	□ □ □ □ □	2 岁半	1. 兴趣单一、刻板 2. 不会说 2～3 个字的短语 3. 不会示意大小便 4. 走路经常跌倒	□ □ □ □
12 月龄	1. 不会挥手表示"再见"或拍手表示"欢迎" 2. 呼唤名字无反应 3. 不会用拇指和示指对捏小物品 4. 不会爬 5. 不会扶物站立	□ □ □ □ □	3 岁	1. 不会双脚跳 2. 不会模仿画圆 3. 不能与其他儿童交流、游戏 4. 不会说自己的名字	□ □ □ □

2. 转诊

筛查结果可疑或异常者，应当登记并转诊至上级妇幼保健机构或其他医疗机构的相关专科门诊，并进行随访。

3. 预见性指导

在儿童定期健康检查过程中，应当以儿童心理行为发育特点为基础，根据个体化原则，注重发育的连续性和阶段性特点，给予科学的有关心理行为发育的预见性指导。

五、常见科普知识问答

（一）吃什么食物可以让孩子更加聪明？

多种食物中含有健脑、补脑的成分，堪称食物中的脑黄金。

1. 鱼

鱼是促进智力发育的首选食物之一。在鱼头中含有十分丰富的卵磷脂，是人脑中神经递质的重要来源，可增强人的记忆、思维和分析能力，并能控制脑细胞的退化。有专家认为淡水鱼所含不饱和脂肪酸没有海鱼高，而且今天中国的淡水鱼养殖水域污染较严重，因此建议孩子食用淡水鱼和海鱼的比例为1：2。

2. 核桃

核桃因其富含不饱和脂肪酸，被公认为是中国传统的健脑益智食品，可起到营养大脑、增强记忆、消除脑疲劳等作用。父母可以熬核桃粥给孩子吃，也可以将捣碎的核桃仁与黑芝麻搅拌后，做成馅饼或包子给孩子吃。核桃仁含油脂较多，不易消化，以每日2～3个核桃为宜。

3. 牛奶

牛奶是优质蛋白质、核黄素、钾、钙、磷、维生素 B_{12}、维生素 D 的极佳来源，这些营养素可为大脑提供所需的多种营养。

4. 鸡蛋

鸡蛋的蛋白质是优质蛋白质，鸡蛋黄含有丰富的卵磷脂、三酰甘油（甘油三酯）、胆固醇和卵黄素，对神经的发育有重要作用，有增强记忆力、健脑益智的功效。

5. 南瓜

南瓜是 β—胡萝卜素的极佳来源，南瓜中的维生素 A 含量胜过绿色蔬菜，有

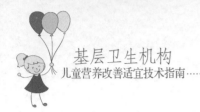

清心醒脑的功能。

6. 葵花子

丰富的铁、锌、钾、镁等微量元素以及维生素 E，使葵花子有一定的补脑健脑作用。

7. 香蕉

香蕉营养丰富、热量低，含有被称为"智慧之盐"的磷。香蕉又是色氨酸和维生素 B_6 的超级来源，含有丰富的矿物质。

8. 海带

海带含有丰富的亚油酸、卵磷脂等营养成分，有健脑的功能。海带等海藻类食物中的磺类物质更是大脑中不可缺少的。

9. 芝麻

将芝麻捣烂，加入少量白糖冲开水喝，或买芝麻糊、芝麻饼干、芝麻饴等制品，早晚各吃 1 次，可收到较好的健脑效果。

10. 黑木耳

黑木耳能净化血液，轻身强记。对喜欢吃肉、汉堡等高脂食物的小胖墩来说，黑木耳释放出来的碱性物质能够吸附导致脑供血不足的脑动脉粥样斑块，使记忆力和思考力得到显著提升。

（二）补充 DHA 可以让孩子更聪明吗？

DHA，即二十二碳六烯酸，俗称脑黄金，是一种对人体非常重要的不饱和脂肪酸，属于 $\omega-3$ 不饱和脂肪酸家族中的重要成员。DHA 是神经系统细胞生长及维持的一种主要元素，是大脑和视网膜的重要构成成分，在人体大脑皮层中含量高达 20%，在眼睛视网膜中所占比例最大，约 50%，因此，对胎儿和婴儿智力及视力发育至关重要。

一直以来，多数人都通过给宝宝或孕妇补充 DHA 让宝宝更聪明。但是，宝宝大脑的发育不仅仅需要 DHA。我国儿科权威期刊《临床儿科杂志》早在 2003年就发表了一篇题为《营养与儿童脑发育和脑功能》的论述。其中明确阐述了儿童脑发育所必需的八大营养素，分别是蛋白质、牛磺酸、脂肪酸、铁、锌、碘、硒、B族维生素。其中蛋白质、铁、碘、硒和B族维生素在我们的饮食当中相对容易获取，牛磺酸、脂肪酸、锌则相对摄入较少。

由于WHO的推荐，这个概念逐渐成了众多保健品的卖点和宣传点。一些厂商为了吸引消费者眼球，不惜用夸张的广告来进行宣传，以致一时间消费者对其趋之若鹜。但事实上，对于这种"珍贵并且有神奇功效的"天然保健品的长期效果，科学界一直无法下定论，亦无临床试验结果可以证明。近期《美国医学会杂志》发布的一项试验结果更是质疑了在孕期服用DHA补充剂的益处，并认为目前的宣传夸大了DHA的功效。

其实DHA并不稀奇，在很多地方都有其踪迹。比如人初乳中DHA的含量尤其丰富；鱼类也含有不少DHA，并不只是在"深海鱼"体内才有。DHA含量高的常见食用鱼类有沙丁鱼、秋刀鱼、带鱼等，每100 g鱼中的DHA含量可达1000 mg以上。DHA在体内非常容易被吸收，摄入量的60%～80%都可在肠道内吸收，即便考虑到烹饪过程中DHA会随着鱼脂肪溶化而流失，其供应量也足够满足人体所需。其次如核桃、杏仁、花生、芝麻等坚果中所含的α－亚麻酸也能在人体内转化成DHA。

其实，在平衡膳食的情况下，绝大多数人并不需要额外补充DHA。1994年，联合国粮农组织和WHO（FAO/WHO）在其联合专家报告《脂肪、油脂与人类营养》提出的膳食指导方针中，曾制定了DHA膳食推荐量，即"足月婴儿每天每千克体重20 mg，早产儿每天每千克体重40 mg，健康成人每天摄入220 mg"。在绝大多数情况下，这些DHA可以通过正常饮食来获得；对于婴幼儿来说，健康的母乳也可以满足DHA摄入需求，不需要额外补充。

参考文献及书目

[1] Grantham-McGregor SM，Powell CA，Walker sp，et al. Nutritional supplementation，psychosocial stimulation，and mental development of stunted children：the Jamaican Study [J]. Lancet，1991，338：1-5.

[2] Jacques van der Gaag. School Performance and Physical Growth of Underprivileged Children：Results of the Bogotá Project at Seven Years. Washington D. C：World Bank，1983.

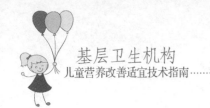

第十五章 辅食营养补充品的 正确使用

国内外研究证明，发展中国家婴幼儿的生长曲线在 6 个月前接近或者超过世界卫生组织（WHO）的标准，6～24 个月后却出现明显下降，这与 6 个月后婴幼儿的喂养不合理、辅食质量差和添加不合理有密切关系。研究资料显示，我国婴幼儿添加辅食状况存在诸多需要重视和解决的问题，如婴幼儿辅食成人化，把儿童嗜好性食品当作辅食，食物多样性不足，辅食结构不合理，辅食营养密度低和微量营养素普遍摄入不足等，尤其是农村地区的婴幼儿辅食质量亟待改善。

2003 年，WHO 和国际生命科学学会等机构研讨提出，为快速达到改善婴幼儿营养状况的目的，在婴幼儿辅食喂养时期可以采用一类辅助食品补充剂，添加在辅食中以提高辅食微量营养素含量，满足较大婴儿及幼儿的营养需求。这类补充剂包括含高密度微量营养素的水分散型片、可碎片、散剂和涂抹料等可定量的剂型，这些产品被统称为辅食营养补充品。辅食营养补充品可以在不改变家庭辅食喂养模式的前提下为婴幼儿提供所需的各种微量营养素，是解决辅食喂养不合理的一个有效且低成本的办法，现已在国内外得到广泛应用。

一、辅食营养补充品的概念

辅食营养补充品是一类用于在 6～36 月龄婴幼儿辅食中添加的含高密度多种维生素和矿物质的补充品，即补充辅食中的维生素和矿物质等微量营养素，以改善婴幼儿营养状况为目的的包装食品。辅食营养补充品来源于辅食营养强化工艺，在工业化国家已经有几十年的使用历史。最近 10 年，许多国际研究探索采用低成本、营养素密度高等特点的补充品在发展中国家进行家庭强化应用，达到简单、易行、有效的效果，使 6～36 月龄婴幼儿得到营养保障，这些产品被统一命名为"Complementary Food Supplements"，简称 CFSs，即辅食营养补充品。

二、辅食营养补充品在全球的发展

由于大众性的食物强化食品对婴幼儿并不适用，而单纯的营养素补充剂会引发家长顾虑，同时在感官上不易被婴幼儿接受，围绕着婴幼儿的即食强化，各国学者开展了大量的研究和观察工作，其中研究的重点是辅食家庭强化的作用、适宜营养素种类和剂量的选择、安全性评估、可接受性及生产工艺、质量保障，以及卫生经济学的评估和发展模式的探讨。其中具有里程碑意义的推动工作包括：美国国际开发总署和法国研究机构在 2002 年研讨 CFSs 产品的剂型、特点、配方、工艺、稳定性、包装、质量保证和控制等，为辅食补充品的发展提供了技术基础。国际婴儿补充研究组（IRIS）2005 年报道了在南非、秘鲁、越南、印度尼西亚 4 个国家进行的多种营养素可碎片的干预试验，结果表明干预效果明显。2006 年，IRIS 报道了在柬埔寨进行的含有 6 种微量营养素散剂的干预结果，肯定了这种干预方式的营养学改善效果。此后，散剂用于干预蒙古国 6～36 月龄儿童的贫血和佝偻病，还应用于紧急灾害的营养干预，如在印度尼西亚海啸和地震、巴基斯坦地震时用于减少贫血和其他微量营养素缺乏。在加纳采用散剂、可碎片进行营养干预观察，结果表明对 6～11 月龄婴儿铁状况具有明显的改善作用。

辅食营养补充品在我国出现于 19 世纪末和 20 世纪初，其发展基本与其他国家同步。2001—2003 年，国际生命科学学会中国办事处在甘肃的试验采用含 5 种微量营养素的豆粉包对 6～24 月龄婴幼儿进行干预试验。该项目观察结果显示，辅食营养包对婴幼儿贫血、生长发育和低体重均具有明显的改善作用。成本效益分析也显示营养包具有较高的成本效益。可以说，具有我国特色的辅食营养包产生于这个项目，辅食营养包的名称沿用至今。此后，从 2007 年到 2010 年，中国疾病预防控制中心营养与食品安全所相继在我国山西、河南、四川、青海开展辅食营养包的推广和试点工作。2010 年 4 月，原卫生部启动汶川地震灾区婴幼儿营养改善项目。这些项目和试点工作的结果均显示，食用营养包的婴幼儿贫血率显著下降且整体健康状况得到明显改善。此后原卫生部、全国妇女联合会、中国发展研究基金会等继续采用营养包在贫困地区开展大规模的早期儿童营养改善项目，使几十万的婴幼儿可以免费吃到营养包。营养包项目受到广泛关注，并极大地促进了营养包作为营养政策在我国的发展。国家卫计委妇幼保健及社区卫生司正在组织国家财政支付的贫困地区儿童营养改善工作，这将有望使我国婴幼儿营养工作纳入国家政策并获得可持续的资金保障。如果该项目计划得以实现，

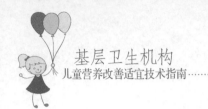

将是继食盐加碘、寄宿制学校食物补贴之后的又一项国家可持续营养工作。

三、辅食营养补充品的产品形式及应用

作为辅食营养补充品，应具备以下产品属性：①以补充维生素、矿物质和（或）蛋白质为目的；②适宜人群为 6～36 月龄的较大婴儿和幼儿；③家庭强化使用，在婴幼儿辅食中添加。目前国内外应用的辅食营养补充品的剂型有：①高密度微量营养素食品补充品（nutrient-dense food supplement），如豆基的营养包；②营养素粉末（multiple micronutrient powers，MNP）、散剂（sprinkles）；③微量营养素辅食片剂（food-like tablets）、可碎片（crushable tablets）、分散片（dispersible tablets）；④脂质涂抹料，如营养黄油（nutri-butter）。

（一）营养包

营养包是小袋装的以优质蛋白质为食物基质，与日份量维生素和矿物质营养强化剂混合制成的粉剂，除补充婴幼儿所必需的微量营养素外，还可增加促进生长发育的优质蛋白质。食物基质可以选择大豆、全脂豆粉、奶粉或混合食物作为优质蛋白质的来源。使用营养包时，由于有食物基质，可以用水冲调后直接食用，也可撒入辅食中混合食用，一次或分次食用，保证日份量营养包的供给。

（二）散剂

散剂是小袋装的含日份量维生素和矿物质的粉剂或颗粒剂，不含食物基质。散剂的填充剂通常采用可直接食用的碳水化合物，如麦芽糊精、无水葡萄糖等，无须调味，不影响添加后辅食的味道，在使用时需要将日份量的散剂混合入辅食中喂食。

（三）可碎片或分散片

可碎片和分散片是介于药物制剂和食品补充剂的一种片剂形式，成本低廉，性质稳定，易碎且易在水中分散，既可以混于食品中食用，也可直接咀嚼食用。可碎片或分散片通常采用奶粉作为食物载体，压制成片后具有以下特点：口感好，可直接咀嚼食用；可分散在液体食品中，如水、牛奶；稳定性好；易于定量。

（四）脂质涂抹料

脂质涂抹料是由粉末性配料（如奶粉、豆粉、蔗糖、麦芽糊精、矿物质、维生素）与植物油（如花生油、豆油、芝麻油、可可脂等）混配制成膏状物，其黏稠性和热熔性必须适宜储存和涂抹使用。脂质涂抹料用于涂抹在面包、馒头、饼干等食品上食用，且由于其基质是富含芳香气味的油脂，较其他剂型的 CFSs 更容易掩盖水溶性矿物质的不良气味，口感较好，极易被目标人群接受。此外，10～20 g 脂质涂抹料能提供 226～452 kJ 的能量，占婴幼儿 RNI 的 5%～10%；同时，大豆、花生、芝麻等植物油还能提供丰富的不饱和脂肪酸，为婴幼儿大脑发育提供必需脂肪酸。

目前，在国际上应用较为普遍的 CFSs 产品主要有两类：一类是微量营养素强化补充食品，这类产品的研发和推动主要在中国进行，已被广泛使用，其中文俗称为婴幼儿营养包，简称营养包（yingyangbao，YYB），因此一些国际文献中常使用 YYB 作为这类产品的名称。另一类是营养素粉末散剂，在 WHO 的文件中称为营养素粉（micronutrient powder，MNP）。散剂已在包括我国在内的许多国际项目和国家项目中使用。YYB 和 MNP 在我国均已广泛应用。可碎片、分散片和脂质涂抹料在全球的应用相对不够普遍，在我国尚无应用，因此，下文仅重点介绍辅食营养包的相关内容。

四、辅食营养包的使用原则

1. 使用辅食营养包的适宜人群为 6～36 月龄的较大婴儿和幼儿。

2. 符合以下情况的婴幼儿优先推荐使用辅食营养包：

（1）生长发育迟缓的婴幼儿；

（2）未能及时添加辅食的婴幼儿；

（3）添加辅食但膳食结构不合理的婴幼儿。

3. 婴幼儿看护人应严格按照辅食营养包产品说明书中的食用量使用。

4. 不能用辅食营养包代替母乳及婴幼儿辅食，更不能代替正常膳食。

5. 辅食营养包不宜与婴幼儿配方食品或营养补充剂同时食用，确因某种原因需要同时食用时，需首先咨询营养专业人员。

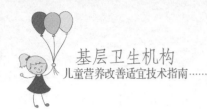

五、辅食营养包相关技术规范

（一）辅食营养包的冲调和食用

以大豆为食物基质的营养包在我国多个婴幼儿营养改善项目中进行应用，其使用方法可以是直接用水调和后添加在辅食中食用，或用水冲调后直接食用。优先推荐添加于辅食中使用。

1. 冲调方法

将营养包倒入约 30 ml 60～70 ℃温开水中，用小勺搅拌成泥糊状，以营养糊稠到能够停留在勺中为最佳。

2. 直接食用方法

营养包冲调好后直接食用，喂食前家长可尝一下，以确保温度和黏稠度适宜，避免烫到或呛到孩子。

3. 添加于辅食的使用方法

（1）将营养包直接加入粥、面条或汤等辅食中。
（2）将调好的营养糊加入粥、面条或汤等辅食中，用勺子搅拌均匀后食用。
（3）将调好的营养糊和蛋黄一起食用：煮熟的鸡蛋取黄，捣碎磨细，与调好的营养糊搅拌均匀后食用。
（4）将调好的营养糊抹在馒头或面包上，喂给孩子吃。

（二）辅食营养包的储存和运输要求

辅食营养包的储存应达到食品储存的基本要求：①有专人并上锁保管；②应在阴凉避光、干燥通风处进行保存；③不得与有毒、有害、有异味、易挥发、易腐蚀的物品及医疗药品混储；④存放要求离墙隔地（建议离墙 30 cm 以上，隔地 15 cm 以上）；⑤需要有防鼠防虫害设施。

远程运输辅食营养包产品时应避免日晒和雨淋。不得与有毒、有害、有异味或影响产品质量的物品混装运输。

（三）辅食营养包使用注意事项

1. 对大豆蛋白质过敏的婴幼儿不可选用豆基营养包。一旦发现婴幼儿出现过敏现象，应立即停止食用营养包。

2. 辅食营养包为粉末状产品，不可以直接倒入宝宝口中，以免婴幼儿呛伤。

3. 对初次食用辅食营养包的婴幼儿建议由少到多，逐步添加。部分婴幼儿在食用最初 3~5 天会出现大便次数增多等轻微腹泻现象，应密切观察，如胃肠不适反应逐渐消失，可继续食用营养包，如持续不愈，应停止食用营养包。

4. 婴幼儿生病期间，排除营养素摄入过量引发的疾病后，适量食用辅食营养包有利于婴幼儿的康复。

六、辅食营养包的发放工作规范

（一）辅食营养包发放体系

经过多年的营养包项目和试点工作的探索和研究，目前，在我国比较成熟并得到公认的营养包发放模式为从县级疾病预防控制中心到乡镇卫生院/妇幼保健站，再到村医，最后到目标人群家庭。

（二）辅食营养包发放工作规范

要求县级疾病预防控制中心（简称县疾控）负责辅食营养包的接收、储存，并安排专人负责营养包的出入库统计。营养包由企业按订单按时运输至县疾控指定地点，县疾控接收负责人要当面验货，并填写营养包收货单。

具体接收要求：

1. 认真核对营养包到货量，登记到货量，以箱或包为单位进行统计。

2. 认真检查货物包装，如包装箱上有破洞，请开箱检查。如发现箱内大袋无破损，可以进行接收；如箱内大袋有破损，登记破损量，拒收破损产品。

3. 认真填写产品接收表，详细登记实收量、产品批号及相应数量、到货日期、存货地点、运输单位等。

4. 签收人和送货人本人在登记表对应栏中签字，并登记双方有效联系电话。

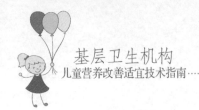
5. 登记完毕后需将接收表统一存档保管。

6. 签收后将营养包按要求进行储存。

县疾控在规定时间内将营养包发放到各个乡镇。各乡镇在领取营养包时，按照该乡镇营养包需要量领取，同时填写营养包发放（接收）单（县疾控发货，乡镇卫生院接收），一式两联，一联乡镇卫生院保存，一联县疾控保存。

乡镇卫生院领取营养包后通知村医领取营养包。各村村医在领取营养包时，按照该村营养包需要量领取，同时填写营养包发放（接收）单（乡镇卫生院发货，村医接收），一式三联，一联村医保存，一联乡镇卫生院保存，一联县疾控保存。乡镇卫生院要在规定时间内完成对村医的营养包发放工作。

村医领取营养包后向婴幼儿家长发放，填写婴幼儿营养包领取登记表，此表一式三联，一联村医保存，一联乡镇卫生院保存，一联县疾控保存，要求婴幼儿家长签字。村医首次发放营养包时，要向婴幼儿看护人讲解营养包的作用及食用方法，发放营养包使用手册和婴幼儿喂养指导手册。

七、辅食营养包的相关标准

辅食营养包的相关技术指标参见 2008 年 12 月 2 日国家标准管理委员会和原卫生部批准并发布的《辅食营养补充品通用标准》GB/T22570—2008。

参考文献及书目

[1] 霍军生，孙静，黄建，等. 婴幼儿辅食营养补充品技术指南 [M]. 北京：中国标准出版社，2013.